B. Limberg

Sonographie des Gastrointestinaltrakts

Springer
*Berlin
Heidelberg
New York
Barcelona
Budapest
Hongkong
London
Mailand
Paris
Santa Clara
Singapur
Tokio*

B. Limberg

Sonographie des Gastrointestinaltrakts

Mit 221 Abbildungen, 34 Schemazeichnungen und 18 Tabellen

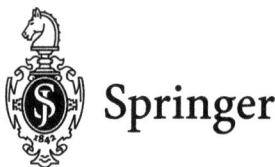 Springer

Prof. Dr. med. Bernd Limberg
Medizinische Klinik
Städtisches Krankenhaus Wolfenbüttel
Akademisches Lehrkrankenhaus
Georg-August-Universität Göttingen
Alter Weg 80
D-38302 Wolfenbüttel

ISBN-13: 978-3-642-93576-3   e-ISBN-13: 978-3-642-93575-6
DOI:10.1007/978-3-642-93575-6

Die Deutsche Bibliothek - CIP-Einheitsaufnahme
Limberg, Bernd: Sonographie des Gastrointestinaltrakts / Bernd Limberg. - Berlin;
Heidelberg; New York; Barcelona; Budapest; Hongkong; London;
Mailand; Paris; Santa Clara; Singapur; Tokio: Springer, 1998

Dieses Werk ist urheberrechtlich geschützt. Die dadurch begründeten Rechte, insbesondere die der Übersetzung, des Nachdrucks, des Vortrags, der Entnahme von Abbildungen und Tabellen, der Funksendung, der Mikroverfilmung oder der Vervielfältigung auf anderen Wegen und der Speicherung in Datenverarbeitungsanlagen, bleiben, auch bei nur auszugsweiser Verwertung, vorbehalten. Eine Vervielfältigung dieses Werkes oder von Teilen dieses Werkes ist auch im Einzelfall nur in den Grenzen der gesetzlichen Bestimmungen des Urheberrechtsgesetzes der Bundesrepublik Deutschland vom 9. September 1965 in der jeweils geltenden Fassung zulässig. Sie ist grundsätzlich vergütungspflichtig. Zuwiderhandlungen unterliegen den Strafbestimmungen des Urheberrechtsgesetzes.

© Springer-Verlag Berlin Heidelberg 1998

Softcover reprint of the hardcover 1st edition 1998

Die Wiedergabe von Gebrauchsnamen, Handelsnamen, Warenbezeichnungen usw. in diesem Werk berechtigt auch ohne besondere Kennzeichnung nicht zu der Annahme, daß solche Namen im Sinne der Warenzeichen- und Markenschutz-Gesetzgebung als frei zu betrachten wären und daher von jedermann benutzt werden dürften.

Produkthaftung: Für Angaben über Dosierungsanweisungen und Applikationsformen kann vom Verlag keine Gewähr übernommen werden. Derartige Angaben müssen vom jeweiligen Anwender im Einzelfall anhand anderer Literaturstellen auf ihre Richtigkeit überprüft werden.

Einbandgestaltung: Anna Deus, Heidelberg

SPIN: 10630360   21/3135 - 5 4 3 2 1 0 - Gedruckt auf säurefreiem Papier

Inhaltsverzeichnis

Konventionelle Abdominalsonographie

1	**Einleitung**	3
2	**Normale Schnittbildanatomie**	7
3	**Untersuchungstechnik**	13
	3.1 Sonographie des normalen Ösophagus, Magens und Duodenums	13
	3.2 Sonographie des normalen Dünn- und Dickdarms	16
4	**Hydrosonographie**	21
	4.1 Hydrosonographie des Magens	21
	4.2 Hydrokolonsonographie	22
	4.2.1 Methodik und Untersuchungstechnik	22
	4.2.2 Normale Schnittbildanatomie	26
	4.2.3 Stuhlpartikel	31
5	**Pathologische Veränderungen des Gastrointestinaltrakts – Allgemeine diagnostische Kriterien**	35
6	**Tumoren**	39
	6.1 Maligne Tumoren – Allgemeine Kriterien	39
	6.1.1 Magenkarzinom	42
	6.1.2 Dünndarmkarzinom	46
	6.1.3 Kolonkarzinom	46
	6.1.4 Lymphome	56
	6.1.5 Peritonealkarzinose	62
	6.2 Benigne Tumoren – Allgemeine Kriterien	63
	6.2.1 Submuköse Tumoren	63
	6.2.2 Kolonpolypen	68
7	**Benigne Magenerkrankungen**	73
	7.1 Ulkus	73
	7.2 Benigne Pylorushypertrophie	77
	7.3 Motilitätsstörungen des Magens	78

8	**Ileus, Hernie**	81
9	**Invagination**	93
10	**Entzündliche Darmerkrankungen**	99
	10.1 Akute Appendizitis	99
	10.2 Akute Gastroenteritis	107
	10.3 Chronisch entzündliche Darmerkrankungen	112
	10.3.1 Morbus Crohn	113
	10.3.2 Colitis ulcerosa	134
	10.3.3 Differentialdiagnose chronisch entzündlicher Darmerkrankungen	141
11	**Darmwandhämatom**	143
12	**Ischämische Darmerkrankungen**	145
13	**Divertikulose**	149
14	**Postoperative Veränderungen**	159
15	**Differentialdiagnose**	161
16	**Untersuchungsindikationen**	163
	16.1 Konventionelle Abdominalsonographie	163
	16.2 Hydrokolonsonographie	164

Endosonographie

17	**Einleitung**	169
18	**Methodik und Untersuchungstechnik**	171
	18.1 Endosonographie des oberen Gastrointestinaltrakts	178
	18.2 Endosonographie des Rektums und des Kolons	178
19	**Normale Schnittbildanatomie**	179
20	**Sonomorphologie maligner Tumoren**	181
21	**Sonomorphologie benigner Tumoren**	185

22 Endosonographie des Ösophagus ... 187
- 22.1 Untersuchungstechnik ... 187
- 22.2 Ösophagustumor ... 187
- 22.3 Benigne Ösophaguserkrankungen ... 193
- 22.4 Endosonographie bei portaler Hypertension ... 193

23 Endosonographie des Magens ... 199
- 23.1 Untersuchungstechnik ... 199
- 23.2 Maligne Magentumoren ... 199
- 23.2.1 Karzinom ... 199
- 23.2.2 Lymphom ... 204
- 23.3 Benigne Magentumoren ... 208

24 Endosonographie des Pankreas ... 213
- 24.1 Untersuchungstechnik ... 213
- 24.2 Pankreastumor ... 215
- 24.3 Chronische Pankreatitis ... 219

25 Gallenwegtumoren ... 223
- 25.1 Untersuchungstechnik ... 223
- 25.2 Tumoren ... 223

26 Endorektale Sonographie ... 225
- 26.1 Untersuchungstechnik ... 225
- 26.2 Tumoren ... 226
- 26.3 Entzündliche Erkrankungen ... 229

27 Untersuchungsindikation ... 233

Literatur ... 235

Sachverzeichnis ... 245

Vorwort

Als nichtinvasives morphologisches Verfahren hat die konventionelle Abdominalsonographie im Rahmen der primären Diagnostik von Erkrankungen des Abdomens einen hohen Stellenwert. Bedingt durch die Verbesserung des Auflösungsvermögens der Ultraschallgeräte und die Entwicklung neuerer Untersuchungstechniken erlangt jetzt auch die Sonographie des Gastrointestinaltrakts eine zunehmende klinische Bedeutung sowohl in der Primärdiagnostik akuter als auch in der Verlaufskontrolle chronischer Darmerkrankungen. Die Sonographie hat zu einem besseren Verständnis der pathologisch-morphologischen Befunde unterschiedlicher Erkrankungen des Gastrointestinaltrakts beigetragen, da durch sie die transmurale und extramurale Ausdehnung eines pathologischen Befundes detailliert zu beurteilen ist. Zusätzlich ermöglicht die Farbduplexsonographie eine Beurteilung des Vaskularisationsgrades von entzündlichen und tumorösen Darmveränderungen. Das empfindlichste Verfahren für die Beurteilung von Darmwandveränderungen sowie für die Diagnose von pathologischen Befunden, die in direkter Nachbarschaft zum untersuchten Darmabschnitt liegen, ist die Endosonographie. Angesichts der ständigen Weiterentwicklung laparoskopischer Operationstechniken und multimodaler Therapiekonzepte bei gastrointestinalen Tumoren kommt ihr eine große klinische Bedeutung zu.

Voraussetzung für die sonographische Untersuchung des Gastrointestinaltrakts ist ein erfahrener Untersucher, der auch die klinische Situation, die Anamnese und die klinischen Befunde in seine differentialdiagnostischen Überlegungen mit einbezieht. Die Sonographie des Gastrointestinaltraktes erscheint zu Beginn schwierig, da aus der Vielzahl der zunächst störenden Echos, die durch den Magen-Darm-Trakt verursacht werden, die pathologischen Befunde herausgearbeitet werden müssen, die für die Diagnose relevant sind.

Man sieht nur, was man weiß – dies gilt insbesondere für die Sonographie des Gastrointestinaltrakts. Ziel des vorliegenden Buches ist es deshalb, anhand von Schemazeichnungen die sonographischen Befundkriterien und die pathologischen Befunde zu verdeutlichen. Diese, begleitende Checklisten und typische sonographische Bilder erleichtern die Einarbeitung in das sich rasch entwickelnde Gebiet der Sonographie des Gastrointestinaltrakts. Neben der *konventionellen Abdominalsonographie* wird hierbei auch auf die Möglichkeiten der *Farbduplexsonographie,* der *Endosonographie* und der *endosonographisch gezielten Punktion* eingegangen.

Mein Dank gilt dem Springer-Verlag, insbesondere Frau Dr. U. Heilmann, Frau G. Zech und Frau D. Engelhardt für ihre konstruktive Unterstützung bei der Publikation des Buches.

Bernd Limberg

Konventionelle Abdominalsonographie

1 Einleitung

Die abdominale Sonographie hat bei der Diagnostik von Erkrankungen des Abdomens einen hohen Stellenwert. Für die Diagnose von Erkrankungen der parenchymatösen Abdominalorgane wie Leber, Gallenblase, Gallenwege, Pankreas, Nieren und Milz stellt die Sonographie die Methode der ersten Wahl dar und steuert das weitere diagnostische Prozedere.

Bei der Diagnostik von Erkrankungen des Magen-Darm-Trakts hatte die Sonographie bisher nur eine untergeordnete Bedeutung. Dies war zum Teil durch die nicht ausreichende Auflösung der verwendeten Ultraschallgeräte bedingt. Durch die Verbesserung des Auflösungsvermögens der Geräte und die Entwicklung neuerer Untersuchungstechniken ist jedoch in den vergangenen Jahren eine zunehmend bessere sonographische Darstellung der Strukturen der Darmwand möglich geworden.

Durch die Endoskopie und die Röntgenuntersuchung des Gastrointestinaltrakts können Veränderungen der Schleimhautoberfläche diagnostiziert werden;

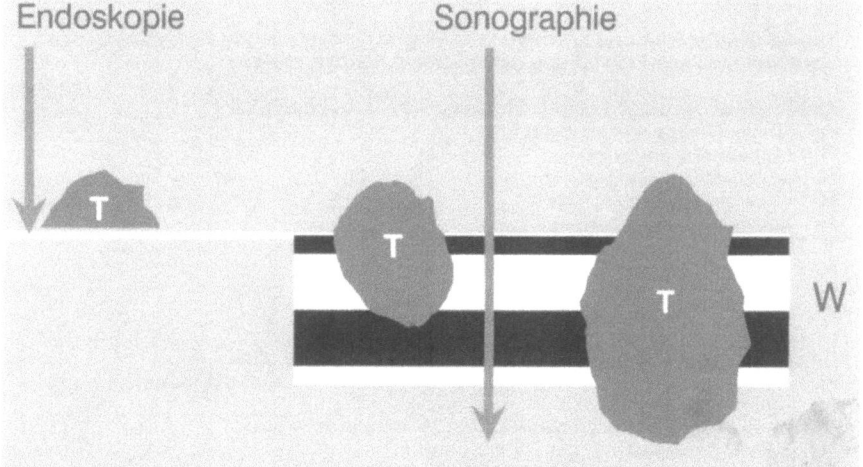

Schema 1. Diagnostik von Darmerkrankungen durch Endoskopie und Sonographie. Endoskopische und sonographische Darstellung der Darmwand (W) und eines Darmtumors (T). Mit der Endoskopie können oberflächennahe pathologische Befunde diagnostiziert werden; eine Beurteilung der intramuralen Ausdehnung eines Prozesses ist jedoch nicht möglich. Durch die Sonographie ist die Beurteilung der Darmwand, der fünf Darmwandschichten und der trans- und extramuralen Ausdehnung eines pathologischen Befundes möglich

insbesondere für die Beurteilung der Mukosa und luminaler, oberflächennaher pathologischer Prozesse ist die Endoskopie das sensitivste Verfahren. Die Sonographie dagegen ermöglicht eine gezielte Darstellung der normalen Darmwand und der intra- und transmuralen pathologischen Veränderungen der Darmwand. Weiterhin können das den Darm umgebende Gewebe und die Beziehung pathologischer Befunde zu den benachbarten Organen beurteilt werden. Durch die sonographische Darstellung der intramuralen und extramuralen Ausdehnung eines pathologischen Befunds ist eine neue Dimension bei der Diagnostik unterschiedlicher Erkrankungen des Gastrointestinaltrakts erschlossen worden (Schema 1).

Für die sonographische Untersuchung des Gastrointestinaltrakts stehen drei Untersuchungsmethoden zur Verfügung:
▶ die konventionelle Abdominalsonographie mit 3,5-, 5,0-, 6,5- und 7,5-MHz-Schallköpfen,
▶ die Hydrosonographie, d.h. die gezielte sonographische Untersuchung des Magens und des Dickdarms (Hydrokolonsonographie) nach Flüssigkeitsinstillation,
▶ die Endosonographie des oberen und unteren Gastrointestinaltrakts.

Die Entwicklung und Verbesserung dieser Methoden hat dazu geführt, daß die Ultraschalluntersuchung bei der Diagnostik von Erkrankungen des Gastrointestinaltrakts eine zunehmende klinische Bedeutung erlangt.

Die sonographische Darstellbarkeit des normalen Darms und jene der übrigen Abdominalorgane unterscheiden sich jedoch in wesentlichen Punkten voneinander (s. Übersicht). Bei der Abdominalsonographie sind die Organe wie Leber,

Konventionelle Sonographie des Gastrointestinaltrakts und der Abdominalorgane. Unterschiede in der Darstellung der anatomischen Strukturen.

Abdominalorgane (z. B. Leber, Gallenblase, Pankreas, Nieren etc.)
▶ Normales Organ gut darstellbar
▶ Organgrenzen deutlich
▶ Außenkontur gut beurteilbar
▶ Genaue topographische Lage
▶ Binnenstruktur beurteilbar
▶ Detailbeurteilung der Binnenstruktur möglich (z. B. Gefäße, Gallenwege, etc.)
▶ Echogenität des Parenchyms beurteilbar
▶ Pathologische Befunde gut diagnostizierbar
▶ Ausschlußdiagnose einer Erkrankung möglich

Gastrointestinaltrakt (konventionelle Abdominalsonographie)
▶ Gastrointestinaltrakt nur partiell erkennbar (z. B. Antrum/Korpus (Magen), ösophagokardialer Übergang und Rektum)
▶ Deutlich eingeschränkte Darstellbarkeit des normalen Darms
▶ Normale Darmwand nur partiell erkennbar
▶ Beurteilung intraluminaler Veränderungen nicht möglich
▶ Organgrenzen nicht eindeutig abgrenzbar
▶ Keine genaue fixierte topographische Lage (Ausnahmen: Ösophagus, Magen, rechts-/linksseitiges Kolon, Rektum)
▶ Ausschlußdiagnose einer Erkrankung nicht möglich
▶ Pathologische Veränderungen diagnostizierbar

Einleitung

Gallenblase, Pankreas, Nieren etc. und deren Organgrenzen sonographisch gut zu beurteilen. Ebenso ist eine detaillierte Beurteilung der Binnenstruktur und der Leitstrukturen (z. B. Gefäße, Gallenwege etc.) innerhalb der Organe möglich. Ein normaler sonographischer Befund schließt deshalb eine Organerkrankung unter Berücksichtigung der Auflösungs- und diagnostischen Grenzen des Verfahrens weitestgehend aus.

Im Gegensatz dazu ist jedoch im Rahmen der konventionellen Abdominalsonographie der normale, nicht pathologisch veränderte Darm nur in Abschnitten erkennbar. Durch den Stuhl- und Luftgehalt des Darms ist eine Beurteilung der Darmwandstruktur und des Lumens und eine deutliche Abgrenzung von benachbarten Darmabschnitten, also die eindeutige Erkennung der Organgrenzen einzelner Darmabschnitte, nur sehr eingeschränkt möglich. Zudem erschwert die weitgehend nicht fixierte intraabdominale Lage des Darms eine genaue sonographische Diagnostik. Eine genau fixierte topographische Lage ist nur bei einzelnen Darmabschnitten wie Antrum, Rektum, linksseitigem und rechtsseitigem Kolon gegeben.

Ein weiterer limitierender Faktor ist die geringe Größe der Darmwandstrukturen. Die normale Darmwand hat nur eine Dicke von 3–4 mm. Für eine detaillierte Diagnostik ist zusätzlich eine Differenzierung einzelner Schichten innerhalb der Darmwand erforderlich. Dies macht deutlich, daß die Sonographie hier an die Grenzen ihres Auflösungsvermögens stößt.

Die sonographische Darstellbarkeit des normalen Darms ist deshalb im Rahmen der konventionellen Abdominalsonographie nicht mit der guten Darstellbarkeit der übrigen Oberbauchorgane vergleichbar. Im Gegensatz dazu sind pathologische Befunde jedoch aufgrund der Änderungen der Echogenität, der Darmwandstruktur und der Wanddicke einer sonographischen Diagnostik zugänglich.

2 Normale Schnittbildanatomie

Bei der konventionellen Abdominalsonographie lassen sich unter normalen Bedingungen und bei Fehlen pathologischer Wandveränderungen des Magen-Darm-Trakts der proximale Anteil des Ösophagus, der ösophagokardiale Übergang, das Korpus und Antrum des Magens und dorsal der gefüllten Harnblase das

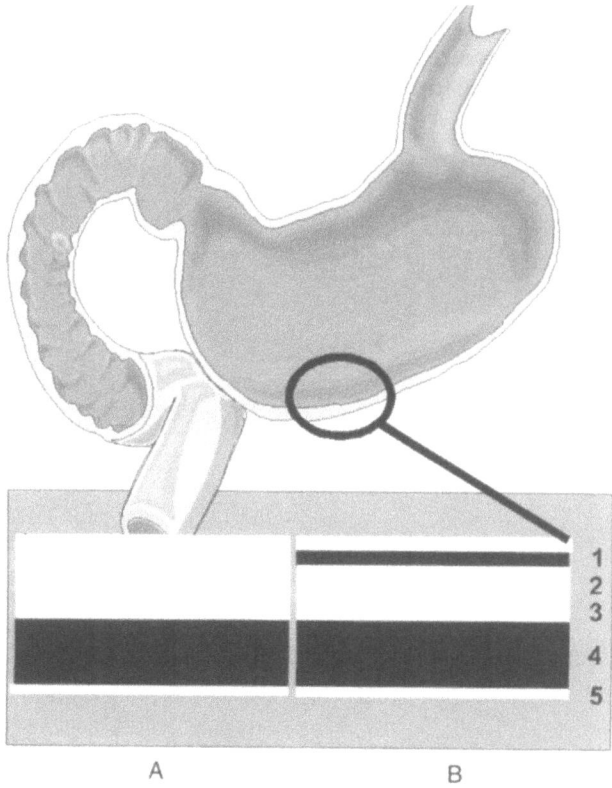

Schema 2. Normale Darmwandschichten. Bei Verwendung höherfrequenter Sonden (≥ 5 MHz) sind innerhalb der Darmwand 5 Schichten wechselnder Echogenität und Dicke erkennbar (B). Im Rahmen der konventionellen Abdominalsonographie und bei Verwendung von 3,5-MHz-Schallköpfen (A) kann die Mukosa (Schicht 1 und 2) nicht eindeutig von der Submukosa (Schicht 3) getrennt werden. Sonographische Leitstruktur für die Erkennung und Lokalisation der Darmwand ist die echoarme Muscularis propria (Schicht 4)

proximale Rektum regelhaft darstellen. An diesen Strukturen ist die sonographische Morphologie der normalen Darmwand gut erkennbar.

Histologisch sind innerhalb der Darmwand 5 Schichten abgrenzbar: Mukosa, Lamina muscularis mucosae, Submukosa, Muscularis propria und Serosa. Diese histologischen Schichten sind für die auch sonographisch erkennbare Wandstruktur und die Wandschichten verantwortlich.

Sonographisch hat die normale Darmwand eine Dicke von 3–4 mm. Am Magenantrum ist die sonographische Morphologie des normalen Darms exemplarisch erkennbar (Schema 2). Da bei der normalen Abdominalsonographie 3,5-MHz-Schallköpfe verwendet werden, sind wegen des begrenzten Auflösungsvermögens dieser Schallköpfe innerhalb der Magenwand häufig nur 3 und nicht 5 Wandschichten zu erkennen (Schema 2 und Abb. 1–4). Die luminale Begrenzung wird durch eine echoreiche Wandschicht gebildet, die aus der Mukosa und der Submukosa besteht. Eine Unterscheidung der Mukosa von der Submukosa ist unter diesen Bedingungen nicht möglich. Die Echogenität der echoreichen Mukosa/Submukosa und auch der Serosa/Subserosa entspricht dabei in etwa der Echogenität des umgebenden echoreichen Bindegewebes.

Sonographisch als Orientierungsstruktur immer gut darstellbar ist die Muscularis propria, die als ein echoarmer Ring von gleichmäßiger Wandstärke erscheint.

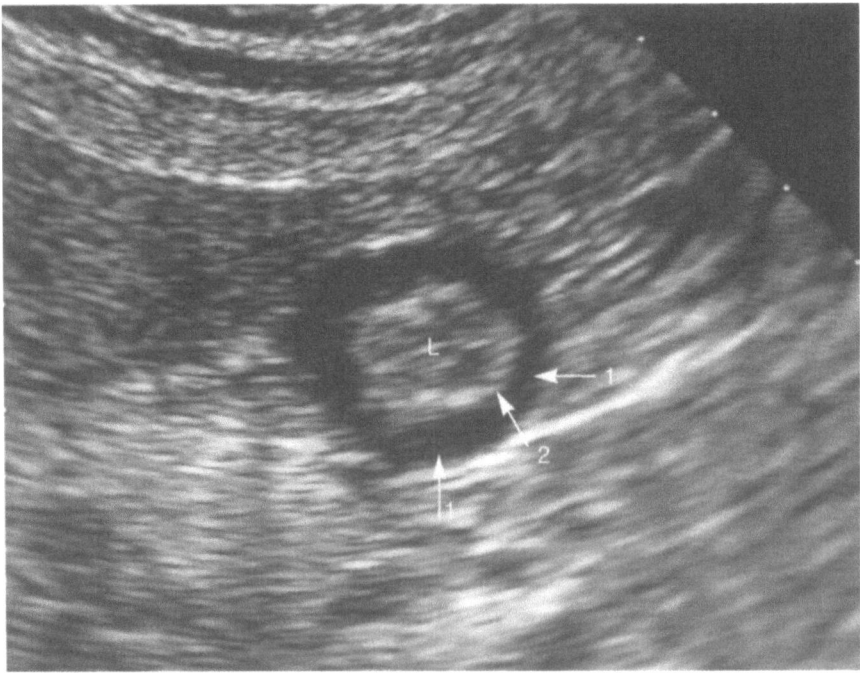

Abb. 1. Antrumkokarde. Sie liegt dorsal des linken Leberlappens; die echoarme Muscularis propria erscheint im Bereich der gesamten Zirkumferenz gleichförmig (weiße Pfeile (1)). Das Lumen (L) ist mit Magensekret gering gefüllt, dadurch demarkiert sich die echoreiche Mukosa und Submukosa (weißer Pfeil (2)) vom luminalen Reflex. Die Wanddicke beträgt 3 mm. Der Schallkopf ist nur mit geringem Druck aufgesetzt, die Kokardenform ist rund

Normale Schnittbildanatomie

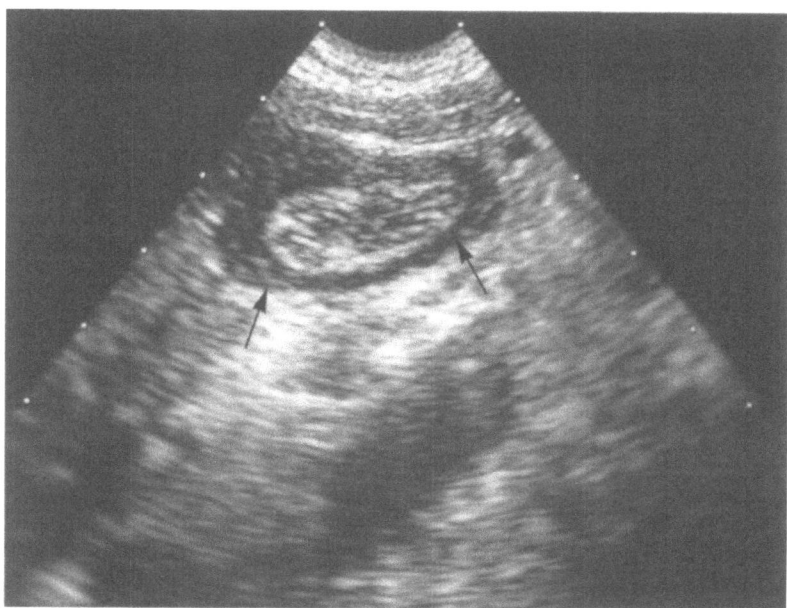

Abb. 2. Normale Antrumkokarde. Nach Kompression mit dem Schallkopf von außen verformt sich die Kokarde entsprechend dem ausgeübten Druck. Pfeile: Muscularis propria

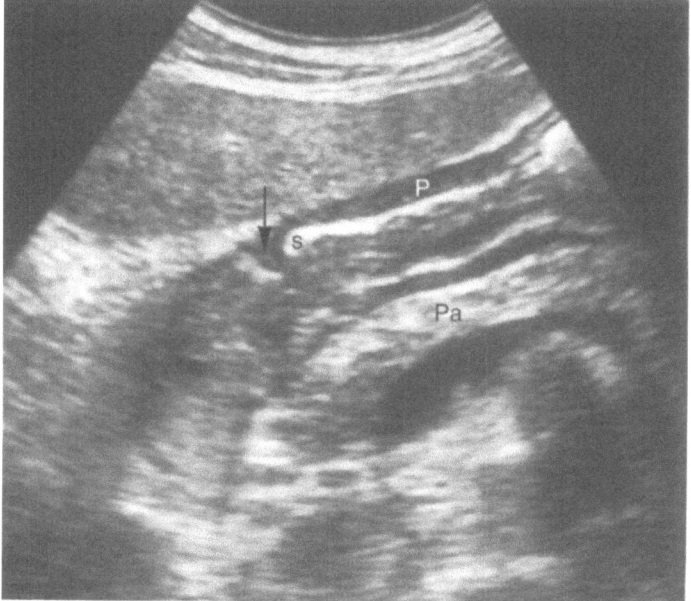

Abb. 3. Normaler Magen, Oberbauchquerschnitt. In dieser Schnittführung stellen sich der Magen, der Pylorus und der Bulbus duodeni im Längsschnitt ventral des Pankreas (Pa) dar. Innerhalb der Magenwand sind die echoreiche Submukosa (S) und die echoarme Muscularis propria (P) erkennbar. Das Magenlumen ist mit Sekret gefüllt. Der Pylorus (Pfeil) ist deutlich abgrenzbar

Normale Schnittbildanatomie

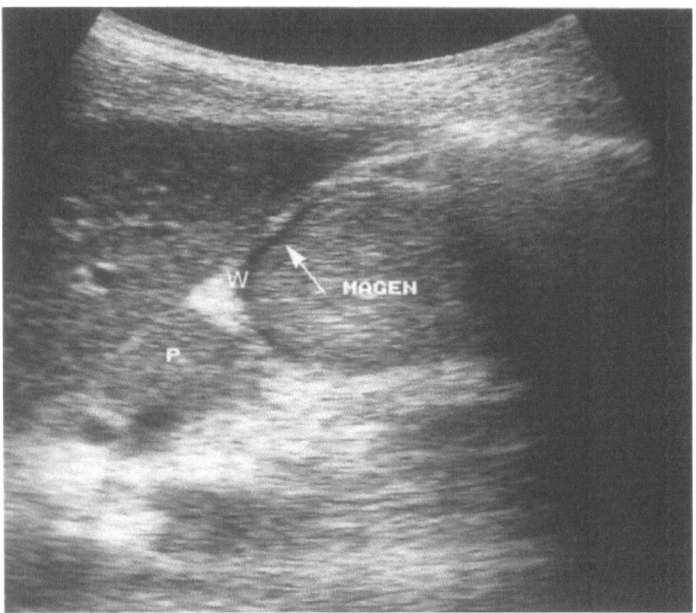

Abb. 4. Das Lumen des Magens ist mit Speiseresten gefüllt. Als Leitstruktur der Magenwand (W) ist die echoarme Muscularis propria erkennbar (Pfeil). P: Pankreas

Der dritte äußere, echoreiche Reflex, der dem Austrittsreflex und der Serosa bzw. dem subserösen Fettgewebe entspricht, geht in die Echostruktur des umgebenden Bindegewebes über. Bei luft- oder stuhlgefüllten Darmabschnitten erscheint das Darmlumen ebenfalls echoreich, eine eindeutige Trennung zwischen der echoreich sich darstellenden Mukosa/Submukosa und dem luft- und stuhlgefüllten Darmlumen ist dann nicht möglich.

Bei flüssigkeitsgefülltem Lumen (z. B. Magensekret) und Verwendung höherfrequenter Schallköpfe (5, 6,5 und 7,5 MHz) ist die Detailbeurteilung der Magenwand deutlich besser. Innerhalb der Darmwand sind dann 5 Schichten wechselnder Echogenität zu erkennen (s. Schema 2). Luminal findet sich eine schmale echoreiche Schicht, dann eine dünne echoarme Schicht, gefolgt von einer dickeren echoreichen Schicht, dann schließlich eine vierte echoarme Schicht und als äußere Begrenzung eine fünfte echoreiche Schicht. Die 5 Schichten kann man weitgehend den anatomischen Schichten zuordnen (Tabelle 1).

Tabelle 1. Sonographischer Darmwandaufbau

Sonographie	Histologie
Erste, dünne, echoreiche Schicht	Eintrittsreflex, Mukosa
Zweite, dünne, echoarme Schicht	Mukosa
Dritte, dickere, echoreiche Schicht	Submukosa
Vierte, dickere, echoarme Schicht	Muscularis propria
Fünfte, dünne, echoreiche Schicht	Serosa/Subserosa, Austrittsreflex

Normale Schnittbildanatomie

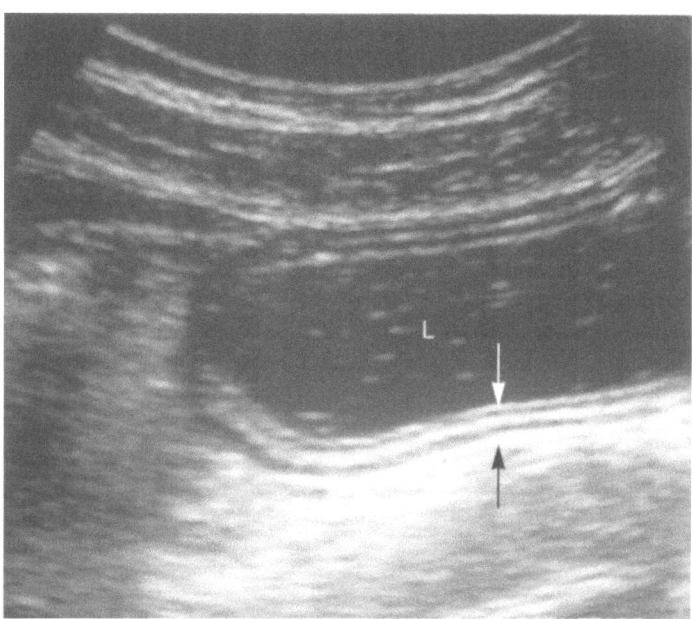

Abb. 5. Normaler Magen. Das flüssigkeitsgefüllte Lumen (L) erscheint echofrei. Innerhalb des Lumens Nachweis von einzelnen kleinen echoreichen Reflexen, die kleineren Luftblasen entsprechen. Bedingt durch die Flüssigkeitsfüllung des Magens ist die Magenwand besonders gut beurteilbar. Innerhalb der Magenwand sind 5 Schichten wechselnder Echogenität zu erkennen (Pfeile). Luminal finden sich eine schmale, echoreiche, dann eine schmälere, echoarme, dann eine dickere, echoreiche Schicht, als weitere Leitstruktur die echoarm sich darstellende Muscularis propria und als äußere Begrenzung eine schmale, echoreiche Schicht, die in die Reflexe des umgebenden Bindegewebes übergeht

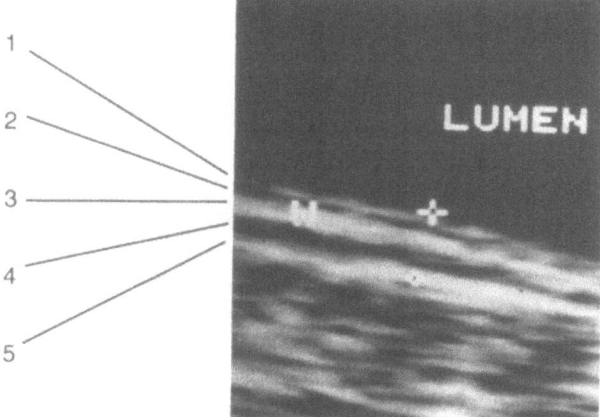

Abb. 6. Normale Darmwand, Ausschnittsvergrößerung. Innerhalb der Darmwand sind 5 Schichten wechselnder Echogenität erkennbar. Die Dicke der einzelnen Wandschichten weist eine charakteristische Relation auf. Muscularis propria (4) und Submukosa (3) haben eine vergleichbare Schichtdicke, die Mukosa (1 und 2) und die Serosa (5) sind deutlich dünner

Dieser Wandaufbau ist durchgehend im gesamten Gastrointestinaltrakt nachweisbar und läßt sich am flüssigkeitsgefüllten Magen exemplarisch untersuchen (Abb. 5 und 6).

Der normale Darm stellt sich im Querschnitt in Form einer sog. Kokarde oder Schießscheibe („target"-Zeichen) und im Längsschnitt als tubuläre Struktur mit Darmwandschichten unterschiedlicher Echogenität dar. Unter physiologischen Bedingungen sind während der Real-time-Sonographie peristaltische Bewegungsabläufe der Darmwand erkennbar, die zu einer Änderung der Konfiguration der Kokarde und der Lumenweite führen (s. Übersicht). Kennzeichnend für die normale Darmwand ist weiterhin deren Kompressibilität, d. h., nach Kompression des Abdomens mit dem Ultraschallkopf von außen läßt sich die Konfiguration der Kokarde entsprechend dem ausgeübten Druck verformen (Schema 3, s. auch Abb. 1 und 2).

Sonographische Kriterien der normalen Darmkokarde

- Wandstärke < 4 mm
- Wandstärke in der gesamten Zirkumferenz gleich
- Normale Echogenität; Echogenität der echoreichen Mukosa, der Submukosa, der Serosa und Subserosa vergleichbar der Echogenität des umgebenden Bindegewebes
- Muscularis propria gut erkennbar, Schichtdicke gleichförmig
- Außendurchmesser und Lumenweite variabel (Peristaltik)
- Kokarde kompressibel
- Kein Nachweis von intramuralen Gefäßen (Farbduplexsonographie)

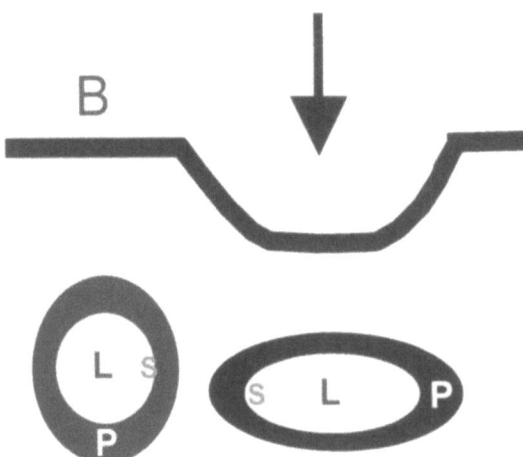

Schema 3. **Normale Darmkokarde.** Durch Kompression der Darmkokarde mit dem Schallkopf ändert sich die Konfiguration der Kokarde entsprechend dem ausgeübten Druck (B: Bauchwand, L: flüssigkeitsgefülltes Lumen). Als sonographische Leitstruktur ist die echoarme Muscularis propria (P) erkennbar. Die echoreiche Submukosa (S) ist häufig nicht eindeutig von dem Lumen (L) abgrenzbar

3 Untersuchungstechnik

3.1 Sonographie des normalen Ösophagus, Magens und Duodenums

Aufgrund seiner weitgehend intrathorakalen Lage ist vom Ösophagus nur der proximale Anteil und der distale Anteil in Höhe des ösophagokardialen Übergangs einer gezielten sonographischen Untersuchung von extern zugänglich. Der proximale Anteil des Ösophagus ist im Längsschnitt dorsal der Schilddrüse als tubuläre Struktur erkennbar (Abb. 7). Leitstruktur ist die echoarme Muscularis propria, die sich deutlich von den umgebenden echoreichen bindegewebigen Strukturen abhebt. Insbesondere bei Schluckbewegungen ist die Wand des Ösophagus aufgrund der durch die Peristaltik verursachten Änderung der Konfiguration von den Umgebungsstrukturen gut abgrenzbar.

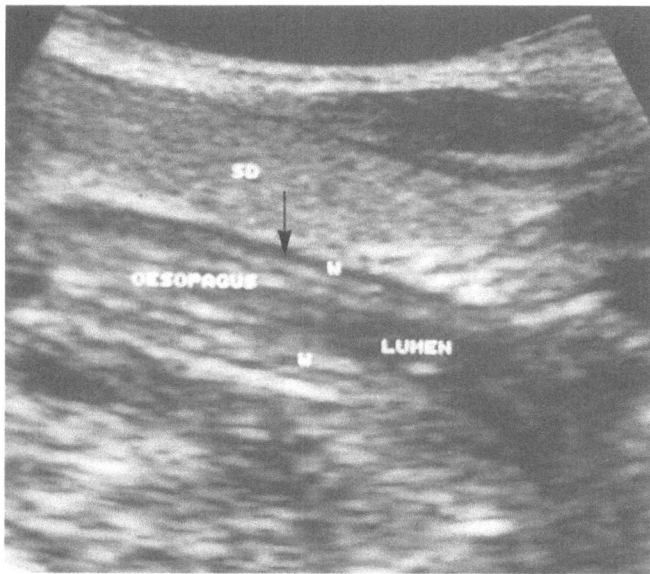

Abb. 7. Proximales Drittel des Ösophagus, Längsschnitt. Dorsal des Schilddrüsenlappens (SD) stellt sich der proximale Anteil des Ösophagus als tubuläre Längsstruktur dar. Die Muscularis propria innerhalb der Ösophaguswand (W) ist als echoarme Leitstruktur erkennbar (Pfeil). Nach oraler Flüssigkeitsaufnahme stellt sich das Ösophaguslumen echofrei dar

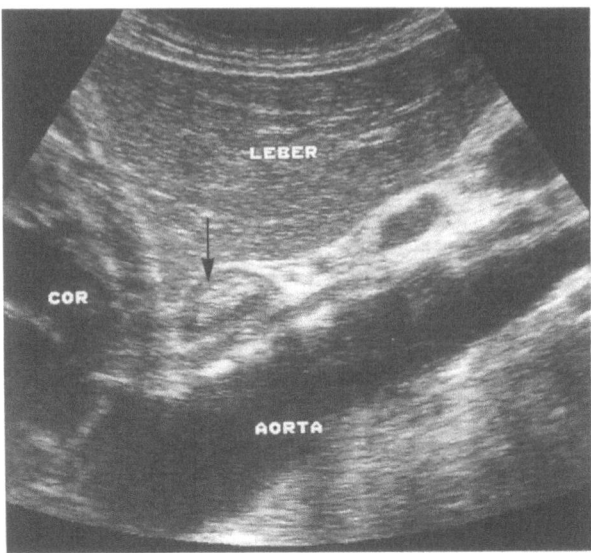

Abb. 8. Darstellung des Ösophagus in Höhe des ösophagokardialen Übergangs. Die echoarme Muscularis propria ist als Leitstruktur erkennbar (Pfeil). Das Lumen und die Mukosa und Submukosa verschmelzen zu einem zentralen echoreichen Reflex

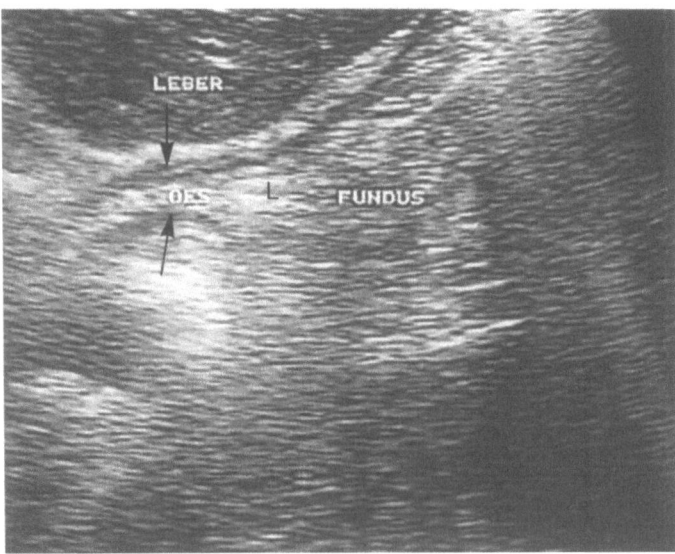

Abb. 9. Ösophaguslängsschnitt, Darstellung des ösophagokardialen Übergangs. Die echoarme Muscularis propria ist als Leitschiene erkennbar (Pfeile). Im Bereich des ösophagokardialen Übergangs weitet sich das Lumen (L) zum Fundus hin deutlich auf. Bei Verwendung des 3,5-MHz-Schallkopfs ist eine weitere Detailbeurteilung der Wandstruktur nicht möglich

Sonographie des normalen Ösophagus, Magens und Duodenums

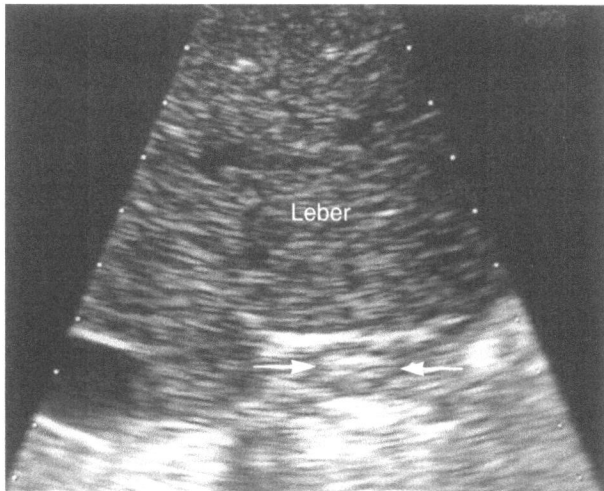

Abb. 10. Ösophagus, Subkostalschnitt. Dorsal des Leberlappens ist der Ösophagus (Pfeile) an seiner typischen Kokardenstruktur und der echoarmen Muscularis propria erkennbar

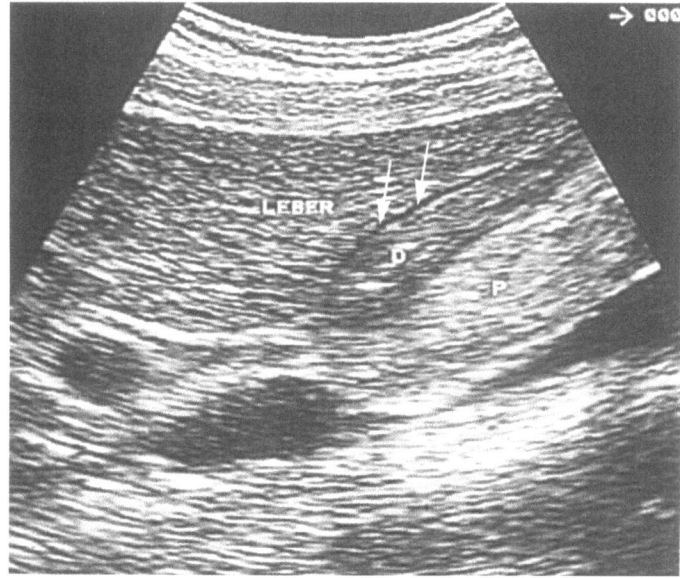

Abb. 11. Das normale Duodenum (D) wird ventral vom Leberlappen und dorsal von den lateralen Anteilen des Pankreaskopfs (P) begrenzt. In der Übersicht ist nur die Muscularis propria als Leitschiene der Duodenalwand zu erkennen (Pfeile)

Für die Beurteilung des ösophagokardialen Übergangs werden Längs- und Subkostalschnitte durchgeführt. Bei der Längsschnittuntersuchung stellt sich der ösophagokardiale Übergang ventral der Aorta und dorsal des linken Leberlappens dar; er erscheint als eine tubuläre Struktur mit der echoarmen Muscularis propria als führender sonographischer Leitstruktur (Abb. 8 und 9). Im Subkostalschnitt weist der ösophagokardiale Übergang eine typische targetähnliche Struktur auf (Abb. 10). Voraussetzung für die sonographische Darstellbarkeit ist jedoch ein ausreichend großer linker Leberlappen, der als Schallfenster dient.

Für die Untersuchung des Magens werden Längs-, Quer- und Subkostalschnitte durchgeführt. Das Magenantrum ist sonographisch gut zu erkennen und weist die typische Kokardenstruktur auf (s. Abb. 1 und 2). Der übrige normale Magen ist unter physiologischen Bedingungen nur unzureichend zu beurteilen.

Das Duodenum ist rechtslateral vom Pankreaskopf und medial der Gallenblase erkennbar (Abb. 11). Eine detaillierte Beurteilung der normalen Wandschichten des Duodenums ist im Rahmen der konventionellen Sonographie nicht möglich. Erst wenn das Duodenum flüssigkeitsgefüllt ist, wie es nach oraler Flüssigkeitsaufnahme oder bei einem Ileus der Fall ist, lassen sich auch hier die unterschiedlichen Darmwandschichten erkennen.

3.2 Sonographie des normalen Dünn- und Dickdarms

Unter physiologischen Bedingungen ist eine detaillierte Beurteilung des normalen Dünn- und Dickdarms nicht möglich, da der Luft- und Stuhlgehalt des Darms eine exakte Beurteilung und Darstellung der Wandschichten und des Lumens verhindern.

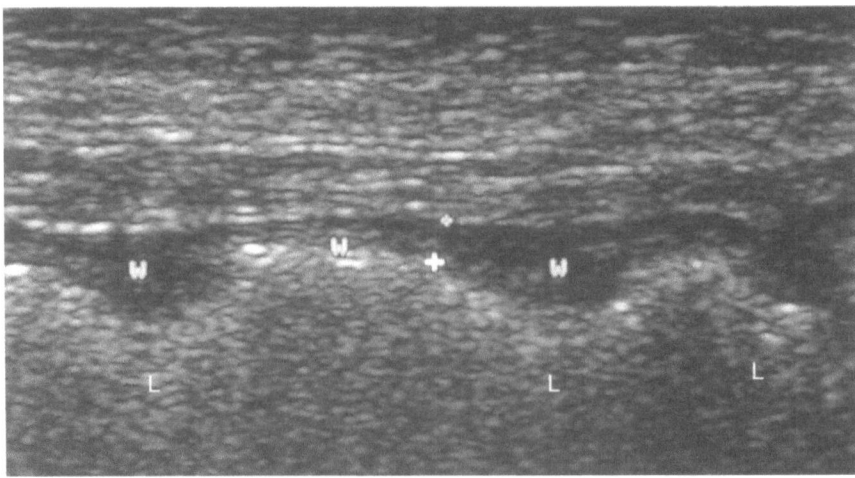

Abb. 12. Normales Kolon. Die echoarme Muscularis propria (+...+) ist als Leitstruktur der Darmwand (W) erkennbar. Der zentrale echoreiche luminale Reflex (L) ist durch die Haustren haubenförmig unterteilt

Im Bereich des Kolons ist abschnittsweise die echoarme Muscularis propria als Leitstruktur erkennbar; durch die Haustren wird der zentrale echoreiche Reflex, der dem Luft- und Stuhl-gefüllten Lumen entspricht, haubenförmig unterteilt (Abb. 12). Die normale Appendix ist sonographisch nicht erkennbar. Für eine gezielte sonographische Diagnostik von Kolonerkrankungen ist es erforderlich, den Kolonrahmen kontinuierlich und in verschiedenen Schnittebenen zu untersuchen (Schema 4).

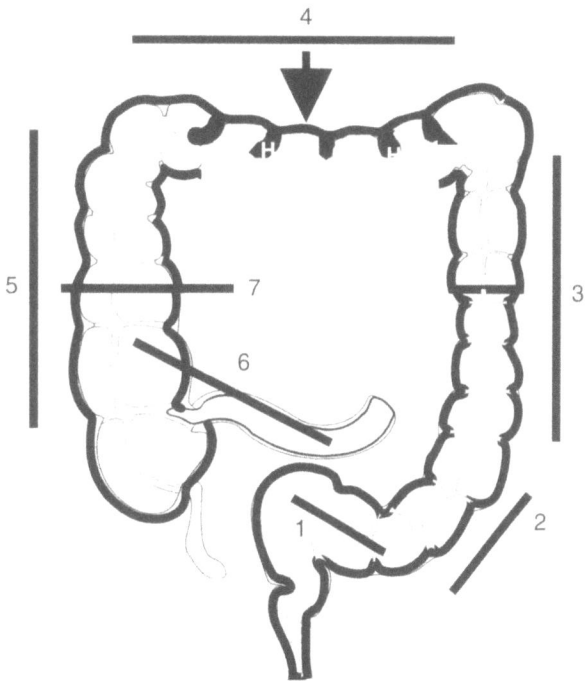

Schema 4. Schnittführung für die Diagnostik von Kolonerkrankungen. Entsprechend dem Verlauf des Kohlonrahmens werden Längsschnitte (1–6) und entsprechende Querschnitte (7) durchgeführt. Als sonographische Leitstruktur ist die echoarme Muscularis propria der Darmwand erkennbar (Pfeil). Da das Kolonlumen mit Luft und Stuhl gefüllt ist, ist eine Beurteilung des Lumens nicht möglich (z. B. Colon transversum, Schnittebene 4). Der zentrale echoreiche luminale Reflex wird durch die Haustren (H) haubenförmig unterteilt

Bei der Untersuchung des Unterbauchs und Verwendung der flüssigkeitsgefüllten Harnblase als Schallfenster stellt sich im Querschnitt beim Mann das Rektum dorsal der Prostata und bei der Frau dorsal des Uterus als targetförmige Struktur dar (Abb. 13). Bei der Längsschnittuntersuchung erscheint der proximale Abschnitt des Rektums als tubuläre Struktur.

Für die Detailanalyse von Darmwandveränderungen sind höherfrequente Schallköpfe (≥ 5 MHz) erforderlich. Durch die Verwendung miniaturisierter Sonden kann ihr Nachteil, ihre deutlich begrenzte Eindringtiefe, kompensiert werden.

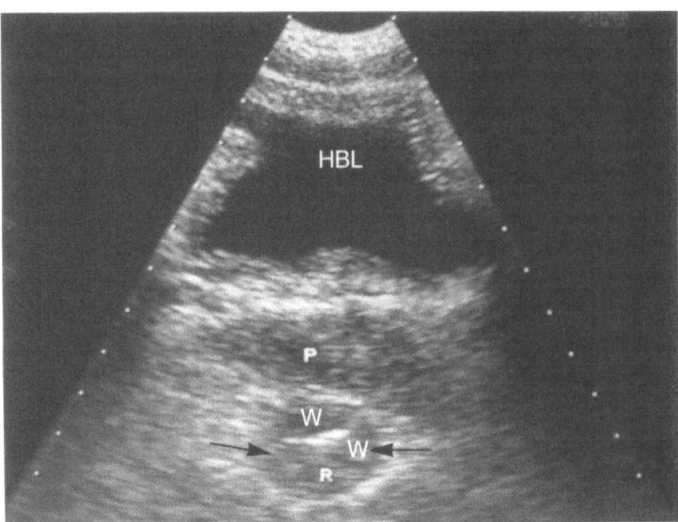

Abb. 13. Normales Rektum, Transversalschnitt. Dorsal der Prostata (P) stellt sich das Rektum (R) als typische Kokarde dar. Das luftgefüllte Lumen erscheint echoreich. Die Muscularis propria ist als echoarme Leitstruktur der Rektumwand mit gleicher Wanddicke in der gesamten Zirkumferenz nachweisbar (Pfeile). HBL: Harnblase (W)

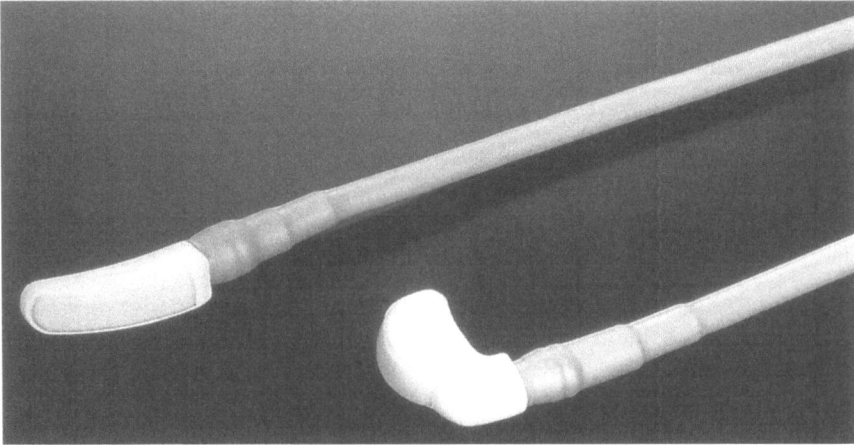

Abb. 14. Fingertopsonden. Sie haben eine Auflagefläche von 1,5 cm. Aufgrund ihrer geringen Größe lassen sie sich tief in das Abdomen hineindrücken. Der Abstand zwischen Transducer und pathologischer Kokarde wird damit deutlich vermindert

Die Sonden mit einer Auflagefläche von nur 1–2 cm („Fingertopsonden", Abb. 14) lassen sich tief in das Abdomen bis nahe an die zu untersuchende Struktur heranführen. Durch diese graduierte Kompression werden außerdem die die Untersuchung störende intraluminale Luft und der Darminhalt in benachbarte Darmabschnitte verschoben. Dadurch werden generell die Untersuchungsbedingungen verbessert (Schema 5).

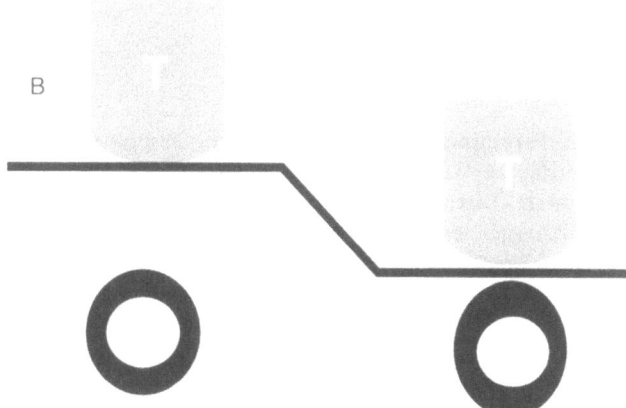

Schema 5. Untersuchungstechnik mit höherfrequenten Fingertopsonden (graduierte Kompression). Die Verwendung höherfrequenter Transducer (T) (≥ 5 MHz) bei der Sonographie des Abdomens ist durch ihre geringere Eindringtiefe limitiert. Durch eine graduierte Kompression der Bauchwand (B) lassen sich diese Sonden näher an die zu untersuchende Kokarde heranführen. Dadurch wird die Untersuchung einer pathologischen Kokarde möglich, die sich ohne diese Untersuchungstechnik außerhalb der Eindringtiefe dieser Sonden befindet und somit primär nicht darstellbar ist. Die Verwendung höherfrequenter Schallköpfe ermöglicht dabei eine genauere Analyse der Wandveränderungen

Durch Kombination der reinen B-Bilddarstellung mit der Farbduplexsonographie kann zusätzlich der Vaskularisationsgrad einer entzündlichen oder neoplastischen Wandveränderung näher charakterisiert werden. Voraussetzung dafür ist eine gute Empfindlichkeit des Geräts im Bereich niedriger Strömungsgeschwindigkeiten (Low-flow-Bereich). Je niedriger die gerade noch detektierbare Strömungsgeschwindigkeit eingestellt wird, um so stärker macht sich jedoch der Einfluß von Bewegungsartefakten, die durch die Peristaltik und die Atembewegungen hervorgerufen werden, bemerkbar.

Um Bewegungsartefakte bei der Farbduplexsonographie zu vermindern, wird der Ausschnitt der color box auf den infiltrierten Darmabschnitt und seine unmittelbare Umgebung begrenzt. Die Untersuchung wird mit höherfrequenten Sonden (5 oder 7,5 MHz) durchgeführt. Der Meßbereich des Geräts, die Gesamtverstärkung und der Wandfilter werden so gewählt, daß gerade noch keine oder nur geringe Artefakte, die die Untersuchung nicht stören, auftreten (s. Übersicht).

Durch die Farbduplexsonographie im Powerdopplermodus („Ultraschallangiographie") wird die Empfindlichkeit weiter gesteigert. Bei der konventio-

> **Farbduplexsonographie des Gastrointestinaltrakts: Geräteeinstellung**
> - Höherfrequente Sonde (5 bzw. 7,5 MHZ)
> - Maximal mögliche niedrigste Geschwindigkeit wählen (Low-flow-Bereich) (cave: Artefakte!)
> - Maximal mögliche Gesamtverstärkung (cave: Artefakte!)
> - Niedriger Wandfilter
> - Powerdoppler, „Ultraschallangiographie"
> - Colorbox auf infiltrierten Darmabschnitt und direkte Umgebung begrenzen
> - Ausschalten von Bewegungsartefakten (Atemstopp)
> - Darstellung artefaktfrei

nellen Farbduplexsonographie wird die Frequenzverschiebung analysiert, beim Powerdoppler wird die Amplitude des Signals unanhängig von der Frequenz analysiert. Durch die Untersuchung im Powerdopplermodus ist eine winkelunabhängige, sensitivere und kontinuierliche Gefäßdarstellung möglich. Bei Verwendung des Low-flow-Bereichs und Justierung des Geräts auf eine möglichst große Empfindlichkeit lassen sich innerhalb und außerhalb einer pathologisch veränderten Darmwand einzelne kleinere oder auch längerstreckige Gefäße darstellen. In der normalen Darmwand sind durch die Farbduplexsonographie keine Gefäße darstellbar.

4 Hydrosonographie

Unter Hydrosonographie versteht man die sonographische Untersuchung einzelner Darmabschnitte nach einer Flüssigkeitsinstillation. Das flüssigkeitsgefüllte Darmlumen stellt ein gutes Schallfenster dar und ermöglicht deshalb eine sonographische Darstellung intraluminaler Befunde und eine detaillierte Analyse von Darmwandveränderungen. Bei Verwendung höherfrequenter Sonden (≥ 5 MHz) ist dann auch bei der Untersuchung von extern die typische Wandschichtung erkennbar. Mit dieser Methode können der Magen und das Kolon gezielt untersucht werden.

4.1 Hydrosonographie des Magens

Eine Verbesserung der Darstellbarkeit der einzelnen Magenabschnitte, des Magenlumens und der Magenwandschichten ist durch eine orale Flüssigkeitsaufnahme zu erreichen. Die Patienten trinken vor der sonographischen Untersuchung des Magens ca. 500–750 ml Flüssigkeit (z. B. Tee oder Organgensaft). Zur Vermeidung einer Aerophagie, die die Sonographie des Magens stören würde, erfolgt die Flüssigkeitsaufnahme mit einem Strohhalm.

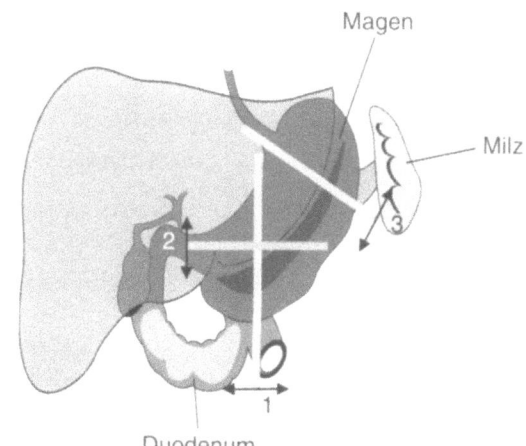

Schema 6. Untersuchungstechnik des Magens. Untersuchung des Magens im Oberbauchlängsschnitt (1), Querschnitt (2) und Subkostalschnitt (3). Wegen der intrathorakalen Lage des Magenfundus ist dieser nicht vollständig darstellbar

Der Magen wird in verschiedenen Schnittebenen untersucht (Schema 6). Um eine optimale Füllung der einzelnen Magenabschnitte zu erreichen, wird der Patient für die Untersuchung in verschiedenen Positionen gelagert. Die Untersuchung beginnt in der linkslateralen Seitenlage, um ein Abfließen der instillierten Flüssigkeit in das Duodenum zu vermeiden. In dieser Position lassen sich im Längs- und auch im Querschnitt der ösophagokardiale Übergang, der Magenfundus und die Fundus-Korpus-Grenze darstellen. Da ein Großteil des Magenfundus von der linken unteren Thoraxapertur überlagert wird, ist eine vollständige Untersuchung des Fundus jedoch in der Regel nicht möglich. Die Untersuchung von Korpus und Antrum erfolgt dann in Rückenlage, die Darstellung des Antrums und des Pylorus in Rechtsseitenlage. Die Flüssigkeitsfüllung des Magens ermöglicht neben einer Beurteilung des Magenlumens insbesondere bei Verwendung von 5- und 7,5-MHz-Schallköpfen auch eine detaillierte Darstellung der 5 Schichten der Magenwand (s. Abb. 5 und 6).

4.2 Hydrokolonsonographie

4.2.1 Methodik und Untersuchungstechnik

Voraussetzung für eine detaillierte Diagnostik ist bei allen morphologischen Untersuchungsverfahren eine Reinigung des Dickdarms. Als Reinigungsverfahren hat sich die orthograde Darmlavage mit Golytely-Lösung bewährt. Der Patient trinkt am Morgen der Untersuchung 3 l dieser Lösung (1 l/h). Nach 4 h ist in der Regel das Kolon so weit gereinigt, daß die Untersuchung durchgeführt werden kann.

Um eine ausreichende Relaxation des Darms zu erzielen und den Defäkationsreiz während der retrograden Flüssigkeitsinstillation zu unterdrücken, werden dem Patienten zu Beginn der Untersuchung 20 mg N-Butylscopolaminiumbromid (Buscopan) intravenös injiziert. Anschließend werden bis zu 1500 ml Wasser retrograd in das Kolon instilliert (s. Übersicht). Dadurch wird eine Dilatation des gesamten Dickdarms erzielt. Das flüssigkeitsgefüllte Kolon stellt ein optimales Schallfenster für die Beurteilung des Kolonlumens, der Darmwand und des den Dickdarm umgebenden Bindegewebes dar.

> **Methodik der Hydrokolonsonographie**
>
> ▶ Vorbereitung durch orthograde Darmlavage
> ▶ 20 mg N-Butylscopolaminbromid i.v.
> ▶ Retrograde Instillation von Wasser (1000–1500 ml)
> ▶ Kontinuierliche sonographische Untersuchung von extern (3,5-, 5-, 6,5- und 7,5-MHz-Schallkopf)

Für die retrograde Instillation von Flüssigkeit in das Kolon und das Wiederauffangen der instillierten Flüssigkeit nach Beendigung der Untersuchung wird ein geschlossenes System verwendet (Schema 7). Als Flüssigkeitsvorratsbehälter dient ein kommerziell erhältliches System, wie es auch für den Kolonkontrastein-

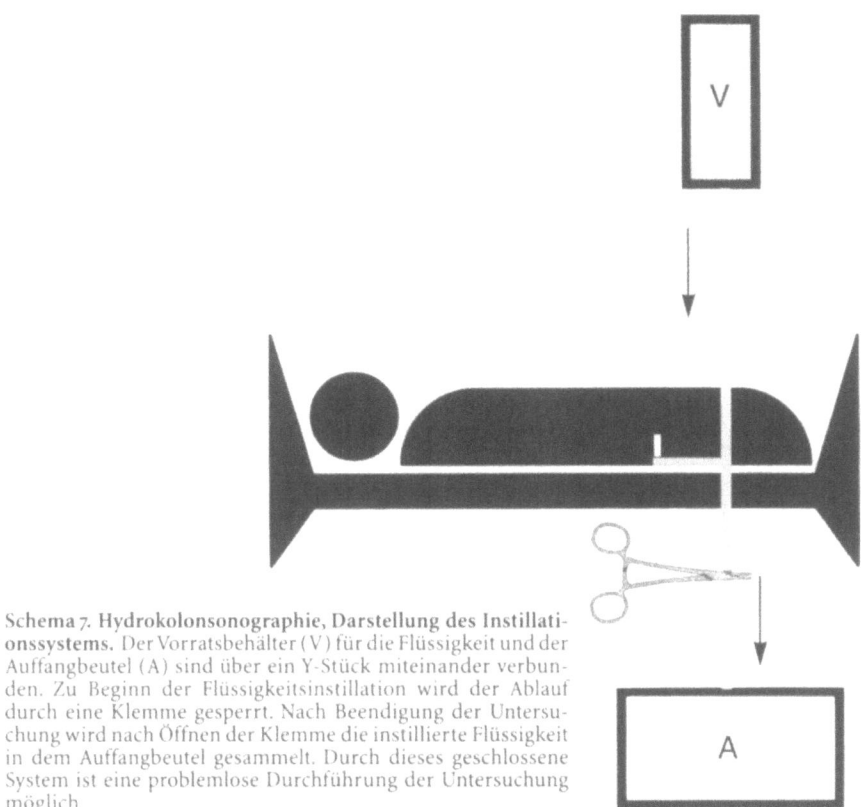

Schema 7. Hydrokolonsonographie, Darstellung des Instillationssystems. Der Vorratsbehälter (V) für die Flüssigkeit und der Auffangbeutel (A) sind über ein Y-Stück miteinander verbunden. Zu Beginn der Flüssigkeitsinstillation wird der Ablauf durch eine Klemme gesperrt. Nach Beendigung der Untersuchung wird nach Öffnen der Klemme die instillierte Flüssigkeit in dem Auffangbeutel gesammelt. Durch dieses geschlossene System ist eine problemlose Durchführung der Untersuchung möglich

lauf verwendet wird (Enema Bag, Fa. Guerbet, 65843 Sulzbach). Die instillierte Flüssigkeit wird am Ende der Untersuchung in einem Plastikbeutel (kommerziell erhältlicher Sekretauffangbeutel, Fa. Braun, Melsungen) aufgefangen. Über ein Y-Stück sind beide Systeme verbunden.

Zu Beginn der retrograden Flüssigkeitsinstillation in das Kolon wird der Zufluß in den Auffangbeutel zunächst durch eine Klemme unterbunden. Nach Beendigung der Untersuchung wird das Klemmventil geöffnet, so daß dann etwa 2 Drittel der instillierten Flüssigkeit aus dem Kolon in den Auffangbeutel zurücklaufen. Sollte der Patient während der Untersuchung Schwierigkeiten haben, die instillierte Flüssigkeitsmenge zu halten, so kann durch Öffnen des Ablaufventils sofort ein Teil der instillierten Flüssigkeit abgelassen und aufgefangen werden, der Defäkationsreiz läßt dann unmittelbar nach. Die Verwendung dieses geschlossenen Systems ermöglicht deshalb eine problemlose Durchführung der Untersuchung.

Für die sonographische Untersuchung des Dickdarms werden Längs- und Querschnitte durchgeführt, die sich am Verlauf des Kolons orientieren (Schema 8). Für die Hydrokolonsonographie wird der Patient auf einer kippbaren

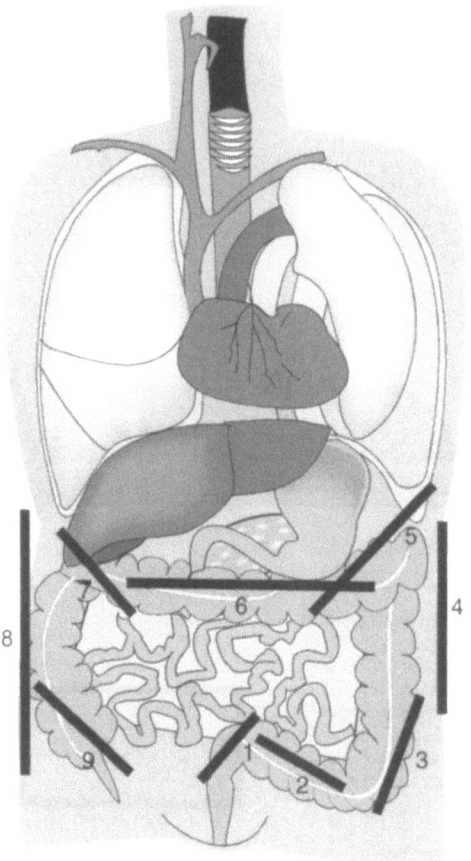

Schema 8. Schematische Darstellung der Schnittebenen bei der Hydrokolonsonographie. Für die kontinuierliche Untersuchung des Kolons sind Längs- und Querschnitte erforderlich. Zunächst wird das Kolon im Längsschnitt untersucht, um es im gesamten Verlauf darstellen zu können. Die Längsschnitte werden entsprechend der intraabdominalen Lages des Kolons modifiziert. Die einzelnen Kolonabschnitte werden danach zusätzlich auch im Querschnitt untersucht

Untersuchungsliege gelagert und zu Beginn der Untersuchung für die Darstellung des Sigmas in eine leichte Fußtieflage gebracht. Dadurch wird erreicht, daß sich insbesondere das Sigma aufweitet und die instillierte Flüssigkeit nicht in die proximal des Sigmas gelegenen Kolonabschnitte abläuft. Um das Sigma kontinuierlich zu untersuchen, ist es erforderlich, den Schallkopf entsprechend dem gewundenen Verlauf des Sigmas in seiner Position zu ändern. – Eine sonographische Beurteilung des Rektums ist wegen der begrenzten Eindringtiefe der Schallköpfe in der Regel nicht möglich.

Nach der Untersuchung des Sigmas wird der Patient horizontal gelagert. In dieser Position lassen sich die proximalen Kolonabschnitte darstellen, weil die instillierte Flüssigkeit dann im wesentlichen in die kranialen Dickdarmabschnitte gelangt. Durch diese Lageänderung wird auch gleichzeitig der Defäkationsreiz unterdrückt, da die Füllung der Rektumampulle abnimmt. Um eine störende Überlagerung durch luftgefüllte Dünndarmschlingen zu vermeiden, erfolgt die Untersuchung des Sigma-Descendens-Übergangs und des Colon descendens von lateral (mittlere/hintere Axillarlinie).

Ein Problem kann die Darstellung der linken Flexur bereiten, da sich dieser Darmabschnitt bereits schon innerhalb der unteren Thoraxappertur befindet. Die linke Flexur kann deshalb nur von interkostal und translienal untersucht werden; die Milz dient dabei als Schallfenster. Die Verwendung von Sektorschallköpfen oder Curved-array-Schallköpfen mit kleiner Auflagefläche ist hierbei von Vorteil. – Die sonographische Darstellung der linken Flexur kann durch kontrollierte Atembewegungen verbessert werden. Während einer tiefen Inspiration bewegt sie sich nach kaudal und aus der unteren Thoraxappertur heraus und ist dann einer sonographischen Untersuchung besser zugänglich.

Bei der Untersuchung des Transversums befindet sich der Patient in Rücken- und Horizontallage. Das Transversum wird von der linken Flexur beginnend kontinuierlich dargestellt. Um das linksseitige Transversum beurteilen zu können, wird der Schallkopf ventral unterhalb des Rippenbogens aufgesetzt und der Patient zur tiefen Inspiration aufgefordert. Dadurch bewegt sich dieser Kolonabschnitt aus der unteren Thoraxappertur in Richtung auf den Schallkopf zu. Das Transversum wird dann entsprechend seinem Verlauf kontinuierlich bis zur rechten Flexur dargestellt. Bei störender Darmgasüberlagerung durch vorgelagerte lufthaltige Dünndarmschlingen kann die kontinuierliche Darstellung insbesondere der mittleren Anteile des Colon transversum Probleme bereiten. Durch Umlagerung des Patienten in eine Rechts- oder in eine Linksseitenlage gelangen die einzelnen Darmabschnitte des Transversums in eine der sonographischen Untersuchung besser zugängliche Position. Dadurch sind in der Regel alle Abschnitte des Colon transversum sonographisch ausreichend beurteilbar.

Die Untersuchung des rechtsseitigen Kolons mit Colon ascendens und Zökum und die Untersuchung des terminalen Ileums erfolgen von rechtslateral (mittlere/hintere Axillarlinie). Hierbei kann die Leber als Schallfenster benutzt werden, um insbesondere die rechte Flexur darzustellen. Durch Bewegung des Schallkopfs von kranial nach kaudal ist eine Darstellung des Kolons von der rechten Flexur bis zum Zökalpol möglich. Für eine Beurteilung des terminalen Ileums ist ein Schrägschnitt erforderlich.

Der Darm wird sowohl im Längs- als auch im Querschnitt untersucht. Bei den Längsschnitten ist darauf zu achten, daß der Schallkopf in der Längsachse nach medial und nach lateral ausreichend weit gekippt wird, um alle Anteile des flüssigkeitsgefüllten Darms sonographisch zu beurteilen. Die sonographische Untersuchung erfolgt von extern mit Beginn der Wasserinstillation. Sie wird zu Beginn mit einem 3,5-MHz-Schallkopf durchgeführt, um eine Übersicht über das gesamte Kolon zu erhalten. Schon bei Verwendung des 3,5-MHz-Schallkopfs können das Kolonlumen, die Muscularis propria und die Submukosa der Darmwand sowie das perikolische Bindegewebe beurteilt werden.

Für eine Detailbeurteilung der Wandstruktur ist jedoch die Verwendung eines 5- bzw. eines 6,5- oder 7,5-MHz-Schallkopfs erforderlich. Wegen der begrenzten Eindringtiefe der höherfrequenten Schallköpfe hat sich hier die Verwendung miniaturisierter Schallsonden mit einer Auflagefläche von nur 1,5 cm (Curved-array-„fingertop, fingertip"-Sonden) bewährt. Diese Sonden können wegen ihrer kleinen Auflagefläche tief in das Abdomen hineingedrückt und somit der Schallkopf in die Nähe der zu untersuchenden Darmstruktur gebracht werden. Die Untersuchungsdauer beträgt 10–15min.

Die Hydrokolonsonographie wird von den Patienten als nicht belastendes Untersuchungsverfahren empfunden. Komplikationen wurden bisher bei ihrer Durchführung nicht beobachtet. Die Flüssigkeit weitet entsprechend ihrem hydrostatischen Druck das Darmlumen auf; der Druck innerhalb des Lumens steigt nur geringfügig an. Mit Perforationen ist deshalb nicht zu rechnen. Klinisch relevante Änderungen der Elektrolytserumkonzentration sind nicht festzustellen.

4.2.2 Normale Schnittbildanatomie

Nach retrograder Flüssigkeitsinstillation kann das Kolon vom Beginn des rektosigmoidalen Übergangs bis zum Zökum gezielt sonographisch untersucht werden. Bei retrogradem Einstrom der Flüssigkeit durch die Bauhin-Klappe in das terminale Ileum kann dieses auf einer Strecke von 10–15 cm beurteilt werden. Wegen der begrenzten Eindringtiefe der hochauflösenden Schallköpfe ist das Rektum nicht ausreichend darstellbar.

Das flüssigkeitsgefüllte Kolonlumen stellt sich echofrei dar. Die Lumenweite im Sigma, Colon descendens und Colon transversum beträgt 3–4 cm. Von der rechten Flexur bis zum Zökum nimmt die Lumenweite dann bis auf 6–8 cm zu. Die Haustren ragen als echoreiche, lamellenförmige Strukturen in das Dickdarmlumen hinein. Insbesondere im Bereich des Zökums und des Colon ascendens ist die Haustrierung besonders stark ausgeprägt (Abb. 15–21).

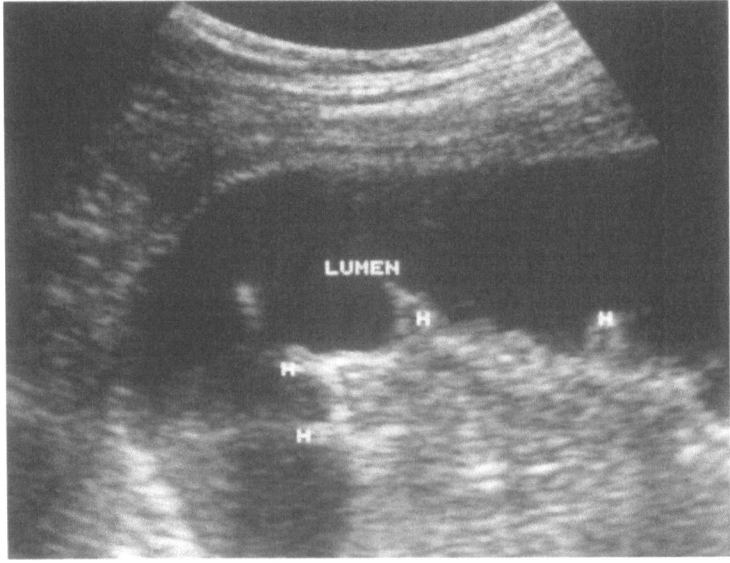

Abb. 15. Normales Kolon, rektosigmoidaler Übergang. Das flüssigkeitsgefüllte, dilatierte Kolonlumen stellt sich echofrei dar. Die Haustren (H) ragen als echoreiche Lamellen in das Lumen

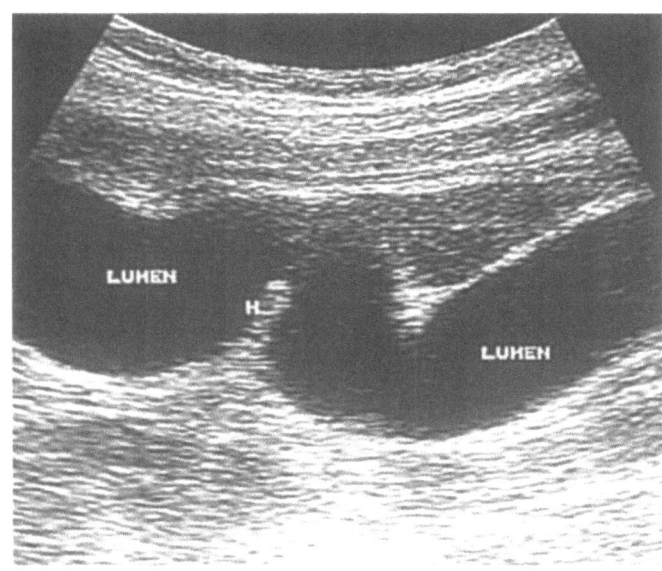

Abb. 16. Normales Kolon, Sigma-Deszendens-Übergang. Das flüssigkeitsgefüllte, echofrei sich darstellende Lumen verläuft S-förmig; kein Nachweis eines Kalibersprungs. Bis auf ein einzelnes Haustrum (H) kein Nachweis einer intraluminalen bzw. wandständigen Raumforderung

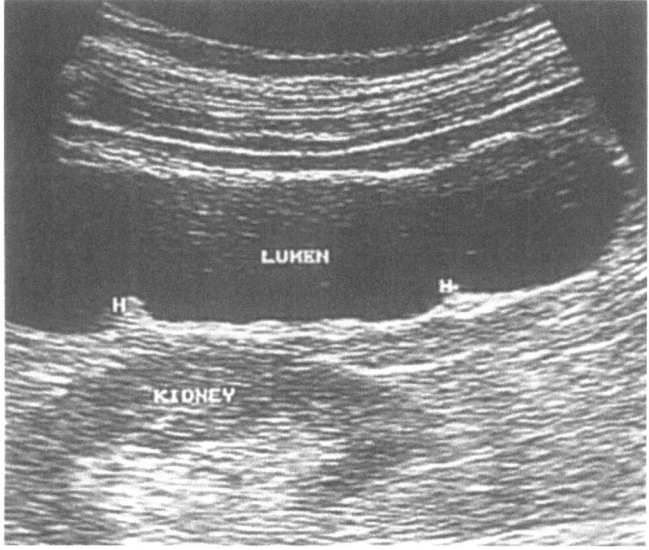

Abb. 17. Normales Kolon, Colon descendens. Das Colon descendens wird von lateral untersucht. Als Leitstruktur ist die linke Niere abgebildet. Ventral der Niere stellt sich das Colon descendens als bandförmige, echofreie Struktur dar. Normale Haustrierung (H)

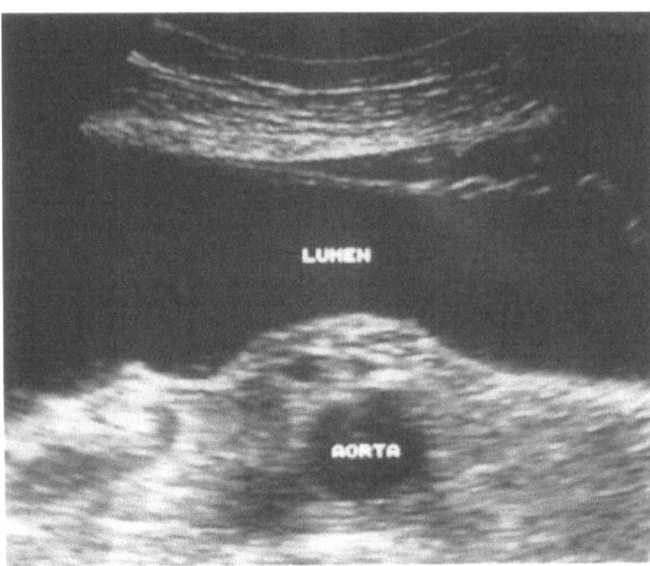

Abb. 18. Normales Kolon, Colon transversum. Das querverlaufende, flüssigkeitsgefüllte Colon transversum stellt sich mit seinem Lumen echofrei dar. Als Leitstruktur ist dorsal die orthograd getroffene Aorta zu erkennen. Die Aorta imprimiert geringfügig das Lumen des Colon transversum von dorsal

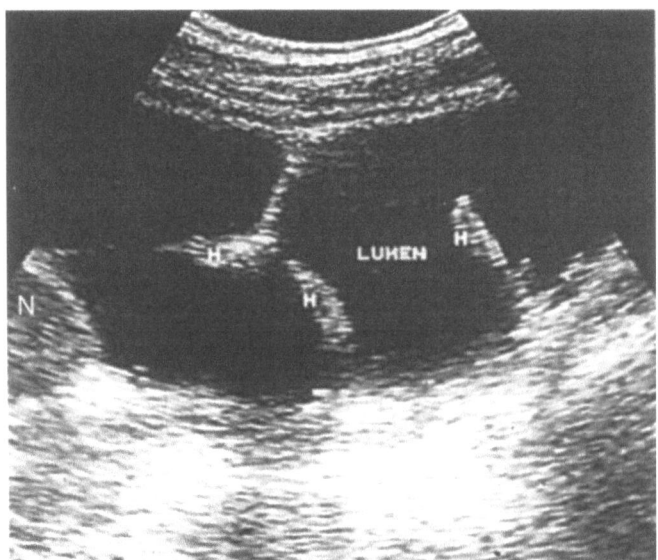

Abb. 19. Normales Kolon, distales Colon ascendens. Der kaudale Nierenpol (N) ist als Leitstruktur zu erkennen. Im Vergleich zum linksseitigen Kolon stellt sich das Lumen weiter dar, die Haustrierung (H) ist im rechtsseitigen Kolon besonders betont

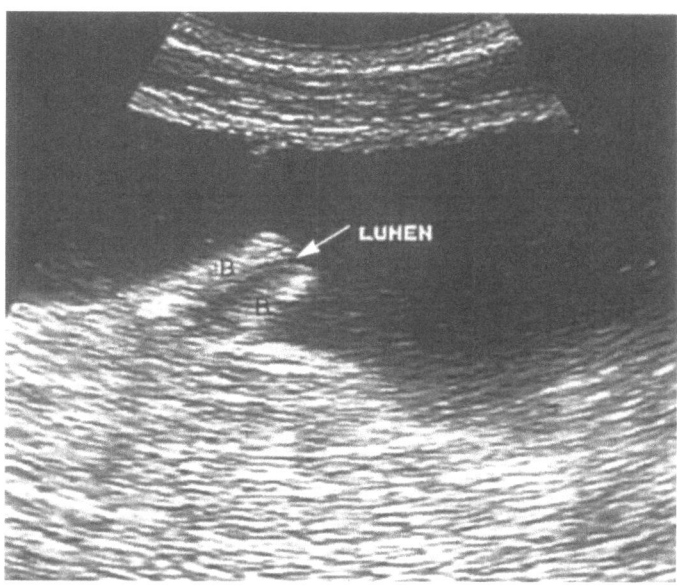

Abb. 20. Normale Bauhin-Klappe. Die ventralen und kaudalen Anteile der Klappe (B) sind eindeutig voneinander differenzierbar. Die Klappenöffnung (Pfeil) stellt sich als schmale, echoarme, glatt begrenzte tubuläre Struktur innerhalb des echoreichen Klappenreflexes dar

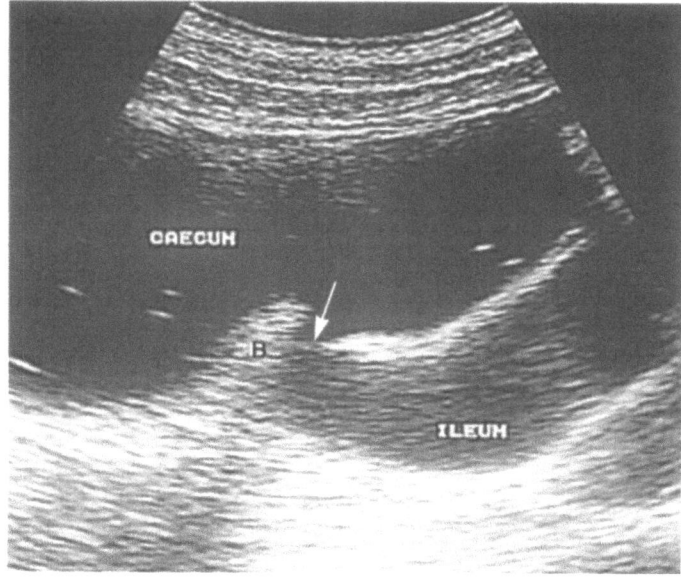

Abb. 21. Normales terminales Ileum mit Bauhin-Klappe (B). Das terminale Ileum stellt sich flüssigkeitsgefüllt dar. Die Einmündung des terminalen Ileums im Bereich der Bauhin-Klappe ist gut zu erkennen (Pfeil). Bedingt durch die dorsale Schallverstärkung, die durch das ventral gelegene, flüssigkeitsgefüllte Zökum hervorgerufen wird, erscheint jedoch das Lumen des terminalen Ileums nicht vollkommen echofrei

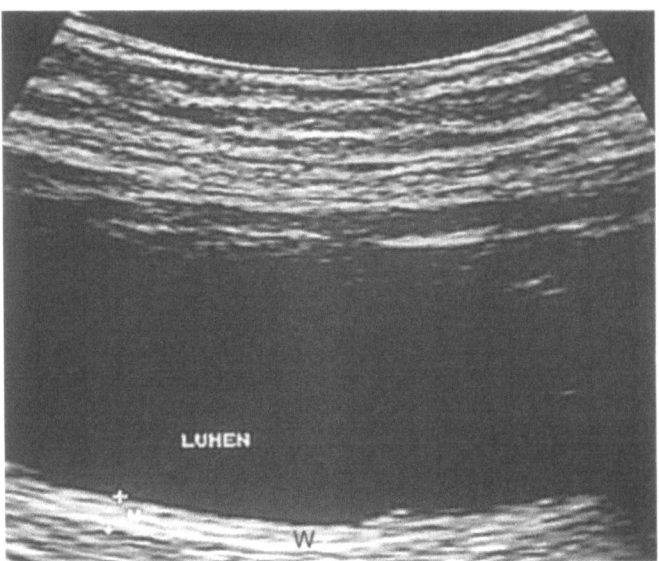

Abb. 22. Normales Kolon, normale Wandstruktur. Bei Verwendung höherfrequenter Schallköpfe sind innerhalb der Darmwand (W) einzelne Wandschichten wechselnder Echogenität zu erkennen. Insgesamt sind 5 Wandschichten nachzuweisen: luminal eine schmale, echoreiche, dann eine schmale, echoarme, dann eine dritte, echoreiche, dann eine vierte, dickere, echoarme Schicht und als fünfte äußere Schicht wiederum eine echoreiche. Die Echogenität der echoreichen Schichten entspricht in etwa der Echogenität des umgebenden Bindegewebes

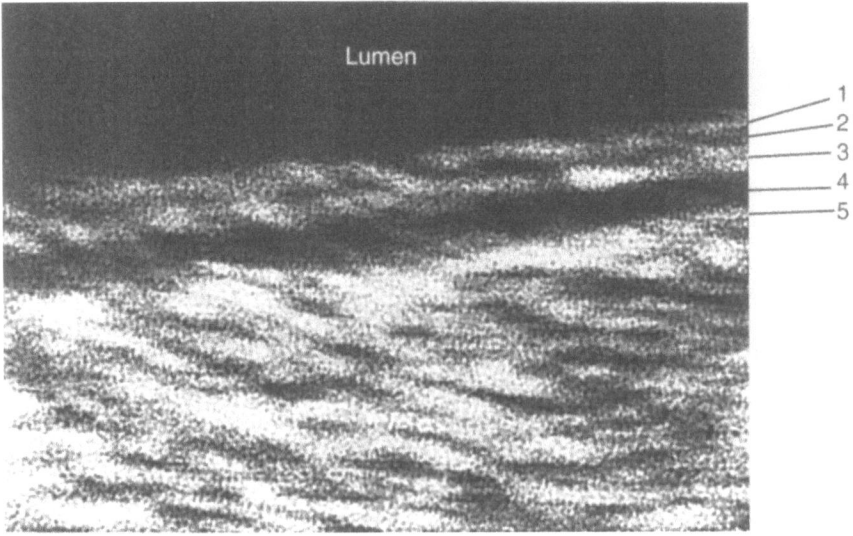

Abb. 23. Normale Darmwand, Ausschnittsvergrößerung. Die einzelnen Wandschichten sind deutlich zu erkennen. Die Schichten 1 und 2 (erste echoreiche und schmale erste echoarme Schicht) entsprechen der Mukosa, Wandschicht 3 der Submukosa, Wandschicht 4 der Muscularis propria und Wandschicht 5 der Serosa bzw. dem subserösen Fettgewebe

Bei Verwendung höherfrequenter Schallköpfe ist neben einer Beurteilung des Kolonlumens auch eine detaillierte Darstellung der Darmwand möglich. Die normale Darmwand hat eine Dicke von 3–4 mm. Innerhalb der Wand lassen sich sonographisch 5 Schichten wechselnder Echogenität nachweisen (Abb. 22 und 23). Luminal findet sich eine dünne echoreiche Schicht, auf die eine dünne echoarme Schicht folgt. Dann lassen sich eine dicke echoreichere sowie eine dickere echoärmere und als äußere Begrenzung eine dünne echoreiche Schicht nachweisen. Der Echoreflex der äußeren Schicht (5. Schicht) geht kontinuierlich in die Struktur des echoreichen umgebenden Bindegewebes über.

Das sonographische Bild der Dickdarmwand entspricht somit der Wandstruktur des oberen Gastrointestinaltrakts. Die Echogenität der echoreichen Darmwandschichten (Schichten 1, 3 und 5) entspricht unter normalen Bedingungen in etwa der Echogenität des umgebenden perikolischen Bindegewebes. Der Vergleich der Echogenität der Darmwand mit der Echogenität des umgebenden Bindegewebes ist wichtig, um Veränderungen der Echogenität der Darmwand, wie sie bei chronisch entzündlichen Darmerkrankungen oder bei Tumorerkrankungen auftreten, diagnostizieren zu können.

4.2.3 Stuhlpartikel

Voraussetzung für die Durchführung der Hydrokolonsonographie ist eine ausreichende Reinigung des Kolons. Geringe Stuhlreste behindern die Untersuchung jedoch nicht, da sie durch die retrograd instillierte Flüssigkeit weggespült werden können. Stuhlreste stellen sich sonographisch als echoreiche, mobile Strukturen innerhalb des Kolonlumens dar (s. Übersicht).

> **Sonographische Befunde bei Stuhlpartikeln**
> ▶ Echoreich
> ▶ Häufig dorsaler Schallschatten (Luftgehalt)
> ▶ Nicht formkonstant
> ▶ Mobile Strukturen
> ▶ Kein Nachweis von Wandveränderungen

Kennzeichnend für Stuhlreste ist ihre Beweglichkeit im flüssigkeitsgefüllten Dickdarmlumen. Bei vermehrter retrograder Instillation von Flüssigkeit ändern die Stuhlpartikel ihre Lage, ebenso kann durch Kompression des untersuchten Kolonabschnitts mit dem Schallkopf von außen eine Bewegung des Stuhlpartikels innerhalb des Kolonlumens hervorgerufen werden. Des weiteren ändert sich bei Lageänderung des Patienten durch Kippen der Untersuchungsliege oder durch Rechts- oder Linksseitenlagerung des Patienten die Position des Stuhlpartikels. Aufgrund dieser Mobilität können Stuhlreste somit leicht von realen pathologischen Befunden unterschieden werden. Stuhlpartikel weisen außerdem oft einen dorsalen Schallschatten auf. Dieser wird durch das in den Stuhlresten vorhandene Darmgas hervorgerufen.

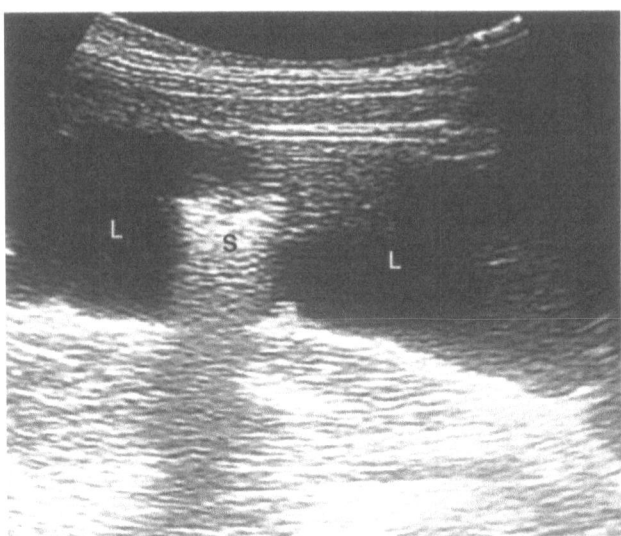

Abb. 24. Stuhlpartikel. Innerhalb des flüssigkeitsgefüllten Kolonlumens läßt sich eine echoreiche, glatt begrenzte Raumforderung darstellen, die einen dorsalen Schallschatten aufweist. Es handelt sich hierbei um ein Stuhlpartikel (S); während der Real-time-Untersuchung ist ein Flottieren dieser Partikel im Bereich des Kolonlumens (L) nachzuweisen. Der Schallschatten wird durch das im Stuhlpartikel noch vorhandene Darmgas hervorgerufen

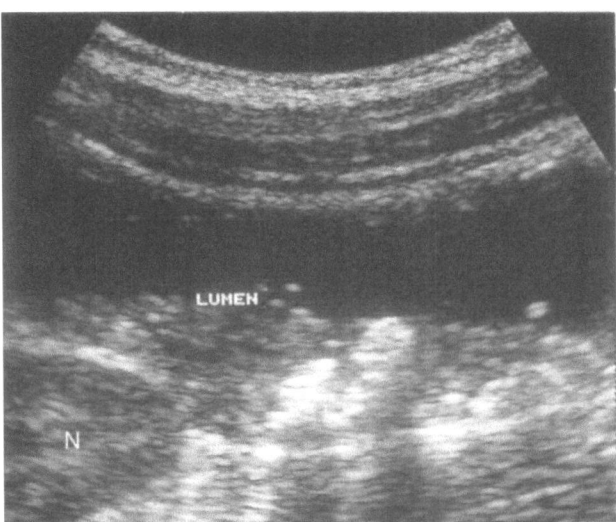

Abb. 25. Stuhlreste im Bereich des Colon aszendens (N rechte Niere). Entsprechend der Schwerkraft sedimentiert der Stuhl nach dorsal; ventral davon stellt sich das flüssigkeitsgefüllte Lumen mit einer scharfen horizontalen Begrenzungslinie dar. Die Stuhlreste bestehen aus größeren Stuhlpartikeln, die sich sonographisch echoreich mit dorsalem Schallschatten darstellen und kleineren Stuhlpartikeln, die entsprechend der Schwerkraft sedimentieren und eine gewebeähnliche Echostruktur aufweisen. (Differentialdiagnose zum Kolontumor: Nach Impression des Kolons mit dem Schallkopf von außen lassen sich die Stuhlpartikel aufwirbeln und sind damit von einer echten Neoplasie eindeutig zu unterscheiden)

Hydrokolonsonographie

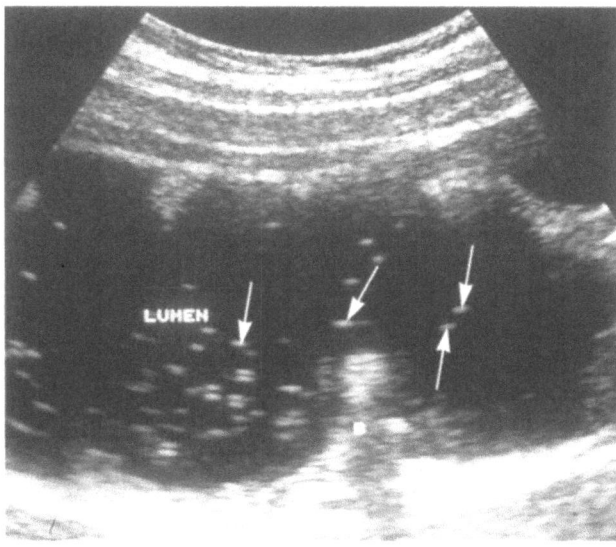

Abb. 26. Luft- und Stuhlpartikel. Nachweis von einzelnen Luftblasen und kleinsten Stuhlpartikeln (Pfeile) im Bereich des Zökalpols (B Bauhin-Klappe). Während der Real-time-Untersuchung bewegen sich diese kleinen Luftblasen bzw. kleinen Stuhlreste im Kolonlumen

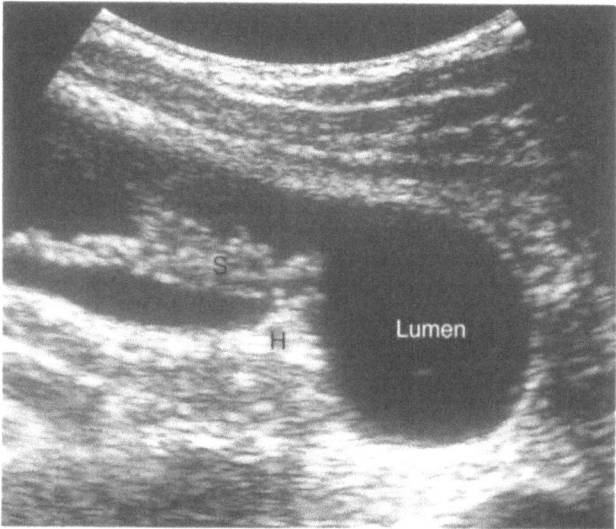

Abb. 27. Stuhlpartikel. Innerhalb des Kolonlumens findet sich eine bandförmige, echoreiche Struktur (S), die von einem benachbarten Haustrum (H) ausgeht. Aufgrund der Konfiguration dieser intraluminalen Raumforderung ist ein Tumor auszuschließen. Der Befund entspricht einem Stuhlrest. Während der Untersuchung flottiert dieses Gebilde entsprechend der retrograd instillierten Flüssigkeit oder bei Kompression des Kolonlumens von außen im Kolonlumen. Es weist keine Formkonstanz auf. Es handelt sich somit um einen wandadhärenten Schleimrest

Schleimreste können ebenfalls sonographisch als echoreiche, intraluminale Strukturen innerhalb des Darmlumens erscheinen. Sie haben eine fadenförmige Längsstruktur und zeigen eine erhebliche Variabilität in ihrer Konfiguration und Lage.

Luftblasen stellen sich ebenfalls als echoreiche, stecknadelkopfgroße mobile Reflexe innerhalb des flüssigkeitsgefüllten Kolonlumens dar; bei Vorhandensein von multiplen kleinen Luftblasen erscheint das Kolonlumen sonographisch wie ein „Sternenhimmel". Aufgrund ihrer typischen sonomorphologischen Befunde sind jedoch Stuhlreste, Luftblasen und Schleimreste problemlos von realen pathologischen Befunden zu unterscheiden (Abb. 24–27).

5 Pathologische Veränderungen des Gastrointestinaltrakts – Allgemeine diagnostische Kriterien

Für die Diagnose von Erkrankungen des Gastrointestinaltrakts werden Änderungen der Echogenität, der Wanddicke, der Darmwandschichten, der Lumenweite, der Peristaltik, der Kompressibilität, der Vaskularisation und zusätzlicher Veränderungen des umgebenden Gewebes herangezogen. Die möglichen sonographisch erkennbaren pathologischen Befunde können in einem Befundschema zusammengefaßt werden (s. Übersicht).

Sonographische Befundkriterien im Gastrointestinaltrakt

- ▶ Echogenität
  - normal
  - echoarm, echoreich
- ▶ Wandverdickung
  - zirkumskript/zirkulär
  - gleichmäßig/ungleichmäßig
- ▶ Längsausdehnung
  - kurzstreckig
  - langstreckig
- ▶ Außenkontur
  - glatt, irregulär
  - Infiltration in umgebende Strukturen
- ▶ Wandschichtung
  - erhalten/akzentuiert
  - partiell/vollständig aufgehoben
- ▶ Lumen
  - normal
  - reduziert, echoreicher Lumenreflex glatt/unregelmäßig
  - dilatiert
- ▶ Lumeninhalt
  - normal, echoreich
  - echofrei/echoarm, Lumen flüssigkeitsgefüllt
- ▶ Haustrierung
  - erhalten
  - aufgehoben
- ▶ Peristaltik
  - normale Peristaltik
  - fehlende Peristaltik
  - Hyperperistaltik
  - Pendelperistaltik
- ▶ Stenose
- ▶ Prästenotische Dilatation
- ▶ Kompressibilität
  - normal
  - reduziert
  - aufgehoben
- ▶ Umgebungsreaktion
  - Infiltration in das umgebende Gewebe oder benachbarte Organe und Gefäße
  - echoreicher Netzhalo
  - regionäre Lymphknoten
  - Abszeß
  - freie oder lokalisierte Flüssigkeit
  - Fistel
- ▶ Farbduplexsonographie
  - fehlende Vaskularisation
  - Hypervaskularisation
- ▶ Befundkonstanz
- ▶ Topographische Zuordnung
- ▶ Korrelation sonographischer Befund/lokaler klinischer Befund (Druckschmerz)

> **Allgemeine sonographische Kriterien der pathologische Kokarde**
>
> ▶ Echogenität reduziert
> ▶ Wanddicke > 4 mm
> ▶ Wandverdickung zirkulär/sektoriell
> ▶ Wandschichtung akzentuiert oder partiell oder vollständig aufgehoben
> ▶ Wandstarre
> ▶ Reduzierte Lumenweite
> ▶ Fehlende Kompressibilität
> ▶ Fehlende Peristaltik
> ▶ Formkonstanz
> ▶ Pathologische intra- und extramurale Vaskularisation
> ▶ Umgebungsreaktion
> ▶ Regionäre Lymphknoten

Sonomorphologisches Korrelat einer entzündlichen oder neoplastischen Erkrankung des Magen-Darm-Trakts ist die pathologische Kokarde (s. Übersicht und Schema 9). Die allgemeinen sonographischen Kriterien ermöglichen zunächst die Diagnose eines pathologischen Befundes; für die Differentialdiagnose zwischen entzündlicher und tumorös bedingter Infiltration ist jedoch eine weitere differenzierte Analyse des sonographischen Befundes (entsprechend den Beurteilungskriterien der Übersicht) erforderlich. Je nach der zugrundeliegenden Erkrankung kann die Sonomorphologie variieren.

Schema 9 a—j. Unterschiedliche Morphologie einer pathologischen Kokarde. a Normale Kokarde. Die echoarme Muscularis propria ist als Leitstruktur gut zu erkennen. Mukosa und Submukosa können nicht eindeutig voneinander differenziert werden und stellen sich homogen echoreich dar. Der echoreiche Reflex dieser Wandschichten kann oft nicht vom luminalen echoreichen Reflex getrennt werden. Die äußere fünfte, echoreiche Schicht ist schmal, und sie ist vom umgebenden echoreichen Bindegewebe oft schwer abzugrenzen. **b** Normale Kokarde. Bei gering flüssigkeitsgefülltem Lumen und Verwendung höherfrequenter Schallköpfe sind die typischen fünf Schichten der Darmwand gut erkennbar. **c** Akzentuierte Wandschichten. Als Folge einer diffusen entzündlichen Wandinfiltration ist die Wandschichtung besonders deutlich, insbesondere die Wandschichten 1 und 2 sind gut erkennbar. Die entzündlich infiltrierte Darmwand erscheint echoärmer. **d** Partiell aufgehobene Wandschichtung. Als Folge einer diffusen entzündlichen Wandinfiltration ist die Darmwand verdickt und der zentrale luminale Reflex verschmälert. Die Wand ist echoarm, die Wandschichten 1–3 sind nicht mehr eindeutig voneinander differenzierbar. **e** Homogene Darmwand. Die Wand ist deutlich verdickt und echoarm. Eine Wandschichtung ist nicht mehr nachweisbar, der zentrale luminale Reflex ist deutlich verschmälert. Die Außenkontur der verdickten Wand ist glatt. **f** Entzündliche Wandverdickung. Nachweis von Entzündungsstraßen (E) und einer Fistel (F). Die echoarmen mesenterialen Entzündungsstraßen stehen in direktem Kontakt zur entzündeten Darmwand, die Morphologie kann sehr variabel sein. Fisteln stellen sich als echoarme tubuläre Strukturen dar; innerhalb des Fistellumens sind oft echoreiche Luftblasen erkennbar. **g** Exzentrische Wandverdickung. Durch einen Tumor erscheint die Darmwand exzentrisch verdickt, bei dem wandüberschreitenden Wachstum sind die Wandschichten zerstört. **h** Darmwandverdickung mit irregulärer Außenkontur. Die Darmwand ist als Folge einer zirkulären Tumorinfiltration deutlich verdickt, sämtliche Wandschichten sind vollständig zerstört, die Außenkontur ist unregelmäßig begrenzt, der luminale Reflex ist verschmälert und irregulär begrenzt. **i** Fokale Wandveränderung. Innerhalb der Darmwand ist eine fokale echoarme Infiltration mit Aufhebung der Wandschichten nachweisbar. Die Infiltration überschreitet die Außenkontur nicht. Der Befund spricht für fokale entzündliche Veränderungen. **j** Echoreiche Darmwandverdickung. Die Darmwand ist deutlich verdickt und echoreich, die Außenkontur ist glatt, die Muscularis propria ist noch erkennbar. Der Befund spricht für ältere narbige entzündliche Veränderungen

Folge einer akut entzündlichen oder auch neoplastischen Darmwandinfiltration ist eine echoarme Wandverdickung. Dies ist die sonographische Leitstruktur für die Diagnose einer Erkrankung des Gastrointestinaltrakts. Aufgrund der unterschiedlichen Echogenität wird die Abgrenzung der pathologischen Veränderung der Darmwand von der echoreichen Umgebung (Mukosa, Submukosa, Darmschlingen, Darminhalt, Bindegewebe) erst ermöglicht. Die Darmwandverdickung kann zirkumskript sein oder die gesamte Zirkumferenz betreffen, sie kann gleichmäßig oder in einzelnen Abschnitten unterschiedlich stark ausgeprägt sein.

Für die weitere Differentialdiagnose ist die Beurteilung der Veränderungen der Außenkontur wichtig. Die Wandinfiltration kann auf die Darmwand beschränkt

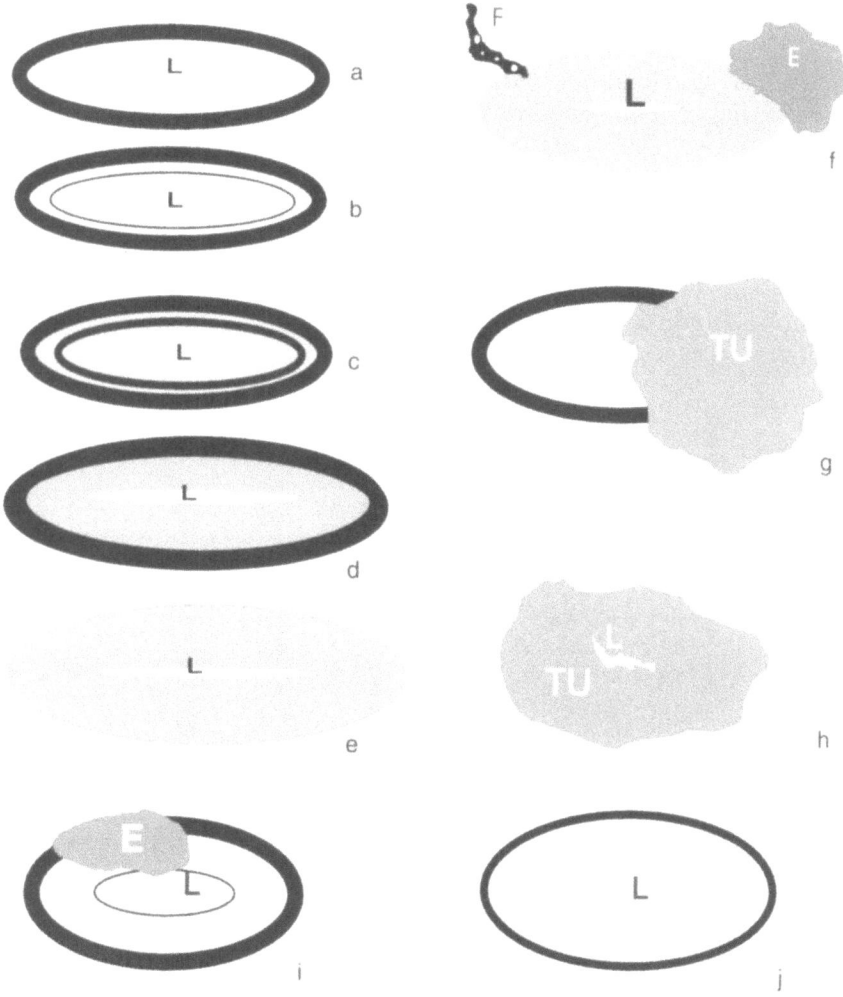

sein, dann findet sich eine glatte Außenkontur; oder sie kann wandüberschreitend sich ausbilden, dann liegt eine Infiltration in das umgebende Bindegewebe vor, und die Außenkontur ist unregelmäßig begrenzt.

Die Wandschichten können unterschiedlich stark verändert sein. Die einzelnen Darmwandschichten können normal oder eher betont, d. h. akzentuiert erscheinen oder aber in unterschiedlichem Ausmaß nicht mehr nachweisbar sein. Von einer akzentuierten Wandschichtung wird gesprochen, wenn die einzelnen 5 Wandschichten besonders deutlich und gut voneinander trennbar erscheinen. Als Folge einer Wandinfiltration ist die Lumenweite reduziert; der echoreiche zentrale Lumenreflex ist verschmälert und kann entweder glatt und gestreckt oder unregelmäßig begrenzt verlaufen. Im Kolon ist dann die Haustrierung nicht mehr nachweisbar.

Im Bereich eines infiltrierten Darmabschnitts sind die Peristaltik und die Kompressibilität aufgehoben. Die Beurteilung der Peristaltik und des Darminhalts ist weiterhin für die Diagnose des Ileus und für die Diagnose von Stenosen von Bedeutung. Durch die Farbduplexsonographie kann zusätzlich der Vaskularisationsgrad der Wandinfiltration näher charakterisiert werden.

Im Gegensatz zu funktionellen Veränderungen, die einen pathologischen Befund vortäuschen können, ist ein pathologischer Befund konstant mit gleicher sonographischer Morphologie und Lokalisation nachweisbar. Besonders bei akut entzündlichen Veränderungen besteht außerdem eine Korrelation mit dem sonographisch lokalisierten Befund und dem lokalen klinischen Palpationsbefund. Neben der Beurteilung der eigentlichen, auf die Darmwand und das Darmlumen beschränkten Veränderungen ist für die weitere Diagnostik insbesondere auch die Beurteilung direkter extramuraler benachbarter und extraintestinaler Veränderungen von Bedeutung.

6 Tumoren

6.1 Maligne Tumoren – Allgemeine Kriterien

Maligne Tumoren des Gastrointestinaltrakts stellen sich sonographisch als pathologische Kokarde dar (s. Übersicht). Histologisches Korrelat der pathologischen Kokarde und der exzentrischen Wandverdickung ist die Tumorinfiltration in die Darmwand und das umgebende Bindegewebe.

> **Sonomorphologie des malignen Tumors**
> ▶ Kurzstreckige echoarme Wandverdickung („pseudokidney sign")
> ▶ Targetförmiger Querschnitt mit exzentrischer Wandverdickung
> ▶ Reduzierte Lumenweite
> ▶ Verschmälerter, luminaler, echoreicher Reflex mit unregelmäßiger Begrenzung
> ▶ Partielle oder vollständige Destruktion der Wandschichten im Bereich der Tumorinfiltration (Tumorstadium)
> ▶ Außenkontur unregelmäßig, Raumforderung wandüberschreitend (T3/4-Stadium)
> ▶ Infiltration in das umgebende Bindegewebe, Gefäße oder Nachbarorgane (T3/4-Stadium)
> ▶ Formkonstanz
> ▶ Fehlende Kompressibilität der Kokarde
> ▶ Prästenotische Dilatation der vorgeschalteten Darmabschnitte
> ▶ Nachweis von Lymphknoten
> ▶ Nachweis von Aszites
> ▶ Fernmetastasen

Die Sonomorphologie maligner Tumoren des Ösophagus, des Magens und des Kolons ist mit einzelnen Ausnahmen ähnlich (Schema 10). Die Tumoren sind in der Regel echoärmer als das umgebende Bindegewebe oder als die echoreiche normale Submukosa. Bei der Untersuchung im Querschnitt weist der Tumor die typische Targetkonfiguration („Schießscheibenphänomen") auf, d. h., eine echoarme Struktur (Tumorgewebe) umgibt ein echoreiches Zentrum (echoreicher, luminaler Reflex).

Bei der Längsschnittuntersuchung stellt sich der Tumor mit einer kurzstreckigen Wandverdickung dar (Abb. 28). Da im Längsschnitt die Darmwandinfiltration das sonographische Bild der Niere imitieren kann, spricht man dann auch vom „Pseudokidney"-Zeichen (Abb. 29). Die Wandverdickung ist nicht in allen Abschnitten gleich, sie ist exzentrisch.

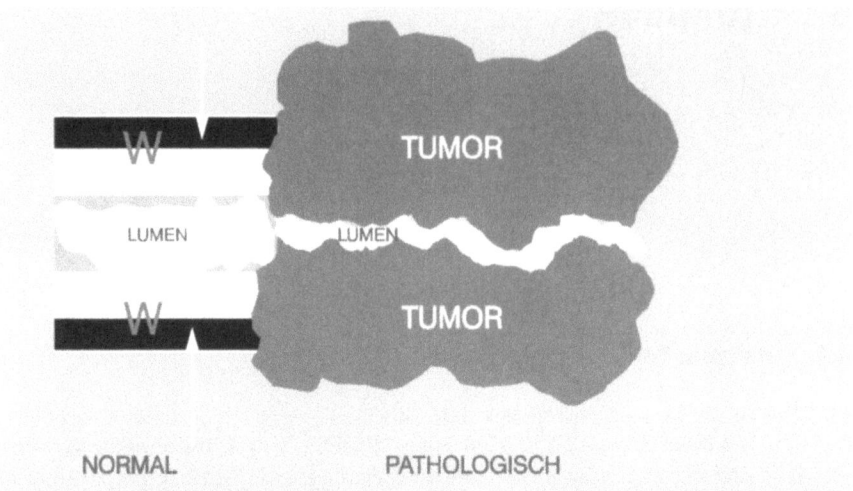

Schema 10. Pathologische Kokarde bei einem malignen Tumor. Als sonographische Leitstruktur ist in der normalen Darmwand (W) die echoarme Muscularis propria erkennbar (Pfeile). Die echoreiche Submukosa verschmilzt mit dem echoreichen luminalen Reflex. Eine eindeutige Abgrenzung der Darmwand vom Lumen ist häufig nicht möglich. Der Tumor ist echoarm, er hat sämtliche Wandschichten destruiert und infiltriert das umgebende Bindegewebe. Der echoreiche luminale Reflex ist verschmälert und unregelmäßig begrenzt

Endoskopisch zeigt ein exophytisch wachsender Tumor eine unregelmäßig begrenzte Oberfläche, im Bereich des Tumors ist die Lumenweite in Abhängigkeit von der Größe des Tumors reduziert. Sonographisch ist deshalb der zentrale echoreiche Reflex, der durch das luft- und stuhlgefüllte Lumen verursacht wird, verschmälert; seine unregelmäßige Begrenzung und der wellig erscheinende Verlauf spiegeln die unregelmäßige Tumoroberfläche wider.

Bei Verwendung höherfrequenter Schallköpfe (5 und 7,5 MHz) kann die Tumorinvasion in die tieferen Darmwandschichten nachgewiesen werden. In Abhängigkeit vom Ausmaß der Wandinfiltration ist im Bereich der Basis des Tumors die Destruktion der sonographischen Leitstruktur der Darmwand, der echoarmen Muscularis propria, zu erkennen. Bei fortgeschrittenen Karzinomen mit wandüberschreitendem Wachstum ist die Außenkontur in Abhängigkeit von der Tumorinifiltration in das umgebende Gewebe unregelmäßig begrenzt. Die Beurteilung des luminalen Reflexes und der Veränderungen der Außenkontur sind für die Differentialdiagnose zu den chronisch entzündlichen Darmerkrankungen wichtig. Die pathologische Kokarde bei einem Tumor ist konstant nachweisbar, peristaltische Bewegungsabläufe sind in diesem Bereich nicht nachzuweisen, die Kokarde ist nicht kompressibel.

Bei stenosierenden Karzinomen ist der prästenotisch gelegene Darmabschnitt dilatiert und flüssigkeitsgefüllt. Während der Real-time-Sonographie ist die Hyperperistaltik in den prästenotischen Darmabschnitten gut nachzuweisen. Als Folge einer länger bestehenden Stenose hypertrophiert die Muscularis propria, die in diesem Darmabschnitt dann langstreckig und gleichförmig verdickt

Maligne Tumoren – Allgemeine Kriterien

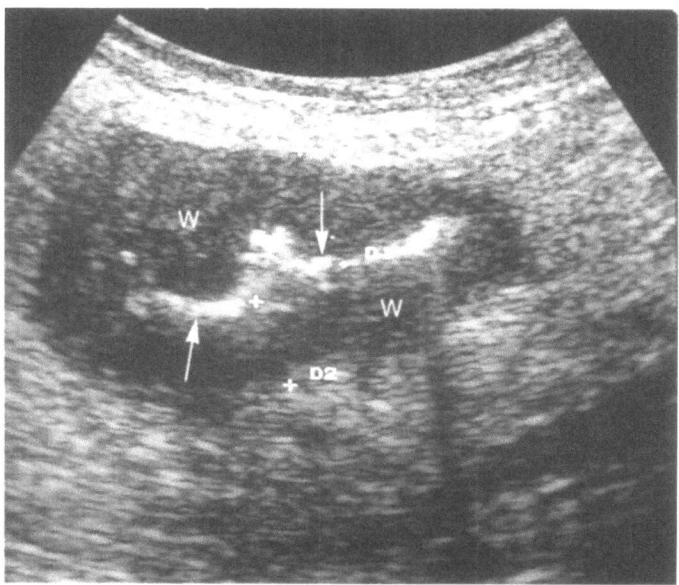

Abb. 28. Pathologische Kokarde, Längsschnitt. Die Darmwand (W) ist echoarm und exzentrisch verdickt (D1 ventrale, D2 dorsale Wand). Das luft- und stuhlgefüllte Lumen stellt sich echoreich dar. Der luminale zentrale echoreiche Reflex erscheint in Abhängigkeit von der Morphologie der luminalen Oberfläche des Tumors verschmälert und unregelmäßig (Pfeile)

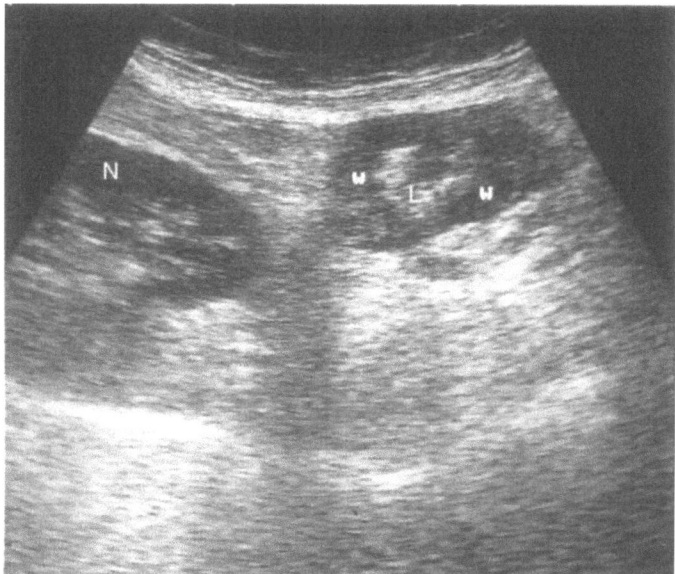

Abb. 29. „Pseudokidney sign". Ventral der rechten Niere (N) findet sich eine pathologische Kokarde mit einer deutlichen echoarmen Wandverbreiterung (W) und einem zentralen echoreichen Lumenreflex (L). Die Wanddicke beträgt 9 mm. Die Wandschichten sind nicht zu erkennen. Die pathologische Kokarde weist das typische „Pseudokidney sign" auf und entspricht einem Karzinom im Colon ascendens

ist. Die Wandschichtung ist hier erhalten. Bei fortgeschrittenen Tumoren sind regionäre vergößerte Lymphknoten, Leberfiliae oder auch Aszites nachweisbar.

6.1.1 Magenkarzinom

Im Gegensatz zu den malignen Tumoren des Kolon können die malignen Tumoren des Magens einige Besonderheiten aufweisen.

95% der malignen Tumoren des Magens sind Karzinome, 3% Lymphome und 2% Leiomyosarkome. Die Hälfte dieser Tumoren ist im Bereich des Antrums, ein Viertel im Bereich des Korpus und ein Viertel im Bereich des Fundus und der Kardia lokalisiert (Abb. 30). Ein Karzinom, das im Antrum lokalisiert ist, kann zu einer Magenausgangsstenose führen.

Wegweisend bei der Diagnostik ist dann zunächst der flüssigkeitsgefüllte, dilatierte Magen, in dem Speisereste nachzuweisen sind. Im Antrumbereich findet sich eine ausgeprägte echoarme exzentrische Wandverdickung mit Aufhebung sämtlicher Wandschichten und, da es sich um fortgeschrittene Karzinome handelt, eine Tumorinfiltration in das umgebende Gewebe (Abb. 31–33).

Das zirrhöse Magenkarzinom führt zu einer langstreckigen echoarmen Wandverdickung; auch hier ist eine eigentliche Wandschichtung als Folge der Tumorinfiltration nicht mehr nachzuweisen; das Lumen des Magens ist langstreckig reduziert (Abb. 34 und 35).

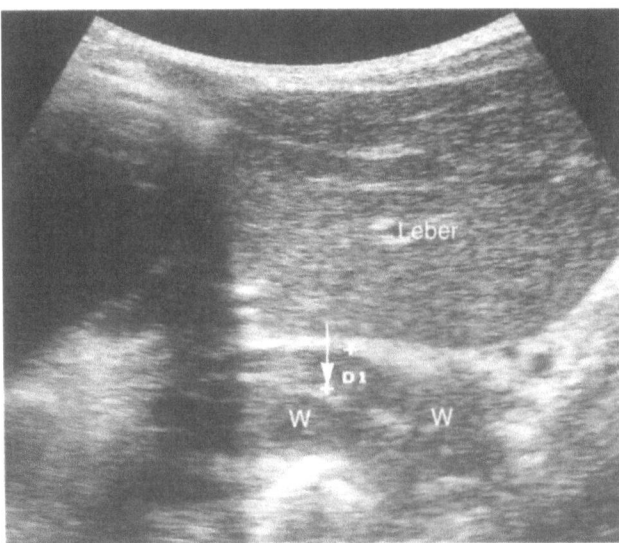

Abb. 30. Kardiakarzinom, Längsschnitt. Die Wand (W) im Bereich des ösophagokardialen Übergangs erscheint ungleichmäßig verdickt (D1), der luminale, echoreiche Reflex ist als Folge der Tumorkompression verschmälert (Pfeil). Die Wandverdickung ist in den einzelnen Abschnitten unterschiedlich stark ausgeprägt

Maligne Tumoren – Allgemeine Kriterien

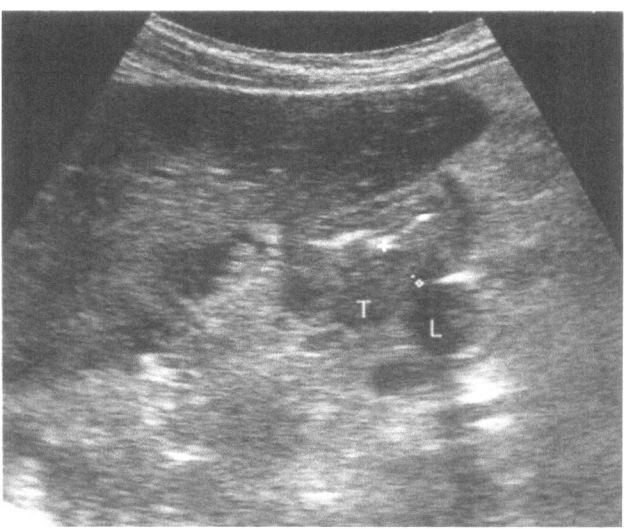

Abb. 31. Magenkarzinom mit regionärem Lymphknotenbefall. Die Antrumkokarde ist exzentrisch verdickt (+...+). Im ventralen Anteil der Kokarde ist die Muscularis propria noch als Wandstruktur zu erkennen. Die dorsal gelegenen Wandabschnitte erscheinen echoarm, exzentrisch verdickt. Der Tumor (T) infiltriert das umgebende Gewebe. Der echoreiche luminale Reflex ist verschmälert. Während der Real-time-Untersuchung kein Nachweis einer Formveränderung der pathologischen Kokarde. Direkt der tumorös infiltrierten Magenwand benachbart findet sich eine zirkumskripte, echoarme Raumforderung (L), die einem vergrößerten, regionären Lymphknoten entspricht. Histologischer Befund: T3-N1-Karzinom des Magens

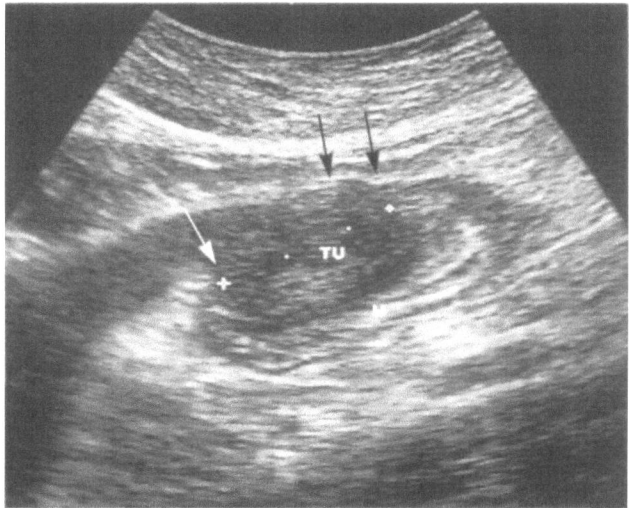

Abb. 32. Magenkarzinom. Der echoarme Tumor (TU) mit inhomogener Binnenstruktur ist in den ventralen Anteilen des Magens lokalisiert. In diesem Bereich ist eine Wandstruktur nicht nachzuweisen. Es findet sich ein deutliches wandüberschreitendes Wachstum mit Infiltration des Tumors in das umgebende Bindegewebe (Pfeile). Die dorsal gelegenen Wandabschnitte (W) des Magens weisen eine normale Wandstruktur mit normaler Wanddicke und Wandschichtung auf. Endoskopischer und histologischer Befund: T3-Karzinom des Magens

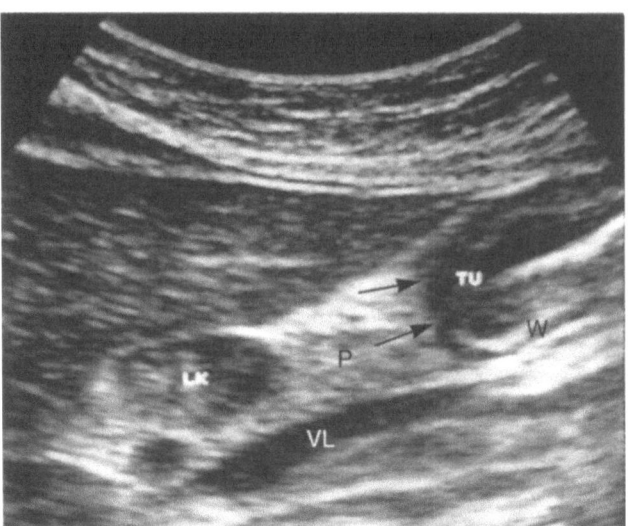

Abb. 33. Magenkarzinom. Der Tumor (TU) stellt sich echoarm dar. Im Übergangsbereich zur normalen Darmwand (W) ist die Muscularis propria und die echoreiche Mukosa/Submukosa noch als intakte Wandstruktur zu erkennen. Im Bereich des Tumors ist die Wandstruktur zerstört (Pfeile). Der Tumor wächst weit über die Grenze der Muscularis propria in das umgebende perigastrale Gewebe. Ventral des Pankreas (P) (V.L. Vena lienalis) findet sich eine vergrößerte echoarme regionäre Lymphknotenmetastase (LK). Operationsbefund: T3-Karzinom des Magens mit wandüberschreitendem Wachstum und regionären Lymphknoten

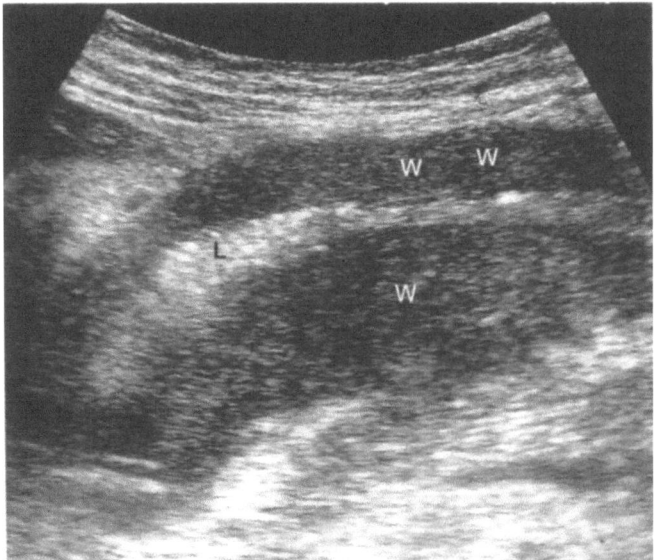

Abb. 34. Zirrhöses Magenkarzinom. Die Magenwand ist langstreckig erheblich infiltriert und verdickt. Das Ausmaß der Wandverdickung ist in den einzelnen Abschnitten unterschiedlich stark ausgeprägt, die tumorös infiltrierten Darmwandabschnitte (W) weisen eine inhomogene Binnenstruktur auf, eine typische Wandschichtung ist nicht mehr zu erkennen. Der echoreiche luminale Reflex (L) ist verschmälert

Maligne Tumoren – Allgemeine Kriterien

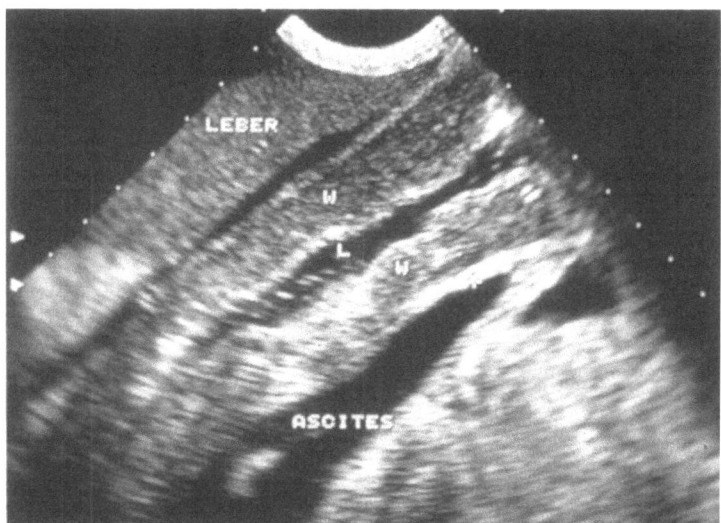

Abb. 35. Zirrhöses Magenkarzinom. Die Magenwand (W) ist als Folge der Tumorinfiltration erheblich verdickt. Das Lumen (L) ist eingeengt. Durch den begleitenden Aszites sind die Wandveränderungen besonders deutlich beurteilbar

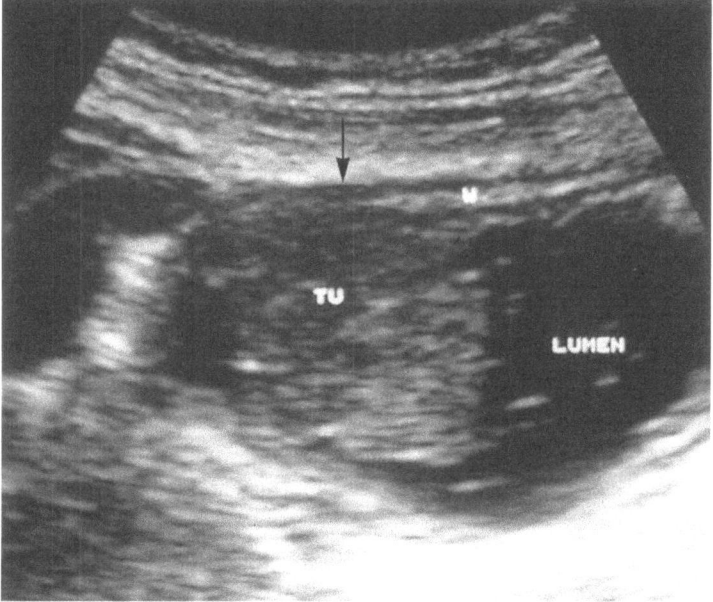

Abb. 36. Magenkarzinom. Nach oraler Flüssigkeitsaufnahme ist der Tumor und die Wandinfiltration deutlicher beurteilbar. Der Tumor hat sämtliche Wandschichten infiltriert (Pfeile). W: normale Magenwand

Das muzinöse Karzinom ist im Vergleich zu den anderen Karzinomen des Magens durch zusätzliche zirkumskripte kleinere Verkalkungen charakterisiert, die sich als echoreiche Reflexe innerhalb der verdickten Magenwand darstellen.

Im Rahmen der konventionellen Abdominalsonographie kann die Infiltrationstiefe des Tumors in die Magenwand jedoch häufig nicht exakt bestimmt werden. Die sonographische Darstellbarkeit der Magenwandveränderungen kann jedoch durch die orale Aufnahme von Flüssigkeit erheblich verbessert werden (Hydrosonographie). Nach oraler Zufuhr von 500–1000 ml Flüssigkeit lassen sich sonographisch auch bei externer Untersuchung unter Verwendung hochauflösender Schallköpfe die Magenwand und die 5 Wandschichten insbesondere im Bereich des Antrums und des Korpus gut darstellen, während der Fundus deutlich schlechter beurteilbar ist. Bei der Sonographie des flüssigkeitsgefüllten Magens stellt sich ein lokalisiertes Magenkarzinom als eine umschriebene, echoarme Raumforderung dar, die in Abhängigkeit vom Tumorstadium zu einer Destruktion der einzelnen Wandschichten geführt hat (Abb. 36).

Durch die Sonographie des flüssigkeitsgefüllten Magens ist zwar eine genauere Bestimmung der Infiltrationstiefe der Tumoren möglich, für eine exakte Beurteilung von Veränderungen der Magenwand ist jedoch die Endosonographie erforderlich.

6.1.2 Dünndarmkarzinom

Das Dünndarmkarzinom ist eine seltene Erkrankung. Nur 1% aller malignen Tumoren des Gastrointestinaltrakts sind Dünndarmmalignome. Charakteristisch ist eine pathologische Kokarde mit exzentrischer Wandverdickung und unregelmäßiger Außenkontur, ohne daß eine eindeutige Beziehung zum Magen oder zum Kolonrahmen hergestellt werden kann (Abb. 37 und 38).

6.1.3 Kolonkarzinom

Sonographisch stellen sich Dickdarmtumoren unter dem Bild der pathologischen Kokarde dar. Die Kokarde ist im Verlauf des Kolonrahmens lokalisiert (Abb. 39–42).

Bei einer Lokalisation der Kokarde im Bereich des Sigmas kann eine sichere Unterscheidung zwischen einer kurzstreckigen Sigmadivertikulose und einem Sigmakarzinom Probleme bereiten. Zur weiteren Klärung eines solchen Befundes ist deshalb eine weitergehende Diagnostik erforderlich.

Die Sensitivität der konventionellen Abdominalsonographie für die Diagnose des Kolonkarzinoms ist mit 35% gering. Der Luft- und Stuhlgehalt des Kolons lassen eine exakte Analyse von Wandveränderungen oder intraluminalen Raumforderungen nicht zu. Eine Ausschlußdiagnose eines Kolonkarzinoms ist daher mit der konventionellen Abdominalsonographie nicht möglich. Es ist jedoch erforderlich im Rahmen der sonographischen Untersuchung des Abdomens regelhaft nach einer pathologischen Kokarde als Hinweis auf das Vorliegen eines Karzinoms zu suchen.

Maligne Tumoren – Allgemeine Kriterien

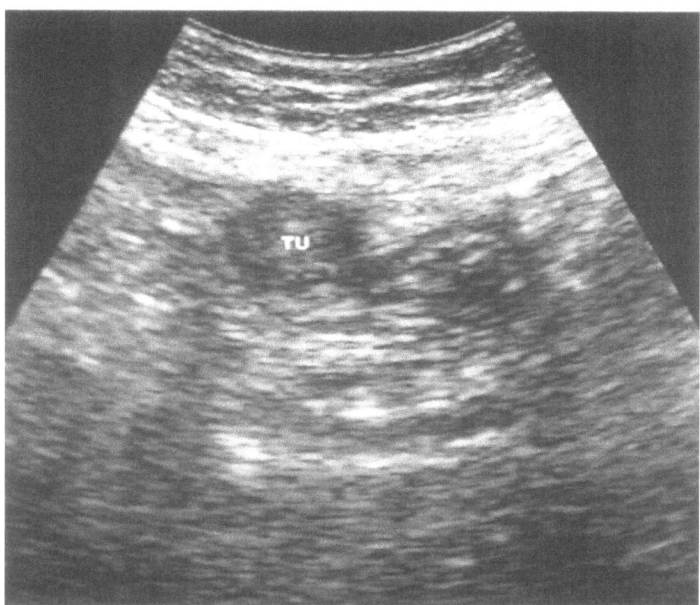

Abb. 37. Dünndarmkarzinom. Pathologische Kokarde im Oberbauch. Eine eindeutige Beziehung der Kokarde zu Magen und Kolon ist nicht erkennbar. Die Kokarde entspricht einem Dünndarmkarzinom (TU) im proximalen Jejunum

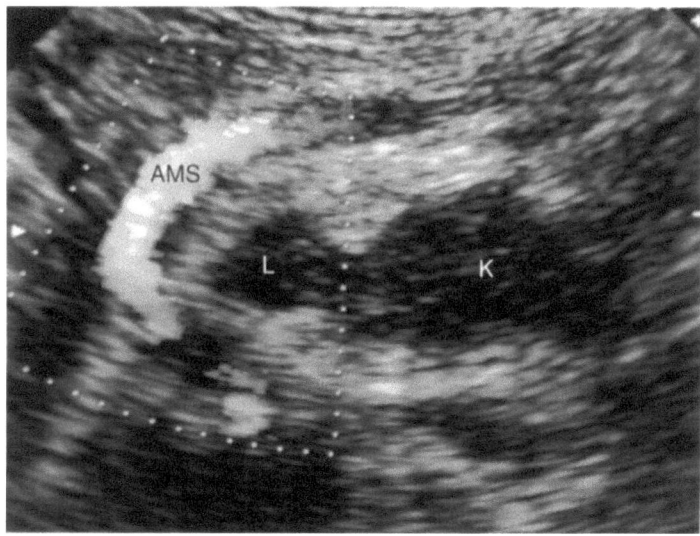

Abb. 38. Dünndarmkarzinom. In direkter Beziehung zur A. mesenterica superior (AMS) findet sich eine pathologische Kokarde (K) mit einem vergrößerten regionären Lymphknoten (L). Eine eindeutige Beziehung zu Pankreas, Magen oder Kolon ist nicht nachweisbar. Operationssitus und Histologie: Dünndarmkarzinom

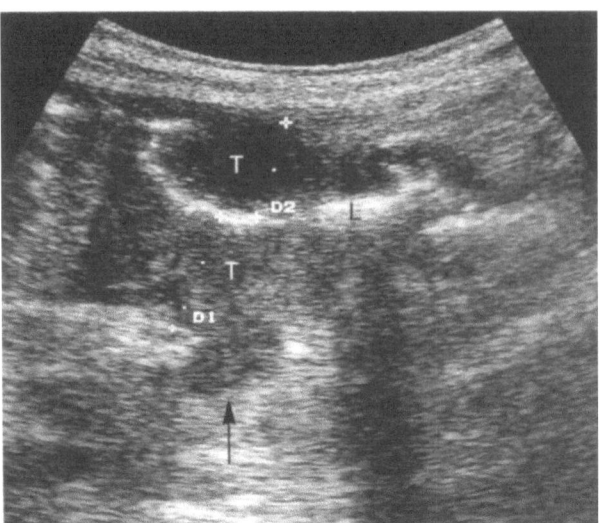

Abb. 39. Kolonkarzinom. Typische pathologische Kokarde mit exzentrischer Wandverdickung und Kompression des luminalen echoreichen Reflexes (L). Die Wanddicke (D1, D2) beträgt bis zu 2,5 cm (+...+). Die Wandstruktur ist aufgehoben. Der Tumor (T) wächst nach dorsal in das umgebende Gewebe ein (Pfeile)

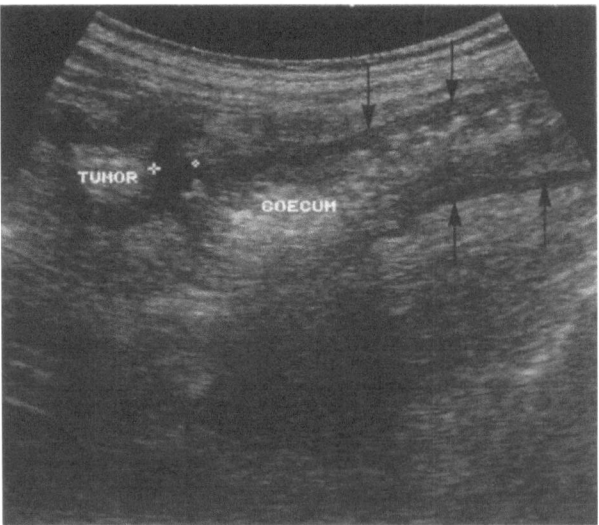

Abb. 40. Stenosierendes Aszendenskarzinom. Der Tumor ist als typische pathologische Kokarde zu erkennen. Die Darmwand (+...+) erscheint exzentrisch verdickt. Der vor dem Tumor liegende Anteil des Zökums ist dilatiert, das stuhlgefüllte Lumen stellt sich echoreich mit inhomogener Struktur dar. Die Muscularis propria ist im prästenotischen, dilatierten Darmabschnitt deutlich verdickt (Pfeile). Die äußere Begrenzung der Muscularis ist jedoch glatt. Der Befund spricht für ein hochgradig stenosierendes Aszendenskarzinom mit prästenotischer Dilatation des Zökums. Als Folge der Stenose ist die Muscularis propria deutlich hypertrophiert

Maligne Tumoren – Allgemeine Kriterien

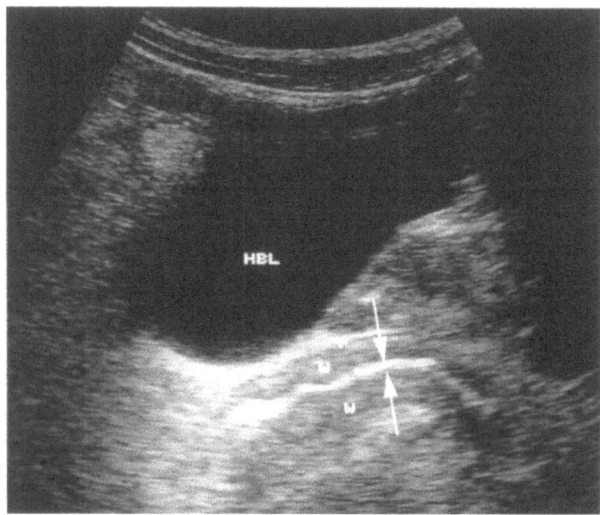

Abb. 41. Rektumkarzinom. Dorsal der flüssigkeitsgefüllten Harnblase (HBL) findet sich eine langstreckige tumoröse Wandinfiltration. Die Wand (W) erscheint echoarm (+...+). Der luminale echoreiche Reflex ist komprimiert (Pfeile). Die Stenose ist mit dem Koloskop nicht mehr passierbar. Der Befund spricht für ein stenosierend wachsendes Karzinom im proximalen Rektum

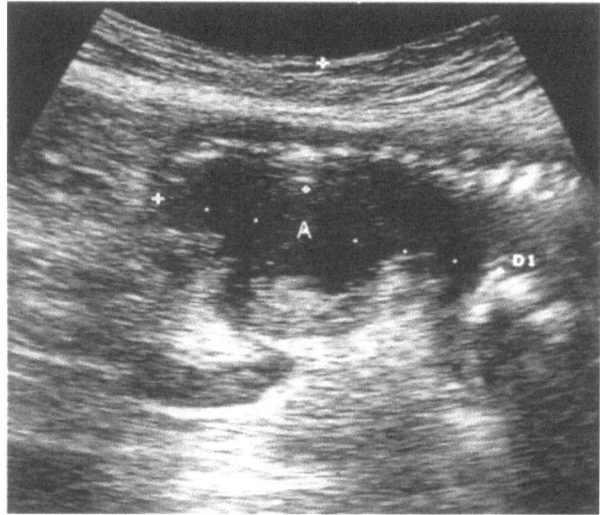

Abb. 42. Perforiertes Karzinom im Bereich des Colon transversum, Transversalschnitt. Die ventrale Darmwand stellt sich sonographisch unauffällig dar. Der echoreiche luminale Reflex ist zu erkennen. Im Bereich der Dorsalwand des Colon transversums findet sich eine langstreckige, ausgedehnte, polyzyklisch begrenzte Wandverdickung mit einem Durchmesser von 1,9 cm und einer Längsausdehnung von 6,9 cm. Für eine rein tumoröse Wandinfiltration ist das Ausmaß dieser exzentrischen Wandverdickung zu ausgeprägt. Die echoarme Raumforderung wird durch den Tumor und den Abszeß (A) nach einer Perforation verursacht

Durch die retrograde Instillation von Flüssigkeit in das Kolon (Hydrokolonsonographie) ist eine gezielte sonographische Untersuchung des Kolons möglich. Dadurch wird die sonographische Diagnostik und das Staging von Kolonkarzinomen erheblich verbessert.

Kolonkarzinome erscheinen sonographisch im Vergleich zum echofreien, flüssigkeitsgefüllten Kolonlumen als gering echoreichere, wandständige in das Lumen hineinragende Raumforderungen. Im Vergleich zur Echogenität der normalen Submukosa stellt sich das infiltrierend wachsende Karzinom jedoch etwas echoärmer dar, erscheint jedoch echoreicher als die echoarme 2. und 4. Schicht, die der Mukosa bzw. der Muscularis propria entsprechen. Somit weist das Karzinom insgesamt eine mittlere Echogenität auf und kann aufgrund der Echogenitätsunterschiede von den umgebenden normalen Darmwandstrukturen differenziert werden (s. Übersicht).

Sonomorphologie des Kolonkarzinoms

- Wandständig, breitbasig aufsitzend
- Raumforderung mittlerer Echogenität (echoärmer als Submukosa, echoreicher als Muscularis propria)
- Lage- und formkonstant
- Intraluminales und trans- und extramurales Wachstum
- Kurzstreckige Wandverdickung
- Destruktion der Wandschichten in Abhängigkeit vom T-Stadium
- Unregelmäßige Außenkontur
- Stenosierendes Wachstum
- Infiltration in das umgebende Gewebe

Karzinome sind in der Regel breitbasig aufsitzende Tumoren. Im Bereich der Basis ist in Abhängigkeit vom T-Stadium des Tumors eine Destruktion der Darmwandschichten und eine Infiltration in das umgebende perikolische Bindegewebe oder benachbarte Organstrukturen nachweisbar.

Entsprechend der Infiltrationstiefe des Tumors in die Darmwand kann das T-Stadium des Tumors bestimmt werden (Schema 11).

Bei einem T1-Karzinom reicht die tumoröse Infiltration bis in die Submukosa (Abb. 43 und 44), bei einem T2-Karzinom bis in die Muscularis propria (Abb. 45 und 46). Ein T3-Tumor infiltriert sämtliche Darmwandschichten bis in das perikolische Bindegewebe, und ein T4-Karzinom infiltriert zusätzlich noch benachbarte Organstrukturen (Abb. 47–50).

Tabelle 2. Staging von Kolontumoren durch die Hydrokolonsonographie (HKS). (Nach Limberg 1992)

Histologie	Tumorenzahl	HKS falsch	HKS richtig
T1-Karzinom	0	0	0
T2-Karzinom	4	1	3
T3-Karzinom	20	3	17
T4-Karzinom	4	1	3
Polyp	41	0	41

Maligne Tumoren – Allgemeine Kriterien

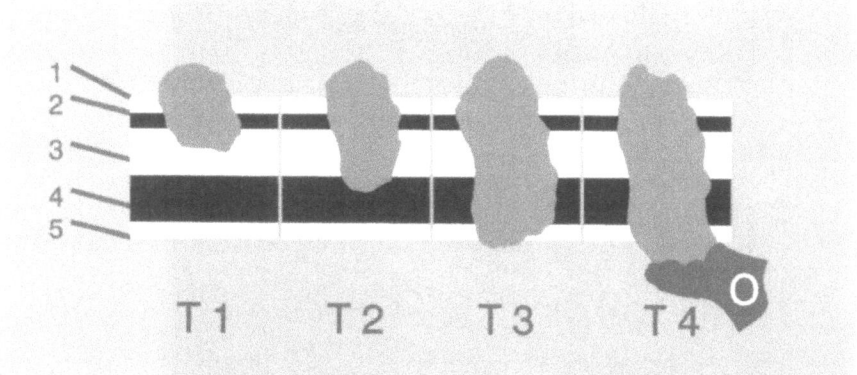

Schema 11. **Schematische Darstellung des T-Stadiums beim Kolonkarzinom.** Sonographisch ist der Tumor echoarm. Im Bereich der Tumorinfiltration ist die typische Wandschichtung zerstört. In Abhängigkeit von der Infiltrationstiefe des Tumors in die Darmwand wird die T-Klassifikation bestimmt. T1-Karzinom: Die Tumorinfiltration ist auf die Submukosa beschränkt. T2-Karzinom: Die Tumorinfiltration reicht bis in die Muscularis propria. T3-Karzinom: Die Tumorinfiltration hat sämtliche Wandschichten erfaßt und reicht bis in das umgebende perikolische Bindegewebe. T4-Karzinom: Der Tumor infiltriert sämtliche Wandschichten und infiltriert zusätzlich benachbarte Organstrukturen (O)

Durch die Bestimmung der Infiltrationstiefe des Tumors ist ein genaueres Staging von Kolontumoren möglich (Tabelle 2). Fehler bei der Bestimmung des T- Stadiums können durch Understaging und Overstaging entstehen. Ein Understaging der Infiltrationstiefe kann bei der sonographischen Bestimmung des T-Stadiums dadurch hervorgerufen werden, daß mikroskopische Infiltrationen des Tumors in tiefergelegene Wandschichten nicht sonographisch, sondern nur histologisch erfaßt werden können. Die bei manchen Tumoren nachweisbare entzündliche Umgebungsreaktion stellt sich ebenfalls im Ultraschall echoärmer dar und kann nicht eindeutig vom eigentlichen Tumor getrennt werden. Die Folge ist dann ein Overstaging, da die entzündliche Umgebungsreaktion fälschlicherweise mit als tumoröse Infiltration interpretiert wird. Dies erklärt, daß eine exakte Bestimmung des T-Stadiums nur in 86–92% der Fälle erfolgen kann.

Das T-Stadium der Kolontumoren kann durch die Hydrokolonsonographie und durch die Kolonendosonographie mit vergleichbarer Genauigkeit bestimmt werden. Der Vorteil der Hydrokolonsonographie ist jedoch darin zu sehen, daß für dieses Verfahren im Gegensatz zur Endosonographie eine zusätzliche Ausstattung nicht erforderlich ist und es sich um ein nichtinvasives Untersuchungsverfahren handelt. Ein weiterer wesentlicher Vorteil der Hydrokolonsonographie ist, daß auch bei stenosierenden Karzinomen, die mit der Endosonographiesonde nicht mehr passiert werden können, ein Tumorstaging möglich ist.

Das Staging des kolorektalen Karzinoms wird klinisch in Anbetracht der Entwicklung multimodaler Therapiekonzepte und differenzierter Operationsverfahren zunehmend wichtiger. Insbesondere vor der laparoskopischen Kolektomie ist eine genaue Bestimmung des T-Stadiums erforderlich, da diese Operationstechnik nur bei T1- und T2-Karzinomen durchgeführt wird.

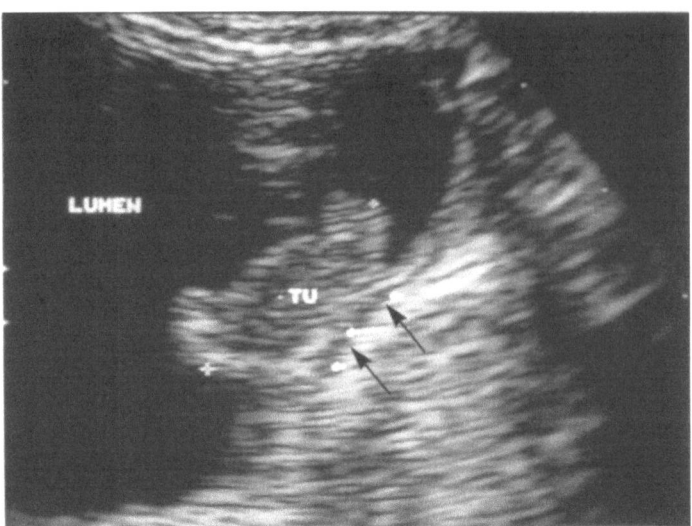

Abb. 43. Kolonkarzinom, T1-Tumor. Der Tumor (TU) sitzt der Darmwand breitbasig auf; im Bereich der Basis des Tumors ist die echoreiche Submukosa und die echoarme Muscularis propria erhalten (Pfeile). Eine Wandinfiltration ist nicht nachweisbar. Tumorgröße 1,7 cm (+...+)

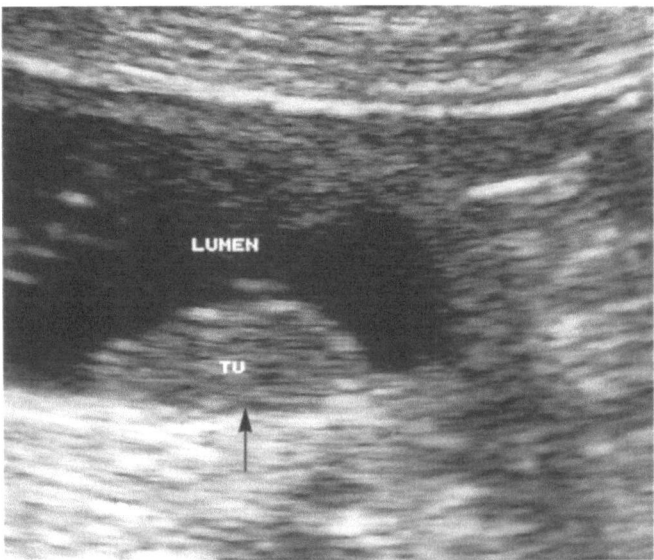

Abb. 44. Kolonkarzinom, T1-Tumor. Der Tumor (TU) ist als umschriebene, wandständige, breitbasig aufsitzende Raumforderung nachzuweisen. Im Bereich der Tumorbasis sind Mukosa und Submukosa als eigenständige Wandschicht nicht mehr zu erkennen, bedingt durch die Wandinfiltration des Tumors. Die Muscularis propria ist jedoch als echoarme Leitstruktur (Pfeil) eindeutig erkennbar. Der Befund spricht für eine Infiltration des Tumors bis in die Submukosa (T1-Tumor)

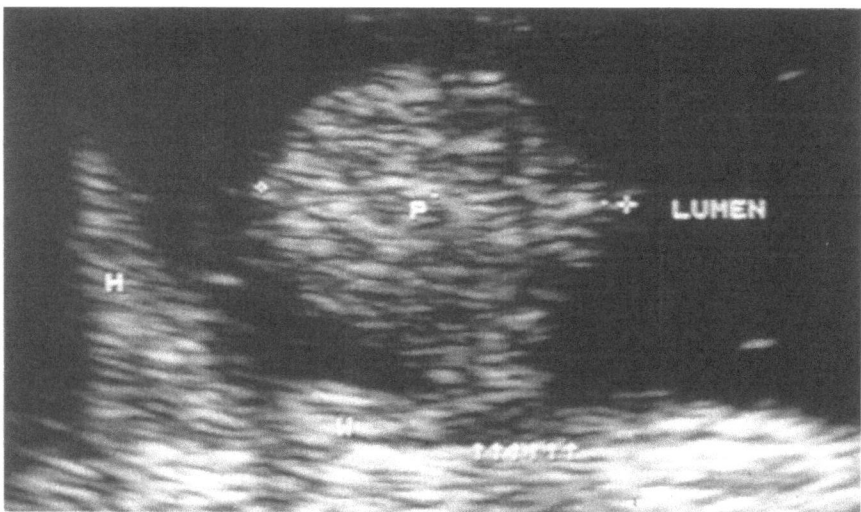

Abb. 45. Kolonkarzinom, T2-Tumor. Im Bereich der Tumorbasis (P) stellt sich die Darmwand (W) umschrieben echoärmer dar. Die echoreiche Submukosa ist in diesem Bereich nicht mehr nachzuweisen. Die echoarme Infiltration reicht bis in den Bereich der Muscularis propria, die als eigenständige Schicht nicht mehr von der Infiltration abzugrenzen ist (Pfeile). Der Befund spricht für eine Infiltration des Tumors bis in die Muscularis propria (T2-Karzinom). H: benachbarte Haustre

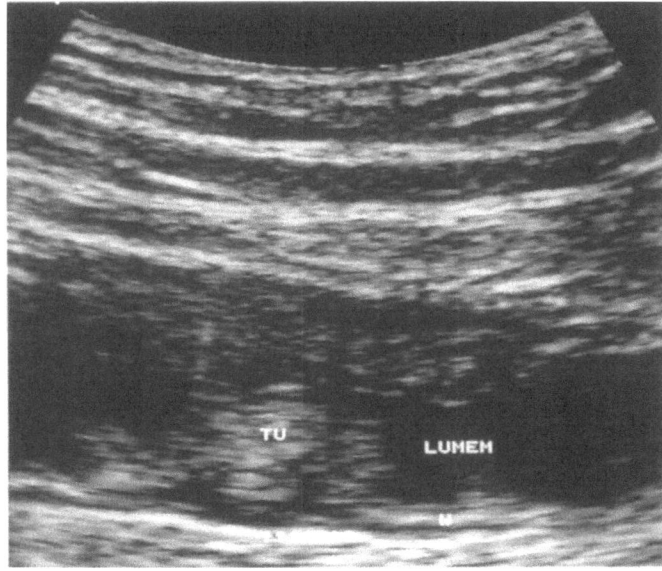

Abb. 46. Kolonkarzinom, T2-Tumor. Der Tumor (TU) projiziert sich als Raumforderung in das Kolonlumen hinein. Die Darmwandstrukturen (W) erscheinen im Bereich der nicht tumorös infiltrierten Darmwand intakt. Im Bereich des breitbasig aufsitzenden Tumors ist eine partielle Wanddestruktion nachzuweisen. Der Tumor hat zu einer Destruktion der Muscularis propria geführt (Pfeile). Ein wandüberschreitendes Wachstum ist jedoch sonographisch noch nicht nachzuweisen. Die äußere, echoreiche Wandschicht, die der Serosa bzw. dem subserösen Fettgewebe entspricht, erscheint erhalten (T2-Tumor)

Tumoren

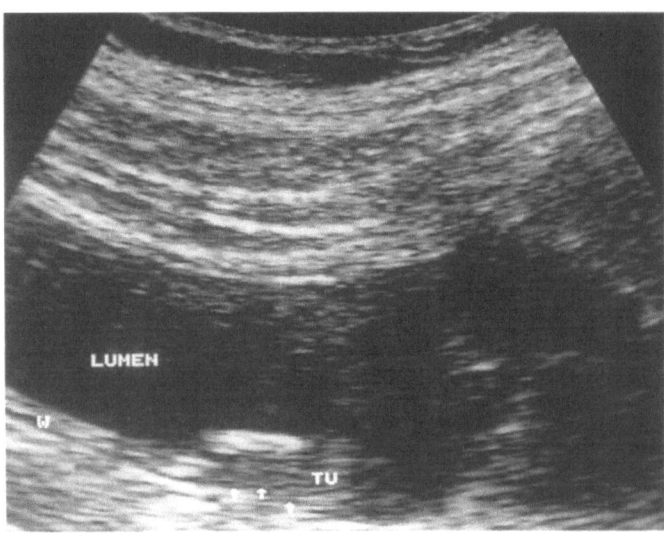

Abb. 47. Kolonkarzinom, T3-Tumor. Übergangsbereich von normaler Wand zur tumorös infiltrierten Darmwand. Im Bereich der normalen Darmwand (W) sind die 5 Wandschichten sonographisch eindeutig erkennbar. Am Beginn der tumorösen Infiltration ist die beginnende Destruktion der Wandstruktur und Infiltration des Tumors (TU) in das umgebende Bindegewebe nachweisbar (Pfeile). Der Tumor stellt sich echoärmer als die normale Darmwand bzw. als das umgebende pericolische Bindegewebe dar (T3-Karzinom)

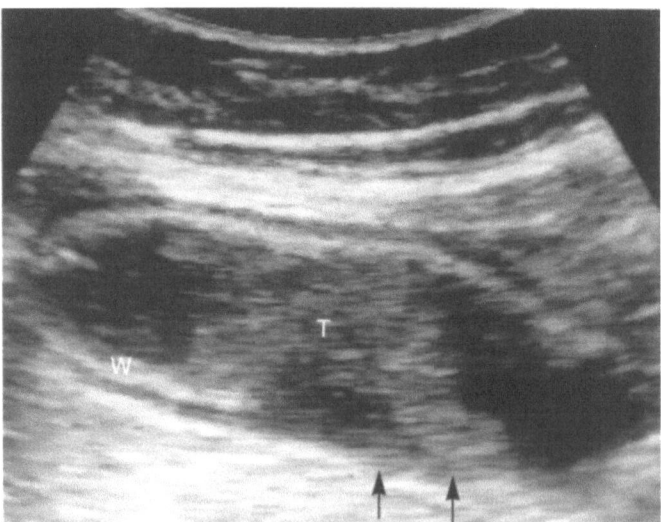

Abb. 48. Kolonkarzinom, T3-Tumor. Übergangsbereich von der normalen Darmwand zur tumorös infiltrierten Darmwand. Im Bereich der normalen Darmwand (W) sind die 5 Wandschichten zu erkennen. Am Beginn der Tumorinfiltration ist eine beginnende Destruktion der Wandstruktur und Infiltration des Tumors (T) in das umgebende Bindegewebe nachweisbar (Pfeile) (T3-Karzinom). Der Tumor stellt sich echoärmer als die normale Darmwand bzw. das umgebende perikolische Bindegewebe dar

Maligne Tumoren – Allgemeine Kriterien

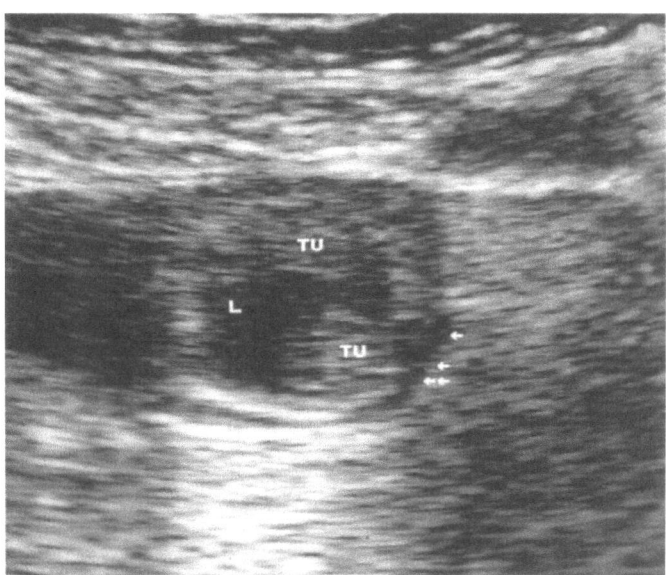

Abb. 49. Kolonkarzinom (Transversalschnitt), T3-Tumor. Der Tumor hat sämtliche Wandschichten infiltriert. An einer zirkumskripten Stelle (Pfeile) ist eine über die Muscularis propria in das umgebende Gewebe nachweisbare Infiltration zu erkennen. Sie stellt sich echoärmer als das umgebende Gewebe dar. L: Kolonlumen

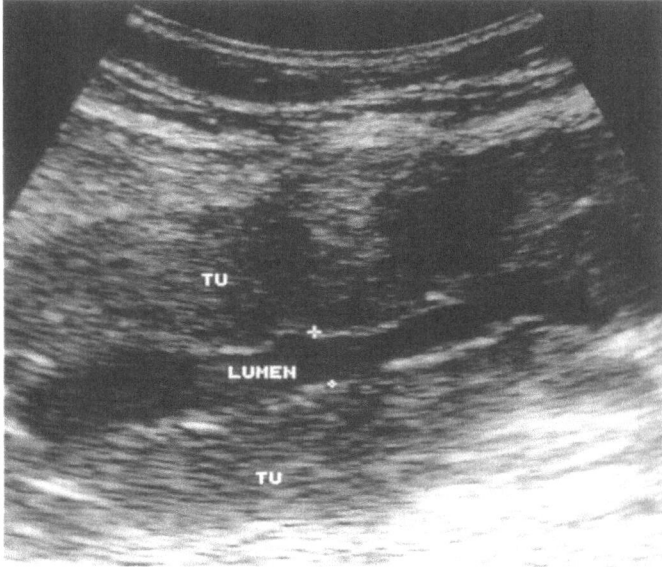

Abb. 50. Stenosierendes Kolonkarzinom. Langstreckige tumoröse Wandinfiltration (TU) mit Wandverdickung und Destruktion der Wandschichten. Die Lumenweite (+...+) ist auf 6 mm reduziert. Endoskopischer Befund: Tumorstenose, die mit dem Koloskop nicht mehr passierbar ist

Bei stenosierenden Karzinomen sind durch die Hydrokolonsonographie die proximalen Kolonabschnitte detailliert darstellbar, somit können Zweittumoren zusätzlich ausgeschlossen werden.

Im Vergleich zur konventionellen Sonographie wird durch die Hydrokolonsonographie die sonographische Diagnostik von Karzinomen erheblich verbessert (Tabelle 3). Die bisher vorliegenden Studien zeigen, daß durch die Hydrokolonsonographie die Diagnostik von Karzinomen mit einer hohen Sensitivität möglich ist (Tabelle 4). Abweichend davon wurde nur in einer Studie von Chui et al. (1994) eine geringe Sensitivität angegeben.

Tabelle 3. Diagnostik von Dickdarmtumoren durch Sonographie und Hydrokolonsonographie. (Nach Limberg 1992)

Methode	Kolonpolyp (> 7 mm) [%]	Kolonkarzinom [%]
Koloskopie	100	100
Sonographie	0	31
Hydrokolonsonographie	91	97

Tabelle 4. Diagnostik des Kolonkarzinoms durch die Hydrokolonsonographie

Autoren	Diagnostizierte Karzinome	Sensitivität [%]
Limberg (1992)	29	97
Walter (1993)	7	83
Chui (1994)	4	0
Candia (1995)	32	97
Hernandez (1995)	40	97
Elewaut (1995)	5	100
Düx (1996)	43	92

Gegen die Aussagekraft dieser Studie sind jedoch einige Einwände vorzubringen. Das Patientenkollektiv war klein, nur 4 Patienten hatten ein Karzinom. Ein großer Teil der Patienten war erheblich übergewichtig (>100 kg). Dies schränkt generell die Möglichkeiten einer genauen sonographischen Untersuchung ein. Weiterhin wurde mit einem linearen Schallkopf untersucht, der für die Abdominalsonographie nicht geeignet ist.

6.1.4 Lymphome

Der Gastrointestinaltrakt ist die häufigste extranodale Lokalisation bei malignen Lymphomen. Grundsätzlich müssen primär gastrointestinale Lymphome abgegrenzt werden von einem sekundären Befall des Magen-Darm-Trakts im Rahmen einer Krankheitsdisseminierung eines primär nodalen Non-Hodgkin-Lymphoms oder seltener eines Morbus Hodgkins.

Maligne Tumoren – Allgemeine Kriterien

Aufgrund des unterschiedlichen Ausmaßes des Lymphombefalls sind die sonographischen Veränderungen variabel. Bei der konventionellen Abdominalsonographie stellt sich der Lymphombefall des Magens häufig als eine ausgedehnte pathologische Kokarde dar (Abb. 51–54). Bedingt durch die submuköse lymphatische Infiltration erscheinen die Schleimhautfalten bei intakter Schleimhautoberfläche endoskopisch verdickt. Sonographisch stellt sich die Grenzschicht zwischen den einzelnen Falten als echoreiche Struktur dar, die insbesondere bei Querschnitten durch den infiltrierten Magen ein radspeichenartiges Aussehen hervorrufen.

Ist die Lymphominfiltration jedoch nur auf die Mukosa und die Muscularis mucosae begrenzt, so ist die Darmwand nur gering verdickt; insbesondere die Wandschichten 1 und 2, die der Mukosa zuzuordnen sind, sind dann besonders deutlich abgrenzbar. Mit fortschreitender Infiltration auch der tieferen Wandschichten wird die Wandschichtung zunehmend verwaschen und ist schließlich nicht mehr nachweisbar.

Für einen Lymphombefall des Magens ist auch bei ausgedehnter Wandinfiltration das häufig fehlende, wandüberschreitende Tumorwachstum charakteristisch. Auch bei deutlichen Wandverdickungen ist die äußere Begrenzung der Magenwand glatt und eine Infiltration in das umgebende Bindegewebe, wie sie bei Magenkarzinomen im T3-Stadium nachzuweisen ist, läßt sich bei Lymphomen oft nicht erkennen, da die Infiltration nur auf die Mukosa, Submukosa und Muscularis propria begrenzt sein kann. In Abhängigkeit vom Stadium sind die regionären Lymphknoten multipel vergrößert. Eine nur fokale Lymphominfiltration imponiert sonographisch als eine umschriebene echoarme Raumforderung (Abb. 55).

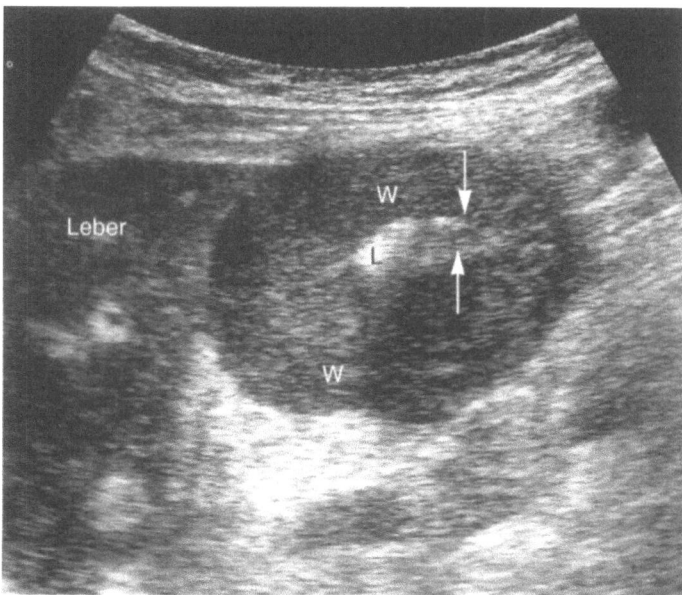

Abb. 51. Magenlymphom, Transversalschnitt. Die Magenwand (W) ist bis auf 2 cm verdickt. Die Wandschichtung ist nicht mehr nachzuweisen. Das echoreich sich darstellende Lumen (L) ist komprimiert (Pfeile)

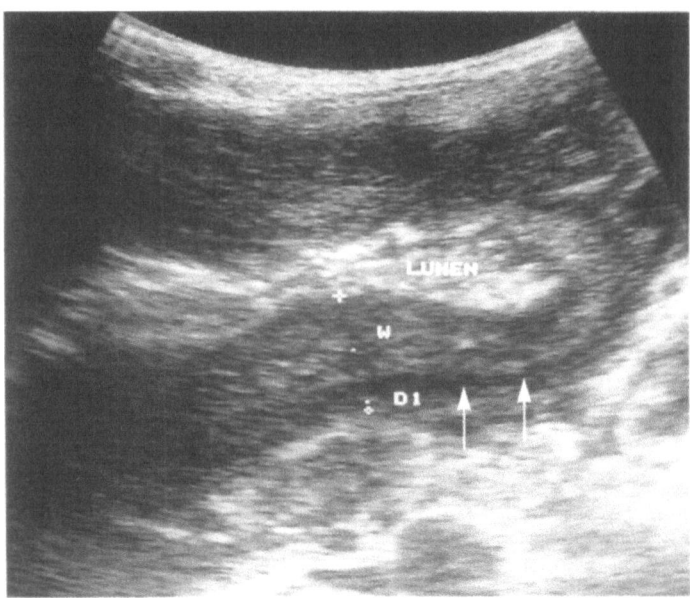

Abb. 52. Magenlymphom. Die Magenwand (W) scheint echoarm und ist mit 2,2 cm (D1) verdickt. Die Muscularis propria (Pfeile) ist als echoarme Schicht im infiltrierten Darmabschnitt noch erkennbar, die Infiltration ist im wesentlichen auf Mukosa und Submukosa beschränkt. Die äußere Begrenzung der Magenwand ist glatt. Ein wandüberschreitendes Wachstum ist nicht eindeutig zu erkennen

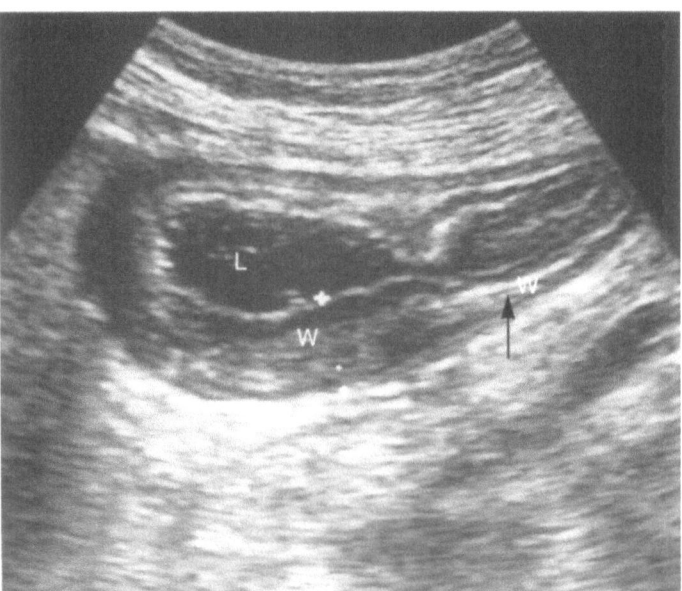

Abb. 53. Magenlymphom. Die Magenwand (W) ist deutlich verdickt (+...+). Der Übergangsbereich zwischen noch normaler und pathologischer Wand ist dargestellt (Pfeil). Im Bereich der pathologisch verdickten Wand ist die Wandschichtung noch erkennbar. L: Lumen

Maligne Tumoren – Allgemeine Kriterien

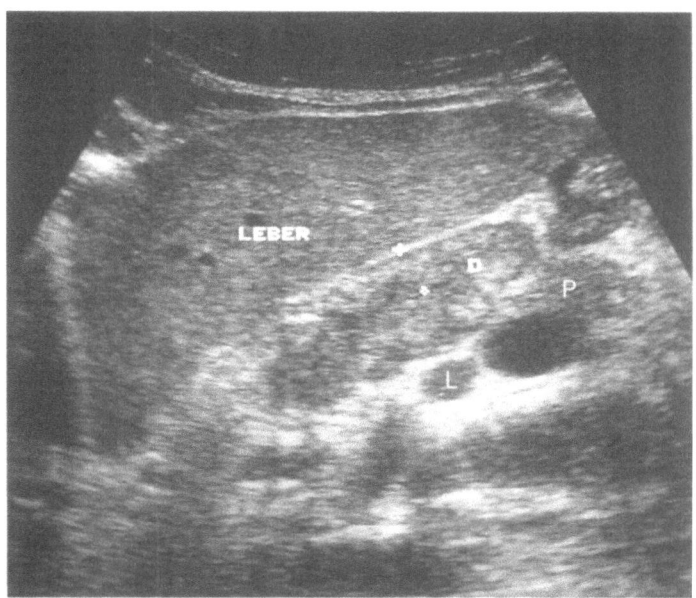

Abb. 54. Lymphombefall des Duodenums. Neben dem Pankreaskopf (P) ist die echoarme Wand des Duodenums (D) erkennbar, die als Folge einer Infiltration bei einem NHL deutlich verdickt ist. L: regionärer Lymphknoten

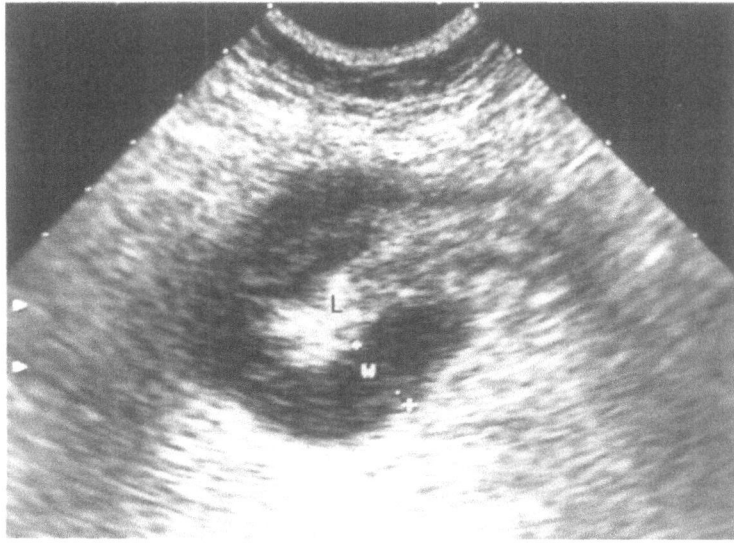

Abb. 55. Lymphom des Kolons. Im Bereich der Ileozökalregion ist eine isolierte echoarme Raumforderung mit homogener Binnenstruktur abgrenzbar. Die Wand (W) ist verdickt. Auffallend ist die glatte Außenkontur und die fehlende Infiltration in das umgebende Gewebe. L: Lumen

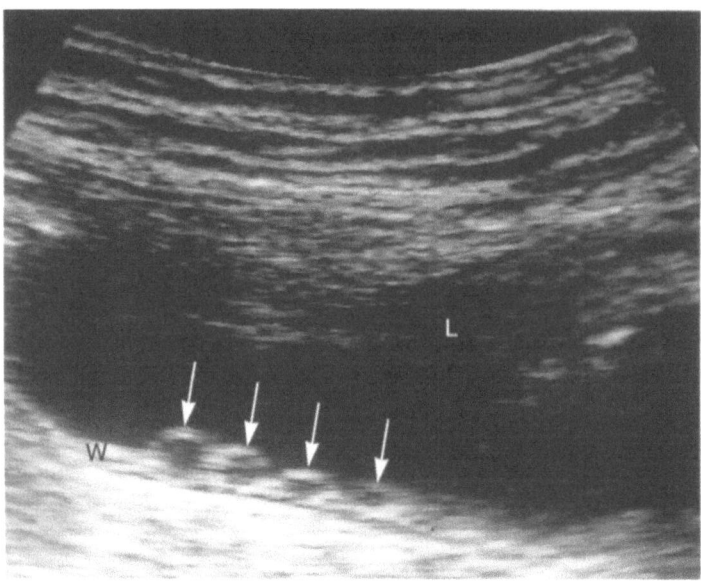

Abb. 56. Lymphomatöse Polyposis des Kolons. Innerhalb der Darmwand (W) Nachweis von multiplen, 2–3 mm großen echoarmen Raumforderungen (Pfeile). Die Infiltration dieser Raumforderung ist auf die Submukosa beschränkt, im Bereich der Basis ist die Muscularis propria erhalten (L Lumen). Histologie: lymphomatöse Polypose des Kolons

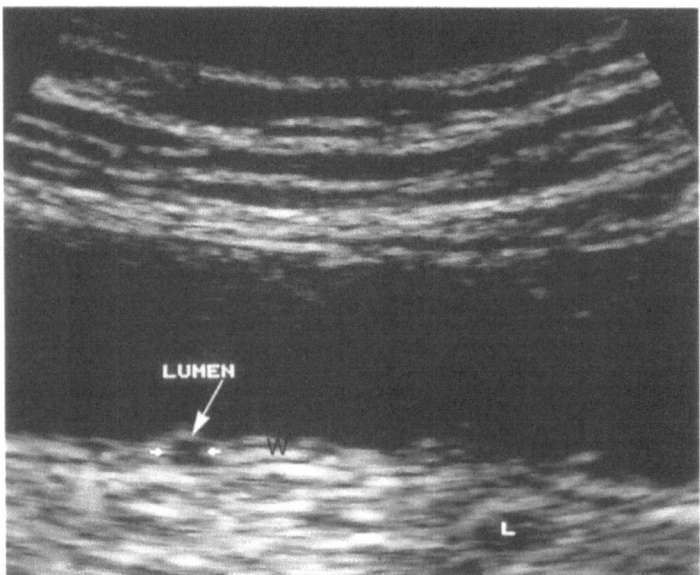

Abb. 57. Lymphomatöse Polyposis des Kolons. Innerhalb der Darmwand (W) Nachweis von multiplen echoarmen Raumforderungen (+...+, Pfeil), die der Lymphominfiltration entsprechen. Die vergrößerten regionären Lymphknoten stellen sich als echoarme Raumforderungen im perikolischen Bindegewebe dar. L: regionäre Lymphknoten

Maligne Tumoren – Allgemeine Kriterien

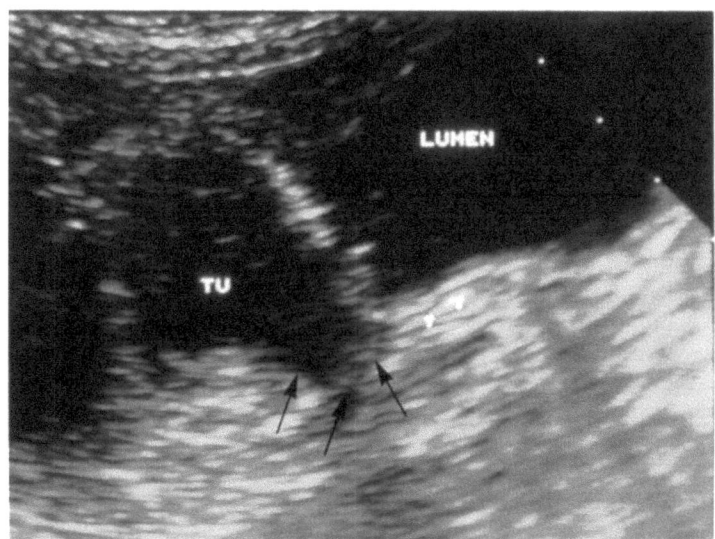

Abb. 58. Isoliertes Lymphom des Kolons. Das Lymphom (TU) des Kolons ist echoarm, luminal ist die Oberfläche glatt begrenzt, im Bereich der Tumorbasis ist ein wandinfiltrierendes Wachstum nachweisbar (schwarze Pfeile), die Wandschichten sind zerstört. Endoskopisch Nachweis einer submukösen Raumforderung mit intakter Schleimhaut. Weiße Pfeile: normale Wandstruktur

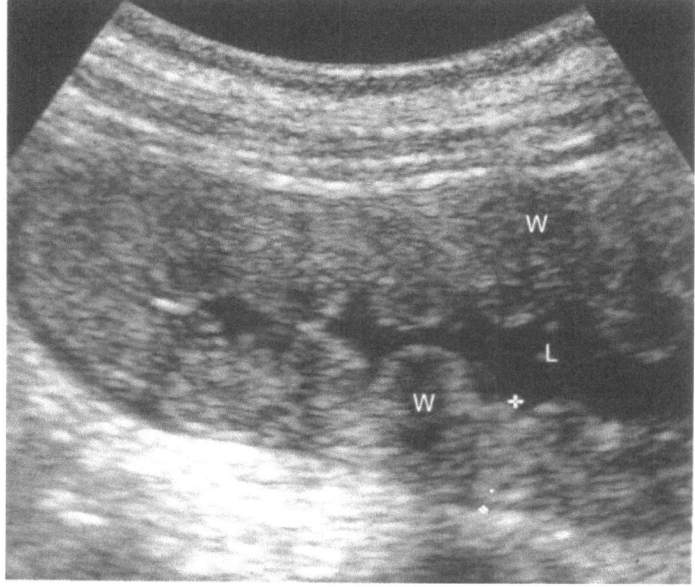

Abb. 59. Lymphom des Kolons. Die Darmwand (W) ist diffus verdickt (+...+) und erscheint echoarm. Ein wandüberschreitendes Wachstum ist nicht nachweisbar (L Lumen). DD: entzündliche Wandinfiltration

Bei der malignen lymphomatösen Polypose des Kolons sind charakteristische Veränderungen nachweisbar, die durch die Hydrokolonsonographie detailliert dargestellt werden können. Innerhalb der Darmwand sind multiple, glatt begrenzte echoarme Raumforderungen nachzuweisen. Bei den größeren Polypen erscheint die Binnenstruktur nicht homogen, sondern auch hier sind sind multiple echoarme Läsionen erkennbar. Im perikolischen Bindegewebe finden sich zahlreiche vergrößerte Lypmhknoten (Abb. 56 und 57).

Bei malignen submukösen Prozessen ist eine Destruktion der Wandschichten und eine Infiltration in das umgebende Gewebe nachweisbar. Bei einem isolierten Lymphombefall kann endoskopisch der Befund als submuköse Raumforderung imponieren. Sonographisch findet sich dann eine submukös gelegene echoarme Raumforderung mit intakter Mukosa und Infiltration und Destruktion der tiefer gelegenen Wandschichten (Abb. 58). Bei einer diffusen Lymphominfiltration ist die Wand verdickt und homogen (Abb. 59).

6.1.5 Peritonealkarzinose

Häufiges Frühsymptom einer Peritonealkarzinose ist ein geringer Aszites, der an den Prädilektionsstellen wie der Morrison-Tasche, dem Milzhilus und dem Douglas-Raum ab einer Menge von 50 ml nachweisbar ist. Geringe Aszitesmengen können sich des weiteren als meist dreieckförmige echofreie Strukturen zwischen den Dünndarmschlingen darstellen (Schema 12).

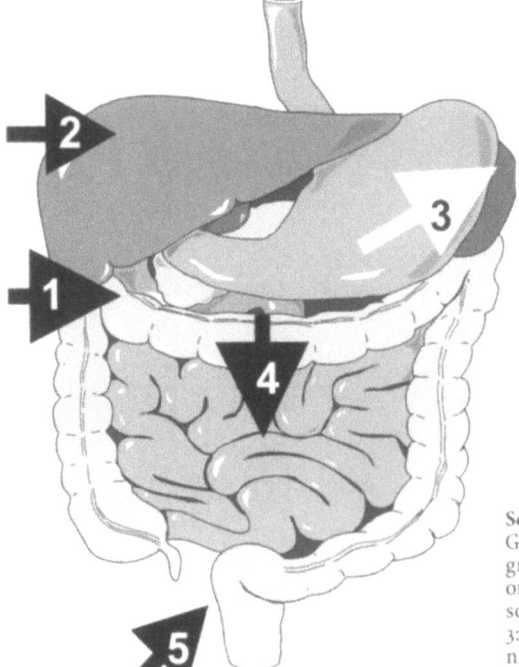

Schema 12. Lokalisation des Aszites. Geringe Aszitesmengen sind sonographisch an typischen Lokalisationspunkten nachweisbar. 1: Morrison-Tasche, 2: subphrenisch rechts, 3: in der Milzloge und subphrenisch links, 4: zwischen den Dünndarmschlingen, 5: im Douglasraum

Für eine maligne Ursache spricht ein abgekapselter, nicht frei auslaufender Aszites. Ein größerer maligner Aszites ist häufig nicht mehr echofrei, sondern weist eine Binnenstruktur auf. Wichtige Differentialdiagnose dazu ist der benigne Aszites mit Binnenstruktur nach einer intraabdominalen Blutung oder bei einer eitrig-fibrinösen Peritonits.

Ein weiteres sonographisches Kennzeichen der Peritonealkarzinose ist die umschriebene oder diffuse Verdickung des parietealen und viszeralen Peritoneums (Tabelle 5). Bei einem begleitenden Aszites sind die Veränderungen der Dünndarmschlingen besonders gut beurteilbar (Abb. 60-64). Die Darmwand ist diffus verdickt; die freie Beweglichkeit der Dünndarmschlingen ist aufgehoben, sie sind zu einem Konglomerattumor verbacken. Bei einer Passagestörung sind zusätzlich dilatierte Dünndarmschlingen nachweisbar.

Tabelle 5. Differentialdiagnose des Aszites

Benigne Genese	Maligne Genese
Freier Aszites	Gekammerter Aszites
Keine Binnenstrukrur	Häufig Binnenstruktur
(Ausnahme: intraabdominale Blutung, eitrig-fibrinöse Peritonitis)	
Frei bewegliche Darmschlingen	Fixierte Darmschlingen
Normale Darmwand	Verdickte Darmwand
Dünnes Omentum und Peritoneum	Subileus/Ileus, verdicktes Omentum, zirkumskripte Raumforderungen (parietales, viszerales Peritoneum, Omentum majus)

Eine seltene Erkrankung ist das Pseudomyxoma peritonei. Das gesamte Abdomen ist bei fortgeschrittenen Erkrankungen mit einer gallertigen Flüssigkeit ausgefüllt, die sonographisch eine inhomogene Binnenstruktur aufweist (Abb. 65).

6.2 Benigne Tumoren – Allgemeine Kriterien

Kennzeichen benigner Tumoren ist die fehlende Wandinfiltration und fehlende Destruktion benachbarter Darmwandschichten.

6.2.1 Submuköse Tumoren

Submuköse Tumoren sind innerhalb der Darmwand lokalisiert und nehmen ihren Ausgang von definierten Wandschichten. Zu den häufigsten Tumoren zählt das Leiomyom, das von der Muscularis propria oder Muscularis mucosae seinen Ausgang nimmt. Seltener sind Lipome, Fibrome und Neurinome, die von der Submukosa ausgehen. Koloskopisch ist bei den submukösen Tumoren eine intakte,

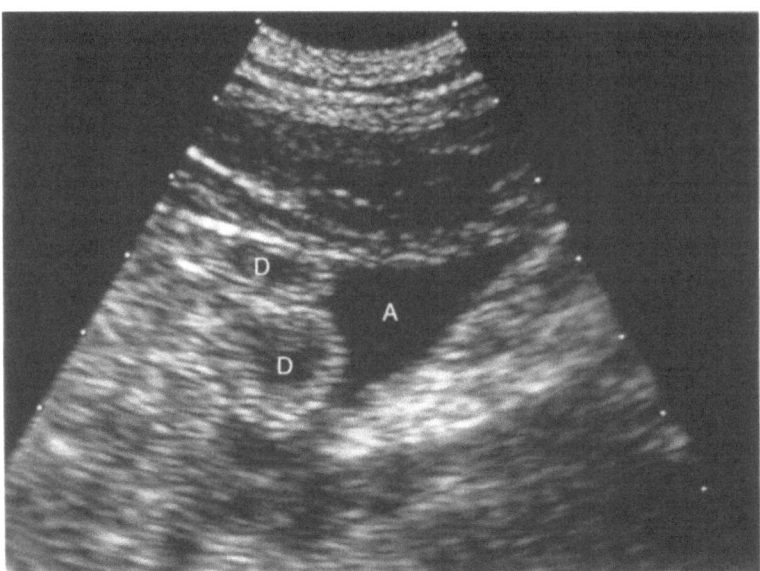

Abb. 60. Peritonealkarzinose. Einziges sonographisches Zeichen ist ein ganz geringer Aszites (A), der als echofreie, dreieckförmige Struktur zwischen den Darmschlingen (D) nachweisbar ist. Die Sicherung der Diagnose kann durch die ultraschallgezielte Feinnadelpunktion und zytologische Untersuchung des Punktats erfolgen

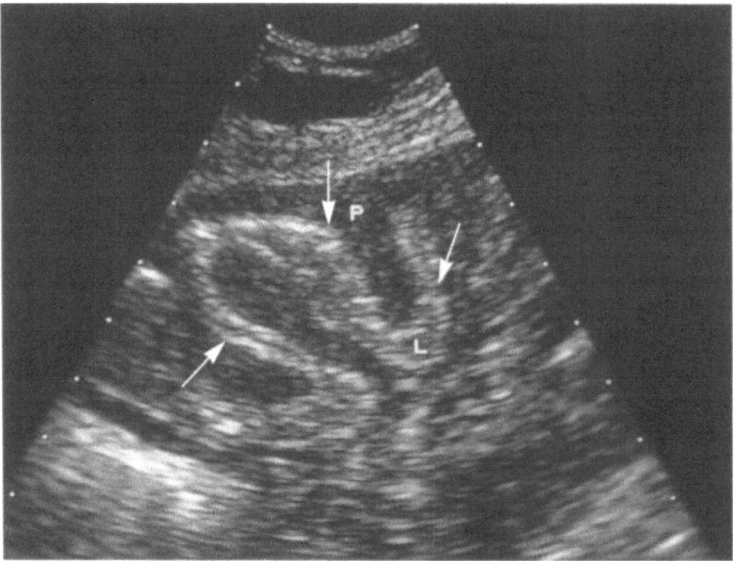

Abb. 61. Peritonealkarzinose. Das viscerale Peritoneum (P) ist echoarm und deutlich verdickt. Die verbackenen Dünndarmschlingen sind an der echoreichen Darmwand erkennbar, sie verlaufen S-förmig (Pfeile). Die Lumenweite (L) ist erheblich reduziert

Benigne Tumoren – Allgemeine Kriterien

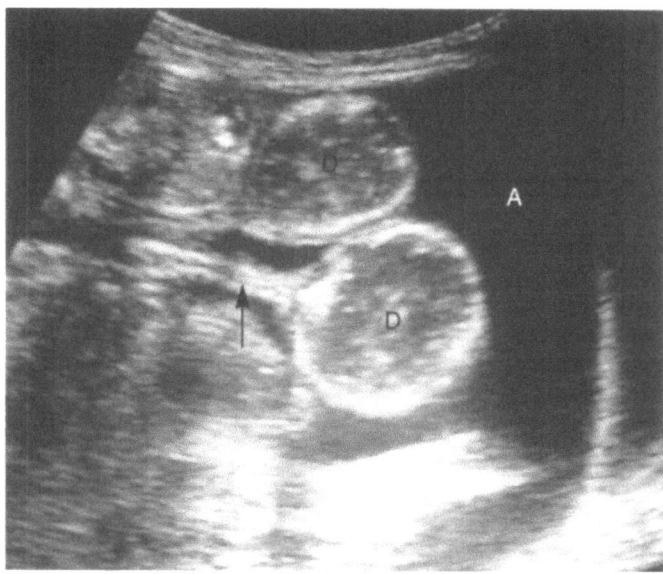

Abb. 62. Nichtmaligner Aszites (A), normale Dünndarmschlingen (D). Die Dünndarmschlingen erscheinen flüssigkeitsgefüllt, die Darmwand ist nicht verdickt, als Folge des Aszites ist die Mesenterialwurzel gut erkennbar (Pfeil)

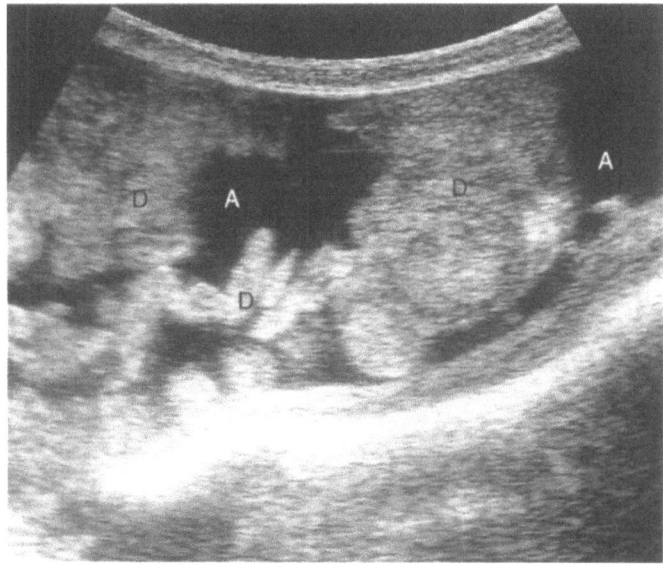

Abb. 63. Peritonealkarzinose. Innerhalb des Aszites (A) liegende verbackene Dünndarmschlingen (D). Die Detailstruktur der Darmschlingen ist durch die tumoröse Infiltration aufgehoben, sie erscheinen miteinander verbacken und sind nicht mehr frei beweglich

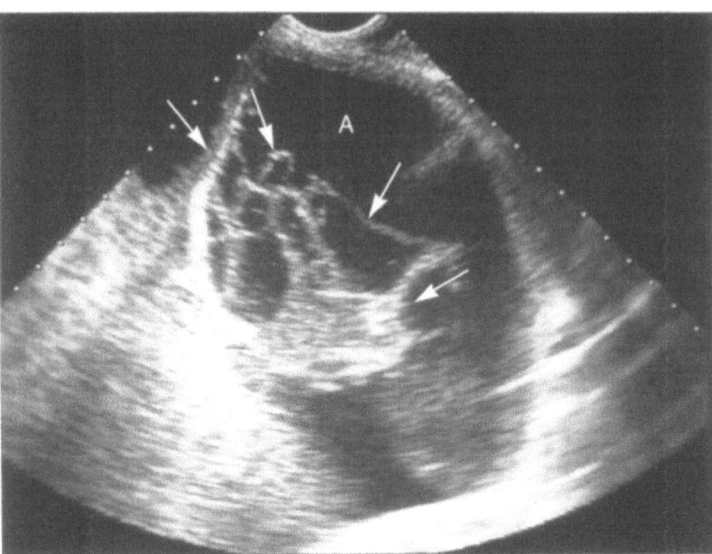

Abb. 64. Peritonealkarzinose, gekammerter Aszites. Innerhalb des Aszites (A) finden sich spinnwebenartig angeordnete echoreiche Septen (Pfeile), die den Aszites in mehrere gekammerte Kompartimente unterteilen. Bei Umlagerung des Patienten läuft der Aszites nicht mehr frei aus

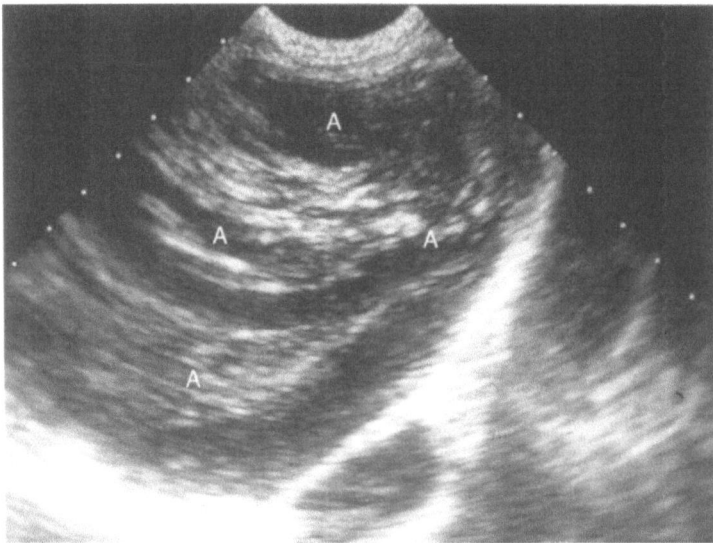

Abb. 65. Pseudomyxoma peritonei. Das gesamte Abdomen ist mit „Aszites" (A), der eine deutliche Binnenstruktur aufweist, ausgefüllt. Als Folge dieser Binnenechos kann der Aszites zum Teil eine gewebeähnliche Binnenstruktur aufweisen. Bei der Punktion entleert sich eine gallertige Flüssigkeit

Benigne Tumoren – Allgemeine Kriterien

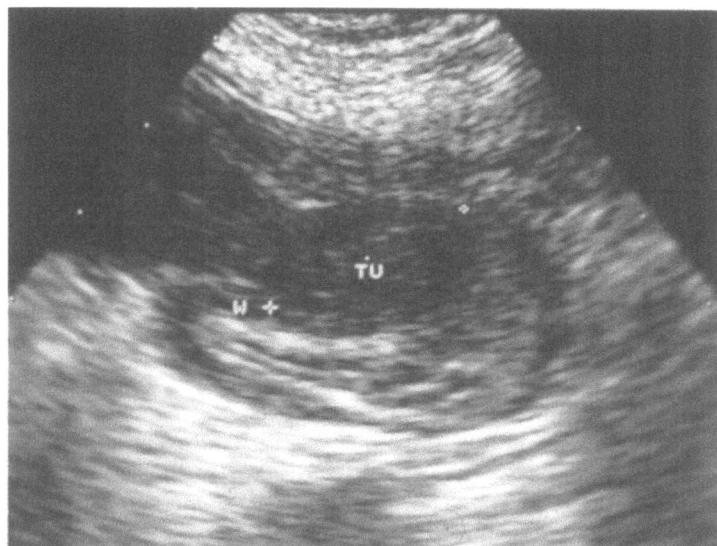

Abb. 66. Leiomyom des Magens. In der Wand (W) des Magens gelegene, glatt begrenzte echoarme Raumforderung (TU, +...+). Eine Infiltration in das umgebende Gewebe ist nicht nachweisbar. Die genaue Bestimmung der Beziehung des Tumors zu den Wandschichten ist nur durch die Endosonographie möglich

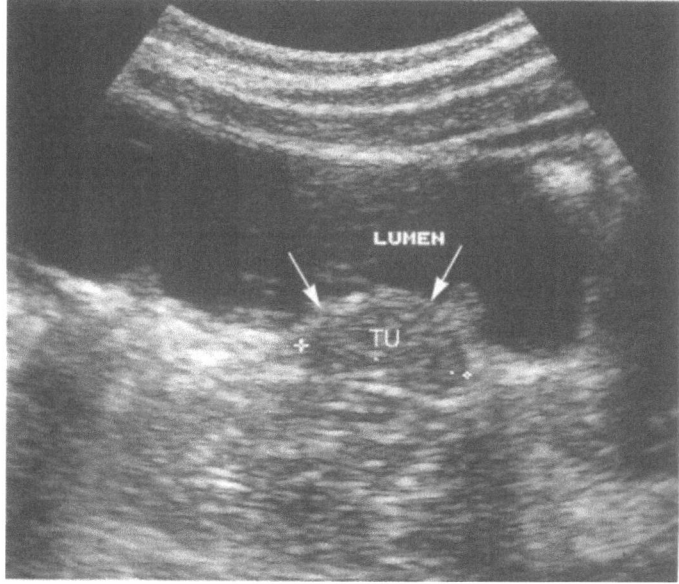

Abb. 67. Leiomyom des Kolons (Hydrokolonsonographie). Innerhalb der Darmwand gelegener echoarmer Tumor (TU, +...+), der sich in das Lumen vorwölbt. Ein eindeutiges transmurales Tumorwachstum ist nicht nachzuweisen. Zur Lumenseite findet sich eine schmale echoreiche Schicht, die der erhaltenen Submukosa entspricht (Pfeile)

glatte Schleimhautoberfläche erkennbar, der Tumor wölbt die Schleimhaut in das Lumen vor. Wegen des submukösen Wachstums kann die Genese dieser Raumforderung allein endoskopisch nicht geklärt werden.

Submukös wachsende Leiomyome oder Neurinome des Gastrointestinaltrakts können in Abhängigkeit von der Größe auch im Rahmen der konventionellen Abdominalsonographie als echoarme Raumforderungen diagnostiziert werden (Abb. 66). Die genaue Beurteilung der Beziehung des Tumors zu den Darmwandschichten kann jedoch erst im Rahmen der Hydrosonographie (Untersuchung des flüssigkeitsgefüllten Darms, Abb. 67) oder durch die Endosonographie erfolgen.

6.2.2 Kolonpolypen

Kennzeichen eines benignen Polypen ist die fehlende Wandinfiltration. Die Wandinfiltration und Wandverdickung ist jedoch Voraussetzung für das Vorliegen einer pathologischen Kokarde, und nur diese kann im Rahmen der konventionellen Sonographie nachgewiesen werden. Polypen sind deshalb durch die konventionelle Sonographie nicht zu diagnostizieren.

Durch die Hydrokolonsonographie, die eine genaue Beurteilung des Kolonlumen erlaubt, ist jedoch eine gezielte Diagnostik von Kolonpolypen möglich. Kolonpolypen stellen sich sonographisch als echoreiche, intraluminal gelegene, wandständige, formkonstante Strukturen dar (s. Übersicht).

Sonomorphologie der Kolonpolypen

- Echoreiche intraluminale Raumforderung
- Wandständig
- Form- und lagekonstant
- Flottieren im Lumen (gestielte Polypen)
- Keine Infiltration der Darmwand
- Erhaltene Wandschichten im Bereich der Polypenbasis

Sessile, breitbasige Polypen sitzen der Wand fest auf. Bei gestielten Polypen ist der Polypenstiel zu erkennen (Abb. 68–73), und bei Kompression des flüssigkeitsgefüllten Kolonabschnitts mit dem Schallkopf von außen oder während der retrograden Flüssigkeitsinstillation flottieren sie im Dickdarmlumen. Da benigne Raumforderungen die Darmwand nicht infiltrieren, ist im Bereich der Polypenbasis die Darmwandstruktur erhalten, und sonographisch sind die intakten Wandschichten zu erkennen. Die Binnenstruktur kleiner Polypen ist homogen,

Tabelle 6. Diagnostik von Polypen durch die Hydrokolonsonographie

Autoren	Diagnostizierte Polypen	Sensitivität [%]
Limberg (1992)	38/42	91
Nagita (1994)	25/25	100
Ling (1995)	12/14	85

Benigne Tumoren – Allgemeine Kriterien

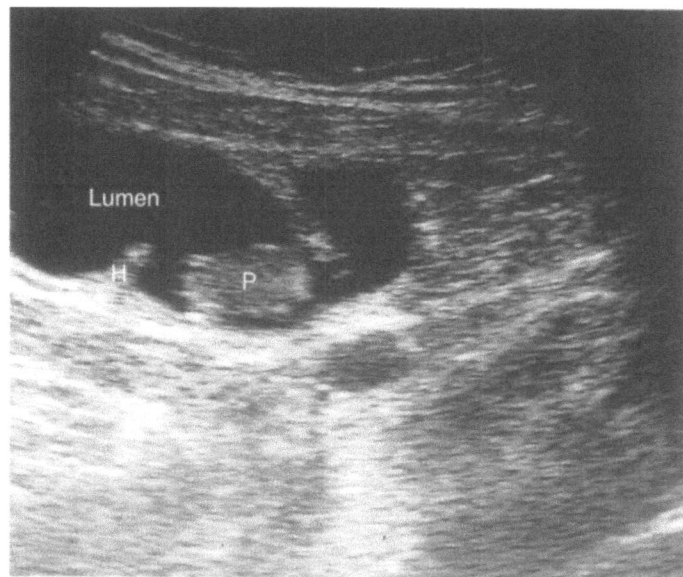

Abb. 68. Kolonpolyp (Übersichtsbild). Innerhalb des echofrei sich darstellenden Kolonlumens ist eine umschriebene, wandständige Raumforderung zu erkennen, die einem Polypen (P) mit einem kleinen Polypenstiel entspricht. Dieser Polyp ist von den lamellenförmig, echoreich sich darstellenden Haustren (H) eindeutig zu unterscheiden

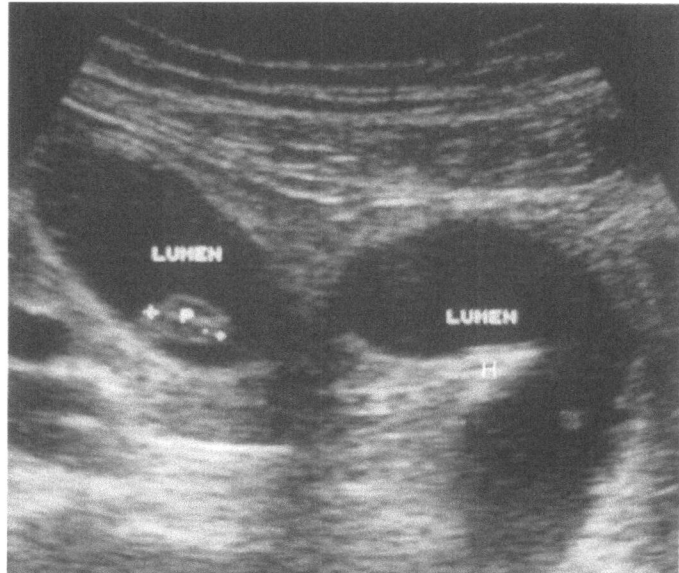

Abb. 69. Kolonpolyp. In Höhe des rektosigmoidalen Übergangs ist ein 3 cm großer Polyp (P) als intraluminale echoreiche Raumforderung nachweisbar. Der rektosigmoidale Übergang ist als gewunden verlaufende echofreie Struktur erkennbar. H: Haustrum

Tumoren

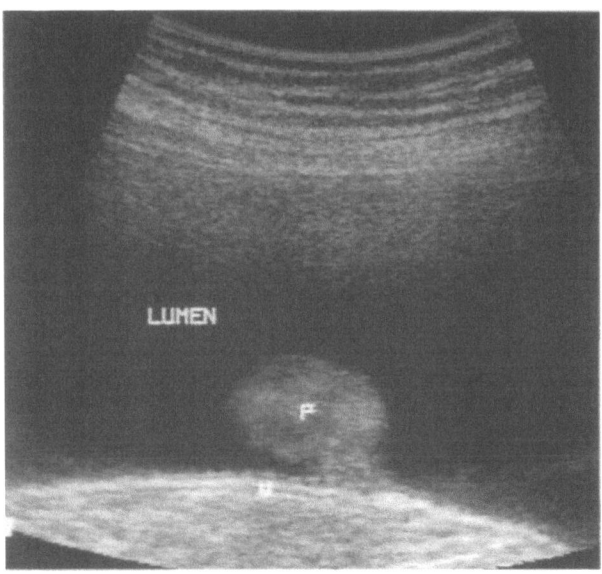

Abb. 70. Gestielter Kolonpolyp (Übersichtsbild). Der Polyp weist einen sehr schmalen Polypenstiel auf. Bei der Untersuchung ist ein Flottieren des Polypen im Dickdarmlumen nachweisbar. Sämtliche Wandschichten (W) sind erhalten.

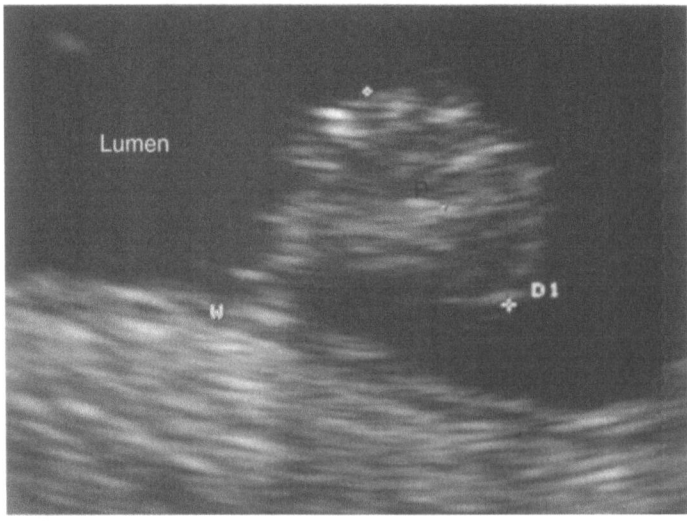

Abb. 71. Kolonpolyp, Durchmesser 1,8 cm. Der Polyp (P) weist einen kleinen Polypenstiel von 2–3 mm Länge auf. Im Bereich der Basis des Polypen sind die Wandschichten (W) eindeutig zu erkennen. Ein wandinfiltrierendes Wachstum ist somit nicht nachzuweisen

Benigne Tumoren – Allgemeine Kriterien

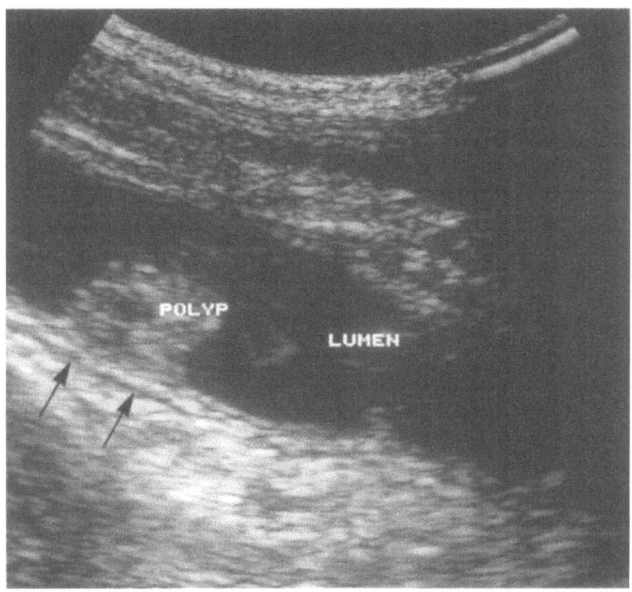

Abb. 72. Breitbasiger Kolonpolyp, Durchmesser 2,5 cm. Im Bereich der Basis sind insbesondere die wichtigen Wandschichten, die Submukosa und die Muscularis propria als erhaltene Wandstrukturen nachzuweisen (Pfeile). Der sonomorphologische Befund spricht gegen eine Wandinfiltration

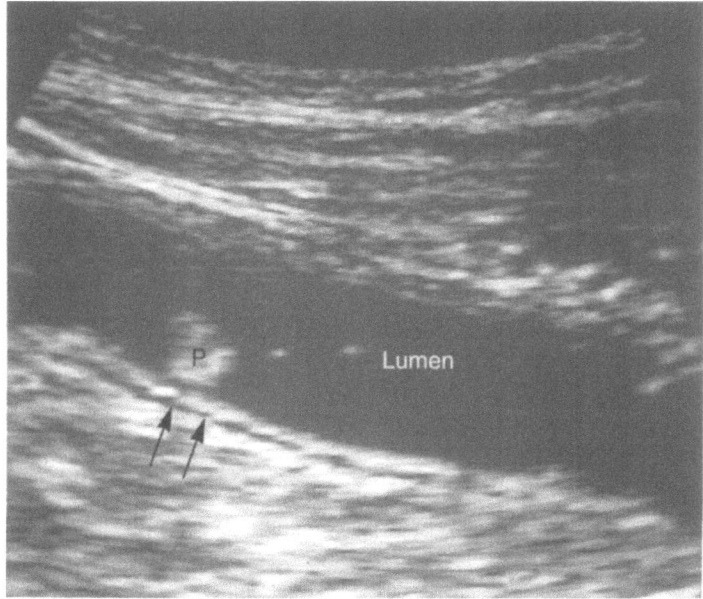

Abb. 73. Kolonpolyp, Größe 0,5 cm. Kein Nachweis eines wandinfiltrierenden Wachstums (P Polyp, Pfeile Darmwand)

mit Zunahme der Polypengröße kann die Struktur auch inhomogen erscheinen. Eine sichere Diagnose fokaler maligner Veränderungen innerhalb des Polypen aufgrund einer inhomogenen Binnenstruktur ist jedoch nicht möglich.

Durch die Hydrokolonsonographie können Polypen ab einer Größe von 7 mm mit großer Sensitivität diagnostiziert werden (Tabelle 6). Polypen <7 mm können jedoch mit der Hydrokolonsonographie nur in 25% der Fälle nachgewiesen werden. Dies ist dadurch zu erklären, daß oft eine sichere Unterscheidung kleinerer Polypen von benachbarten Haustren nicht immer möglich ist. Außerdem würde eine Suche nach sehr kleinen Polypen die Untersuchungsdauer erheblich verlängern.

Aufgrund der fehlenden Strahlenbelastung und der großen Akzeptanz der Hydrokolonsonographie bei den Patienten ist die Methode insbesondere für die Diagnostik von Kolonpolypen im Kleinkind – und Kindesalter geeignet.

Differentialdiagnostisch sind bei Polypen Stuhlreste zu berücksichtigen. Aufgrund ihrer typischen Morphologie können sie jedoch problemlos differenziert werden.

7 Benigne Magenerkrankungen

7.1 Ulkus

Auch bei benignen Magenulzera ist die Wand zirkumskript verdickt und echoarm; im Bereich des Ulkus ist die Wandstruktur zerstört, d. h., die Wandschichten sind nicht mehr nachweisbar. Die eigentliche Ulkusnische ist nicht regelhaft darstellbar, gelegentlich ist jedoch innerhalb der Nische ein typischer echoreicher Luftreflex mit nachfolgendem Schallschatten oder entsprechenden Wiederholungsechos erkennbar (Abb. 74). Perigastral können vergrößerte Lymphknoten nachweisbar sein. Da die Sonomorphologie des Karzinoms und des Ulkus vergleichbar ist, ist eine Differenzierung zwischen einem benignen und malignen Ulkus nicht möglich.

Bei Patienten mit Komplikationen des Ulkusleidens wie gedeckter oder freier Perforation läßt sich sonographisch Flüssigkeit im Abdomen nachweisen. Die Flüssigkeit nach gedeckter Perforation ist im Gegensatz zum Aszites im Abdomen nicht frei beweglich; auch nach Lageänderung des Patienten ist sie konstant im Oberbauch häufig subphrenisch und subhepatisch nachzuweisen (Abb. 75). Intraabdominale freie Luft nach einer Perforation ist unterhalb des rechten Zwerchfells als echoreiche subphrenische Struktur mit typischem Schallschatten bzw. Reverberationsechos erkennbar (Abb. 76).

Als Folge einer akuten schweren Gastritis kann die Magenwand gleichförmig echoarm erscheinen, die Wandschichtung erscheint in diesen Fällen eher betont und besonders deutlich. Zu den selteneren Erkrankungen, die zu einer diffusen Wandverdickung führen, zählen die diffuse foveoläre Hyperplasie, die Amyloidose des Magens, die intramurale Einblutung bei antikoagulierten oder thrombopenischen Patienten und der Morbus Ménétrier (Abb. 77). Eine zirkumskripte Magenwandverdickung kann auch als Begleitreaktion bei einer nekrotisierenden Pankreatitis auftreten, wenn die Nekrosestraße bis an die Magenwand reicht.

Intramurale Varizen bei Patienten mit portaler Hypertension stellen sich als echoarme, glatt begrenzte Raumforderungen dar und können mit anderen benignen Tumoren oder einem Lymphom des Magens verwechselt werden. Durch die Farbduplexsonographie ist die Diagnose jedoch rasch zu sichern (Abb. 78).

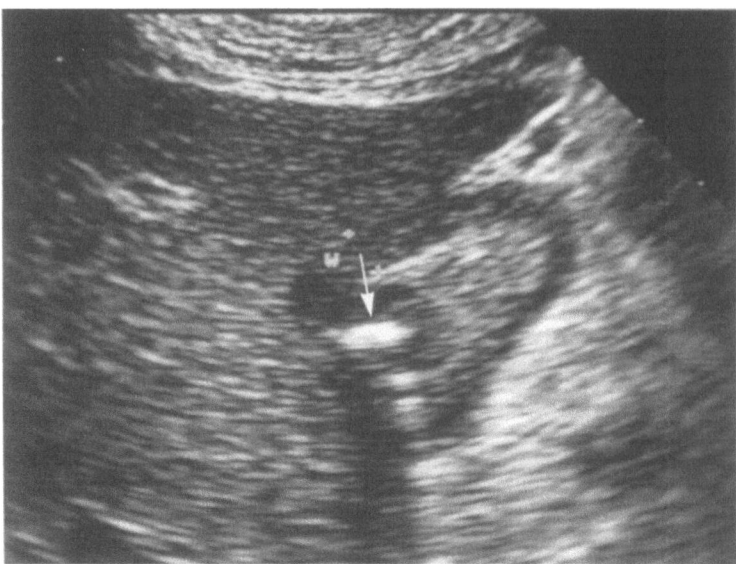

Abb. 74. Ulcus ventriculi. Im Bereich des Antrums Nachweis einer pathologischen Kokarde. Die Wand (W) ist echoarm und lokal verdickt (+...+), die Wandschichtung ist aufgehoben. Innerhalb der verdickten Wand findet sich ein echoreicher Reflex mit Schallschatten, der Luft in einer Ulkusnische entspricht (Pfeil)

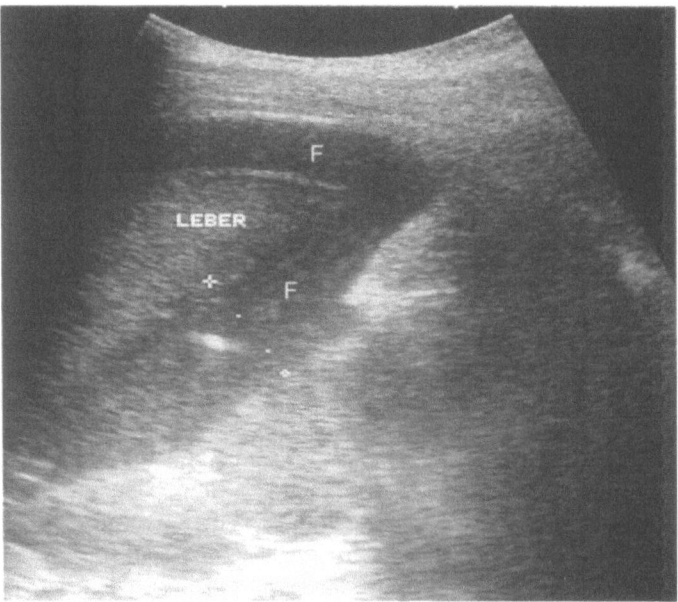

Abb. 75. Perforiertes Ulcus duodeni. Um die Leber lokalisierte, gut abgegrenzte und nicht lagevariable Flüssigkeitsansammlung (F, +...+) mit deutlicher Binnenstruktur. Klinischer Befund: perforiertes Ulkus

Ulkus

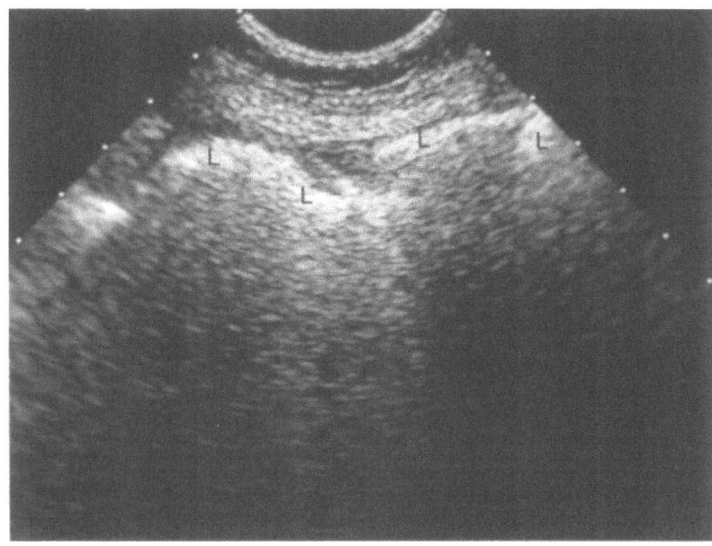

Abb. 76. Freie Luft nach Ulkusperforation. Unterhalb des Zwerchfells gelegener echoreicher Reflex (L) mit typischen Wiederholungsechos (Luft) und Schallschatten. Nach Lageänderung des Patienten ist der Befund in unterschiedlichen Positionen nachweisbar

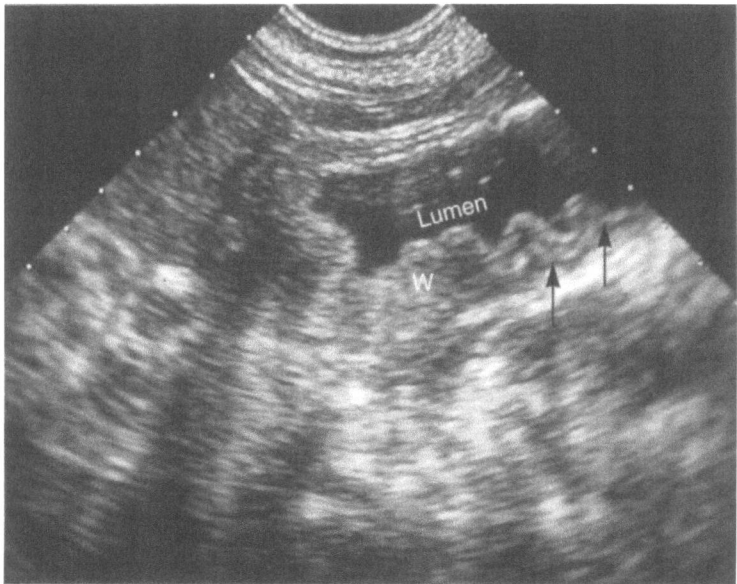

Abb. 77. Morbus Ménétrier. Die Magenschleimhaut erscheint verdickt, die Falten verplumpt und vergröbert. In einigen Bereichen erscheint die Struktur erhalten (Pfeile), während sich in anderen Abschnitten eine partiell aufgehobene Wandschichtung (W) befindet. Ein wandüberschreitendes Wachstum ist nicht nachzuweisen. Wichtige Differentialdiagnose: Magenlymphom

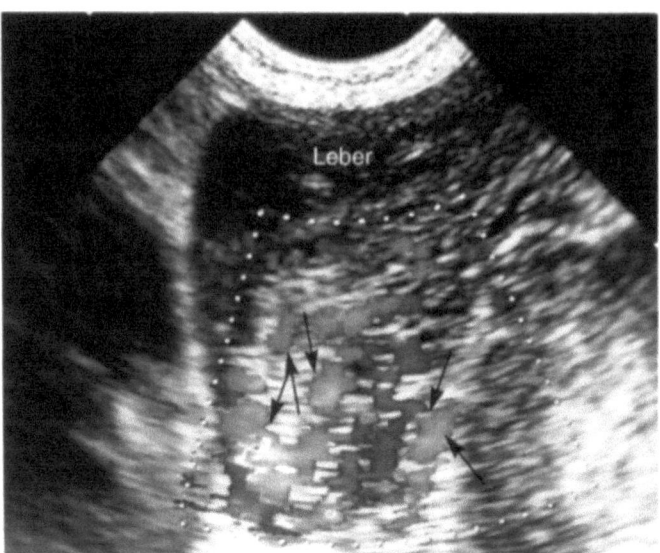

Abb. 78. Intramurale Varizen. Innerhalb der Magenwand sind multiple echoarme, glatt begrenzte Raumforderungen erkennbar (Pfeile). Durch die Farbduplexsonographie kann die Diagnose intramurale Varizen gesichert werden. Wichtige Differentialdiagnose: Lymphom

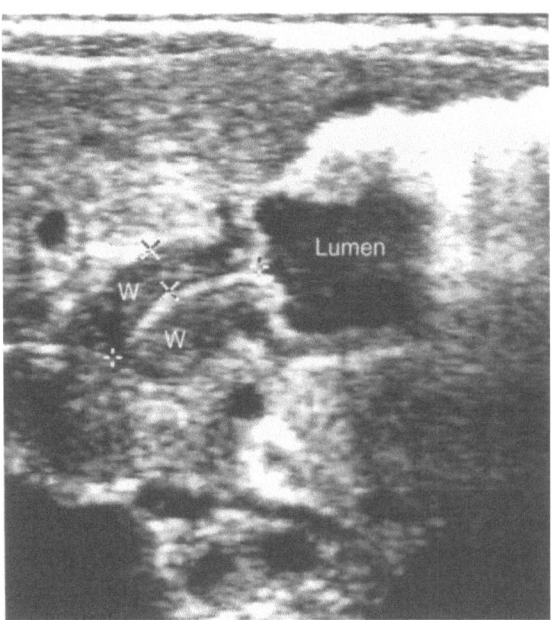

Abb. 79. Benigne Pylorushypertrophie. Die Wand des Pylorus (W) ist echoarm und verdickt. Der Pyloruskanal ist filiform stenosiert. Der Magen ist als Folge der Passagestörung dilatiert und mit Sekret gefüllt (Lumen)

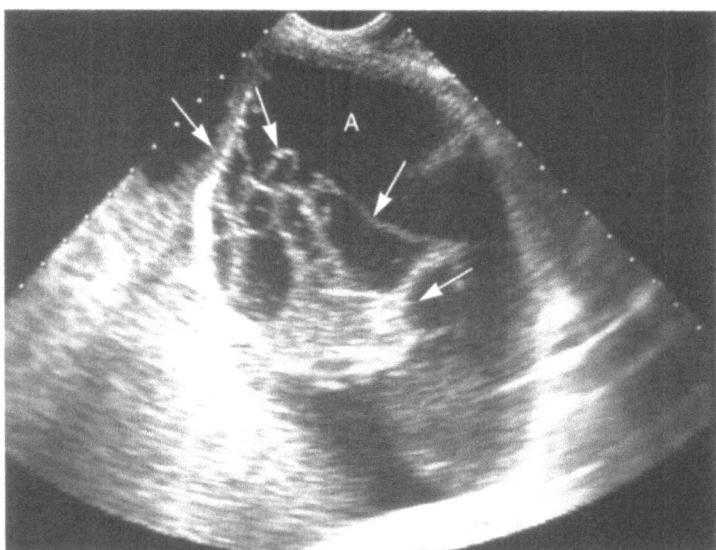

Abb. 64. Peritonealkarzinose, gekammerter Aszites. Innerhalb des Aszites (A) finden sich spinnwebenartig angeordnete echoreiche Septen (Pfeile), die den Aszites in mehrere gekammerte Kompartimente unterteilen. Bei Umlagerung des Patienten läuft der Aszites nicht mehr frei aus

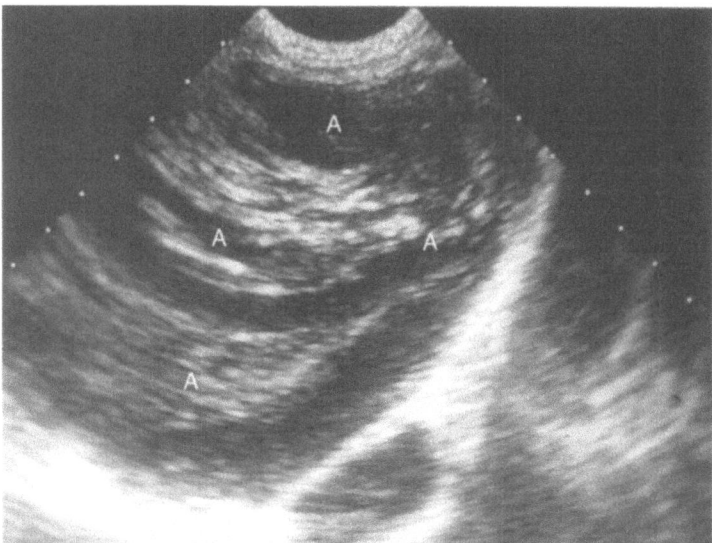

Abb. 65. Pseudomyxoma peritonei. Das gesamte Abdomen ist mit „Aszites" (A), der eine deutliche Binnenstruktur aufweist, ausgefüllt. Als Folge dieser Binnenechos kann der Aszites zum Teil eine gewebeähnliche Binnenstruktur aufweisen. Bei der Punktion entleert sich eine gallertige Flüssigkeit

Sonographisch ist die verdickte Muskulatur und der elongierte Pyloruskanal als echoarme, pathologische Kokarde nachzuweisen. Die normale Pylorusdicke beträgt bei ventro-dorsaler Messung weniger als 1 cm, Werte über 1,3 cm gelten als beweisend für das Vorliegen einer benignen Pylorushypertrophie. Die Diagnose der stenosierenden Pylorushypertrophie ist jedoch allein am morphometrischen Absolutwert nicht zu stellen, da sich alle Übergänge zwischen normalem und pathologischem Befund finden. Für die Diagnosesicherung ist deshalb auch die Erfassung der funktionellen Passagestörung wichtig. Als Folge der Stenose ist der Magen dilatiert, flüssigkeitsgefüllt und zeigt eine deutliche Hyperperistaltik; die Muscularis propria im Bereich des präpylorisch gelegenen Antrums ist deshalb hypertrophiert.

Die konventionelle abdominale Sonographie hat sich in der Pädiatrie als ein sicheres und schnelles Verfahren etabliert, um die Diagnose der benignen Pylorusstenose morphologisch zu sichern.

7.3 Motilitätsstörungen des Magens

Durch die Sonographie können die Funktionsabläufe der Magenperistaltik direkt beurteilt werden. Deshalb hat die Sonographie neben der Magenentleerungsszintigraphie eine zunehmende Bedeutung zur Beurteilung der Magenmotilität und zur Diagnostik von Magenentleerungsstörungen erlangt. Ein Vorteil der Sonographie ist der geringe technische Aufwand und die fehlende Strahlenbelastung.

Als Maß für die Beurteilung der Magenentleerung wird die zeitliche Änderung der Antrumfläche nach Einnahme einer Testflüssigkeit herangezogen. Die Änderung der Antrumfläche dient dabei als Maß für die Volumenänderung des Gesamtmagens. Um die Änderungen des Antrum zu erfassen, wird das Antrum im Längsschnitt über der V. mesenterica superior oder der Aorta dargestellt. Beide Gefäße dienen als sonographische Leitstrukturen, um eine reproduzierbare Schnittebene zu erreichen. In dieser Projektion wird die Muscularis propria des Antrums, die sonographisch gut zu erkennen ist, mit dem Cursor umfahren und daraus die Antrumfläche ermittelt (Schema 14 und Abb. 80).

Als Meßgrößen für die Bestimmung der Entleerungszeit dient die Zeit bis zum Erreichen der maximalen Antrumfläche und die Zeit bis zum Erreichen der Antrumausgangsfläche nach Einnahme einer Testflüssigkeit. Für die Beurteilung der Motilität wird die Zahl der durchschnürenden peristaltischen Kontraktionen innerhalb von 2 min gemessen. Als Testsubstanz dienen 300 ml raumtemperiertes Wasser.

Die Messungen werden am nüchternen, aufrecht sitzenden Patienten durchgeführt. Nach der Bestimmung des Basalwerts wird 2, 5 und 10 min nach dem Trinken und dann weiter in 10minütigen Abständen über einen Zeitraum von maximal 50 min gemessen. Bei Patienten mit diabetischer Gastroparese und auch bei funktioneller Dyspepsie lassen sich deutliche Störungen der Magenmotilität und der Entleerungszeit nachweisen.

Motilitätsstörungen des Magens

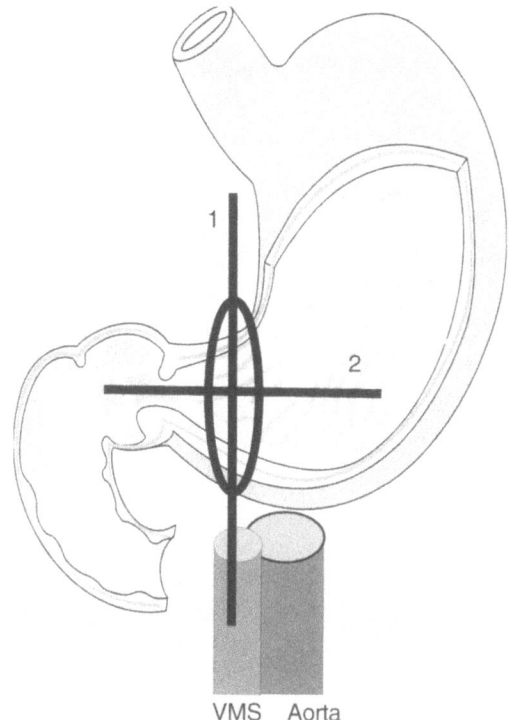

Schema 14. Motilitätsuntersuchung des Magens. Zur Antrumplanimetrie wird ein Oberbauchlängsschnitt (1) durchgeführt. Sonographische Leitstruktur für die Lokalisation des Antrums ist die V. mesenterica superior (VMS) oder die Aorta. Für die Bestimmung der Antrummotiliät (Anzahl der durchschnürenden Peristaltik in 2 min) wird ein Oberbauchquerschnitt (2) durch das Antrum gelegt

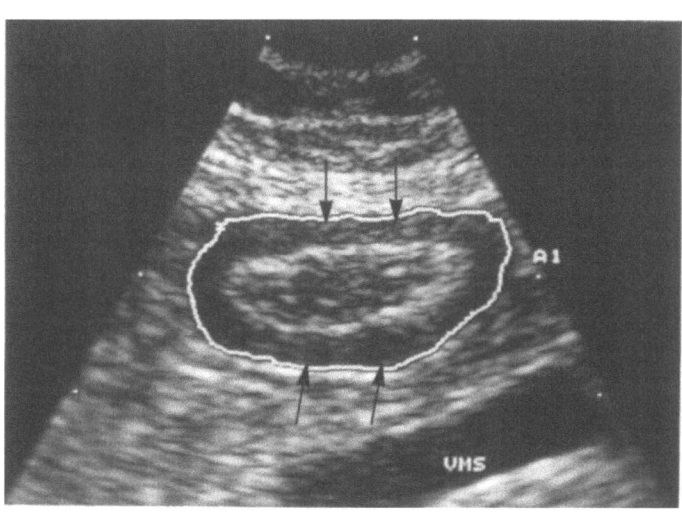

Abb. 80. Antrumplanimetrie. Für die Antrumplanimetrie wird das Antrum im Oberbauchlängsschnitt dargestellt. Als sonographische Leitstruktur für die Einhaltung einer reproduzierbaren Schnittebene dient die V. mesenterica superior (VMS). Mit dem Cursor wird die gut erkennbare Muscularis propria (Pfeile) der Antrumwand umfahren und daraus die Antrumfläche (A1) bestimmt

8 Ileus, Hernie

Unter physiologischen Bedingungen ist der Dünndarm sonographisch nicht ausreichend beurteilbar. Bei Patienten mit einem Ileus verbessert sich jedoch die sonographische Beurteilbarkeit des Dünndarms deutlich durch die zunehmende intraluminale Flüssigkeitsansammlung. Die intraluminale Flüssigkeit wirkt dabei als Schallfenster und verbessert die Schallleitung. Dadurch ist das Dünndarmlumen und die Darmwand bei Verwendung höherfrequenter Schallköpfe detaillierter beurteilbar.

Aufgrund der unterschiedlichen Anatomie und Lokalisation lassen sich Duodenum und Jejunum vom Ileum sowie dilatierte Dünn- und Dickdarmschlingen voneinander unterscheiden (s. Übersicht und Schema 15).

Sonomorphologie dilatierter Darmschlingen

Jejunum
- Lumenweite bis 3 cm
- Nachweis von Kerckring-Falten
- Lokalisation vorwiegend im Ober- und Mittelbauch

Ileum
- Lumenweite bis 3 cm
- Keine Kerckring-Falten
- Lokalisation vorwiegend im Mittel- und Unterbauch

Kolon
- Lumenweite je nach Lokalisation bis 6–7 cm (Lumen Zökum > Lumen Sigma)
- Nachweis typischer Haustren
- Lokalisation entsprechend dem Kolonrahmen

Sonographisches Kennzeichen des Jejunums ist das sog. Klaviertastenzeichen oder Stufenleiterphänomen (Abb. 81). Dieses wird durch die in das Darmlumen hineinragenden Kerckring-Falten verursacht. Im Gegensatz dazu findet sich im Ileum eine glatte Wandstruktur, da hier Kerckring-Falten fehlen (Abb. 82). Die Lumenweite dilatierter Dünndarmabschnitte kann bis zu 3 cm betragen, ist jedoch erheblich variabel.

Bei einem Dickdarmileus sind die Haustren als echoreiche, in das Lumen hineinragende, wandständige lamellenförmige Strukturen zu erkennen (Abb. 83).

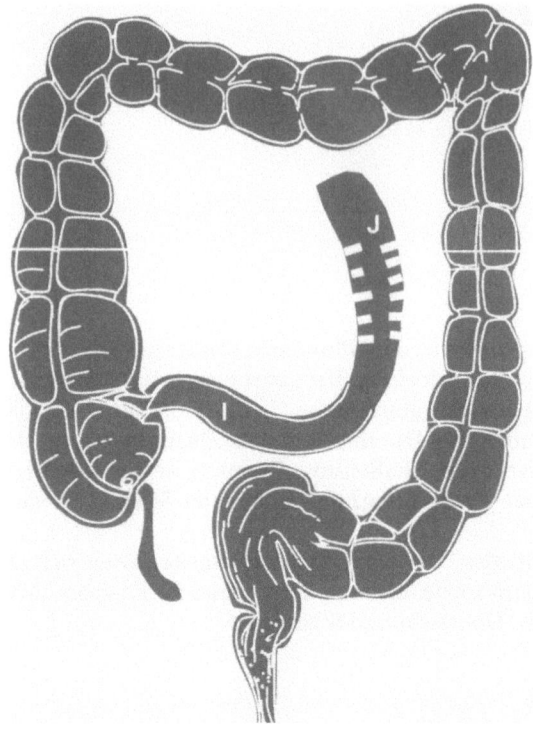

Schema 15. Sonomorphologie dilatierter Dünn- und Dickdarmschlingen. Das flüssigkeitsgefüllte Lumen stellt sich echoarm dar, dadurch sind die anatomischen Leitstrukturen gut erkennbar. Charakteristisch für das Jejunum (J) sind die Kerckring-Falten, die als echoreiche Lamellen in das Lumen hineinragen („Klaviertastenphänomen"). Das Ileum (I) weist keine besonderen Strukturmerkmale auf. Das Kolon ist aufgrund seiner typischen Haustrierung und seiner Lage gut zu erkennen

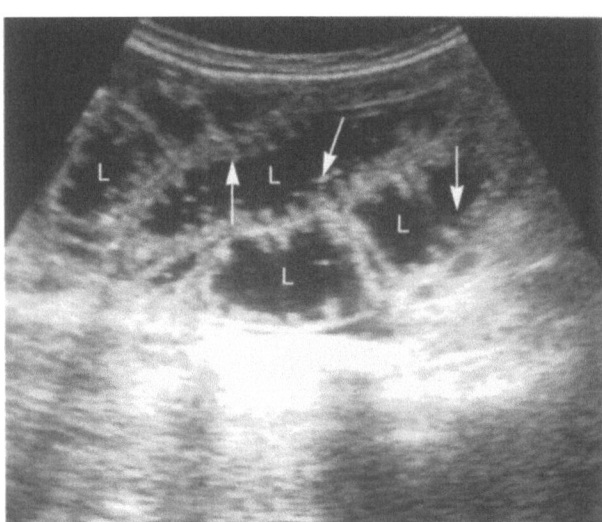

Abb. 81. Dilatierte Jejunumschlingen, Dünndarmileus. Innerhalb des Abdomens Nachweis von multiplen dilatierten, flüssigkeitsgefüllten Dünndarmschlingen. Als Folge der Flüssigkeitsfüllung sind die Wandstrukturen des Dünndarms gut erkennbar. Die Kerckring-Falten ragen als schmale, echoreiche Lamellen (Pfeile) in das Dünndarmlumen (L) hinein (Klaviertastenphänomen). Der sonographische Befund spricht für einen Ileus mit vorwiegender Dilatation des Jejunums

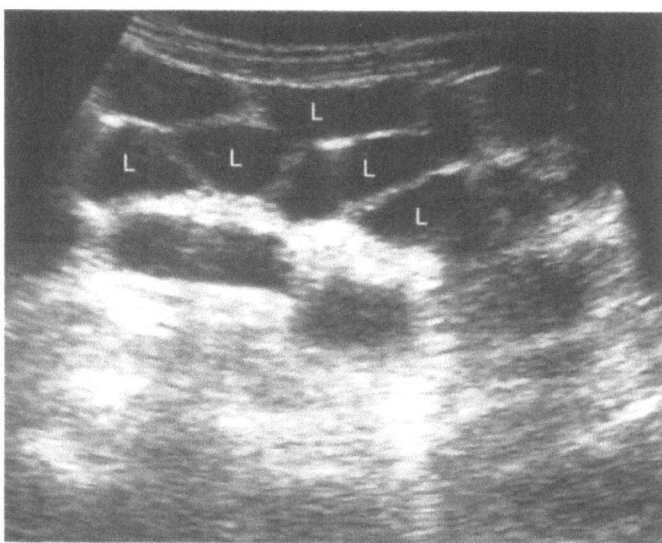

Abb. 82. Dilatierte Ileumschlingen. Im Abdomen Nachweis von multiplen, dilatierten, flüssigkeitsgefüllten Dünndarmschlingen. Eindeutige Kerckring-Falten sind nicht nachzuweisen (Fehlen des Klaviertastenphänomens). Die dilatierten Dünndarmschlingen entsprechen somit dem Ileum. L: dilatiertes Lumen

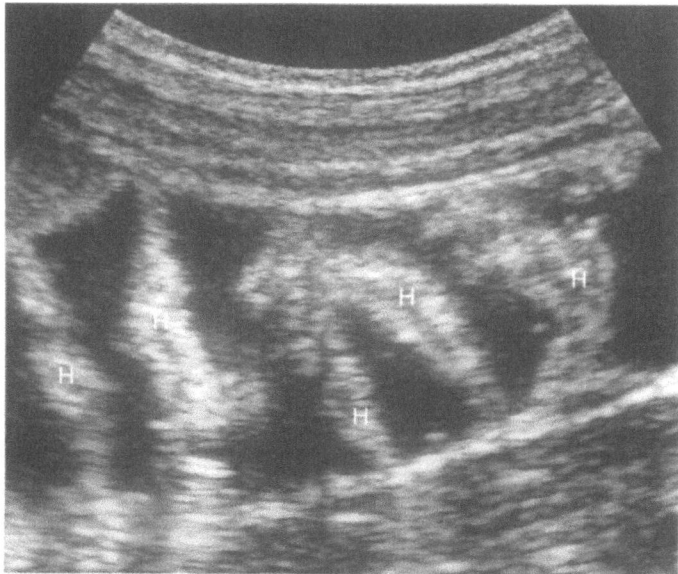

Abb. 83. Dilatiertes Kolon. Das Kolonlumen ist mit Flüssigkeit gefüllt. Die Lumenweite beträgt 4 cm, innerhalb des Lumens sind die typischen Haustren (H) als echoreiche lamellenförmige Strukturen erkennbar

Die Lumenweite des dilatierten Dickdarms variiert in Abhängigkeit von der Lokalisation, im Zökum kann sie bis zu 7 cm betragen und nimmt in Richtung zu den distalen Kolonabschnitten ab. Die Haustren sind von den Kerckring-Falten problemlos zu unterscheiden, da sie einen erheblich größeren Abstand voneinander als die Kerckring-Falten haben und auch weiter in das Lumen hineinragen. Die unterschiedliche Sonomorphologie dilatierter Darmschlingen erlaubt somit auch eine Lokalisation der möglichen Verschlußhöhe bei einem mechanischen Ileus (Abb. 84–88).

Die Diagnose „Ileus" beruht einmal auf dem Nachweis dilatierter, flüssigkeitsgefüllter Darmschlingen und zum anderen auf einer Änderung der Peristaltik. Diagnostische Probleme kann die Unterscheidung zwischen einem kompletten und inkompletten mechanischen Ileus in der Frühphase machen (s. Übersicht).

Sonographische Kriterien des mechanischen Ileus

Kompletter mechanischer Ileus
- Intraluminale Flüssigkeitsansammlung
- Dilatation der Darmschlingen proximal der Stenose
- Nachweis einer Pendelperistaltik
- Darmwandödem
- Evtl. Nachweis von geringem Aszites
- Befundkonstanz
- Im Finalstadium fehlende Peristaltik
- Positiver Prostigmintest

Inkompletter mechanischer Ileus
- Geringere Darmdilatation; flüssigkeitsgefüllte Darmschlingen proximal der Stenose
- Ausgeprägte Hyperperistaltik
- Peristaltische „Wellen" enden an der Stenose
- Befundkonstanz
- Nur mäßiges Darmwandödem

Beweisendes sonographisches Zeichen für den kompletten Verschluß ist der Nachweis einer Pendelperistaltik, bei einem inkompletten Verschluß findet sich dagegen eine Hyperperistaltik. Der distal der Stenose gelegene Darmabschnitt erscheint nicht dilatiert. Eine wichtige Differentialdiagnose zum inkompletten mechanischen Verschluß ist die akute Gastroenteritis, die ebenfalls durch eine Dilatation und Flüssigkeitsfüllung des Dünn - und Dickdarms und eine rege Hyperperistaltik charakterisiert ist (s. Übersicht).

Differentialdiagnose akute Gastroenteritis

- Dilatierte und flüssigkeitsgefüllte Darmschlingen
- Deutliche Hyperperistaltik
- Dilatierte Darmschlingen bei Kontrolle nicht in gleicher Lokalisation nachweisbar
- Keine Befundkonstanz
- Häufig geringer begleitender Aszites

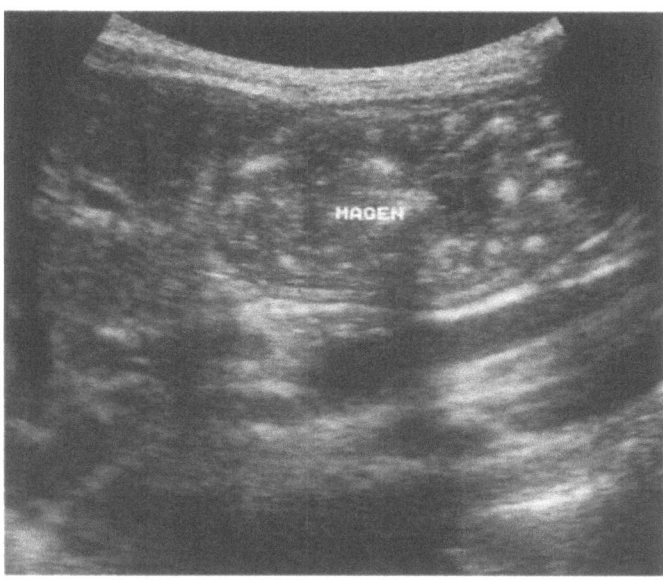

Abb. 84. Magenausgangsstenose. Innerhalb des dilatierten Magenlumens stellen sich die Speisereste zum Teil als echoreiche Strukturen mit angedeutetem dorsalen Schallschatten dar. Unter Real-time-Bedingungen ist hier eine erhebliche Hyperperistaltik nachzuweisen

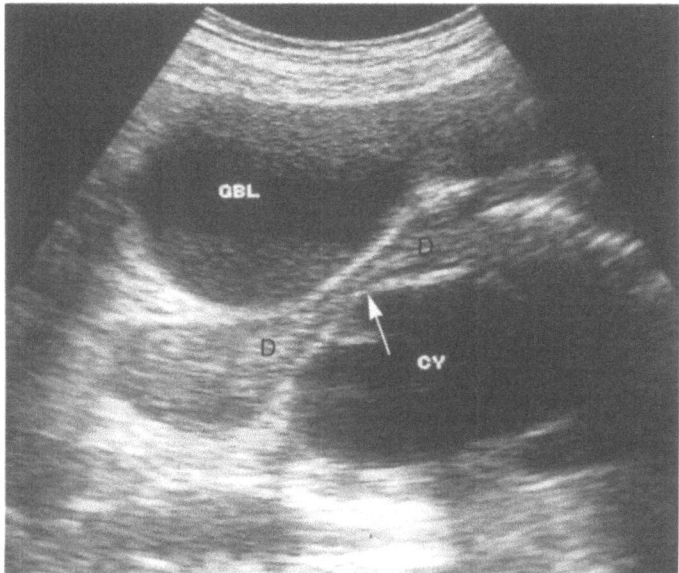

Abb. 85. Duodenalstenose. Das Duodenum (D) wird filiform durch eine große, direkt benachbarte Pankreaskopfzyste (CY) eingeengt (Pfeil); die proximal der Duodenalstenose liegenden Darmabschnitte erscheinen aufgeweitet. Die Gallenblase ist vergrößert und weist ein typisches Sludgephänomen auf (GBL). Klinische Symptomatik: rezidivierendes Erbrechen

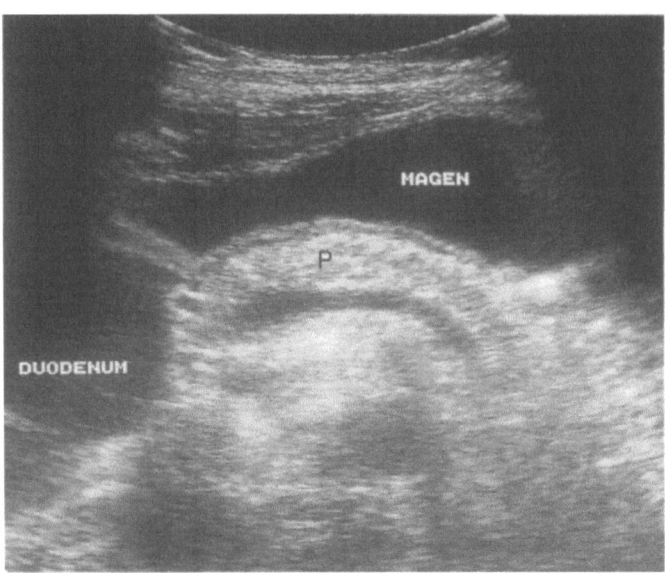

Abb. 86. Hochsitzender Ileus. Der Magen und das Duodenum sind durch die intraluminale Flüssigkeit dilatiert. Weitere umschriebene dilatierte Dünndarmschlingen stellen sich nicht dar. Der Befund spricht somit für einen ganz proximal gelegenen Verschluß (P: Pankreas). Intraoperativ Nachweis eines Bridenileus

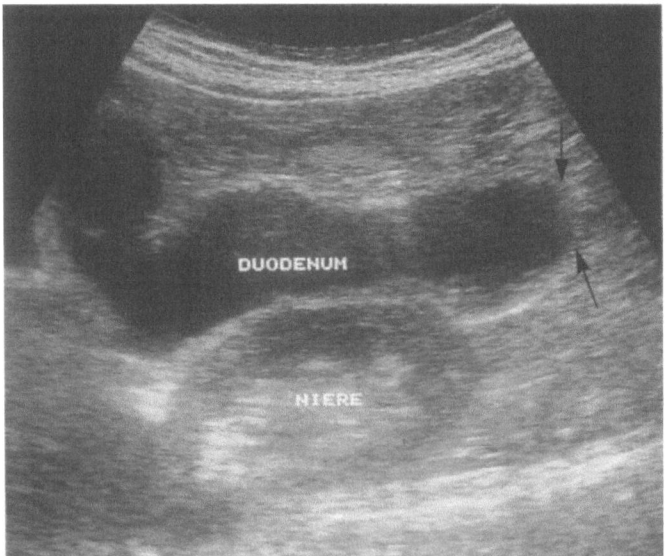

Abb. 87. Hochsitzender Bridenileus. Das Duodenum ist flüssigkeitsgefüllt und dilatiert. Der Übergang von der Pars descendens in die Pars horizontalis des Duodenums ist gut erkennbar. In Höhe des Übergangs vom Duodenum zum proximalen Jejunum bricht jedoch die Darstellung des Darmlumens ohne Nachweis einer erkennbaren Ursache ab (Pfeile). Chirurgische Diagnose: Hochsitzender Bridenileus mit Verschluß in Höhe des Treitz-Bandes

Ileus, Hernie

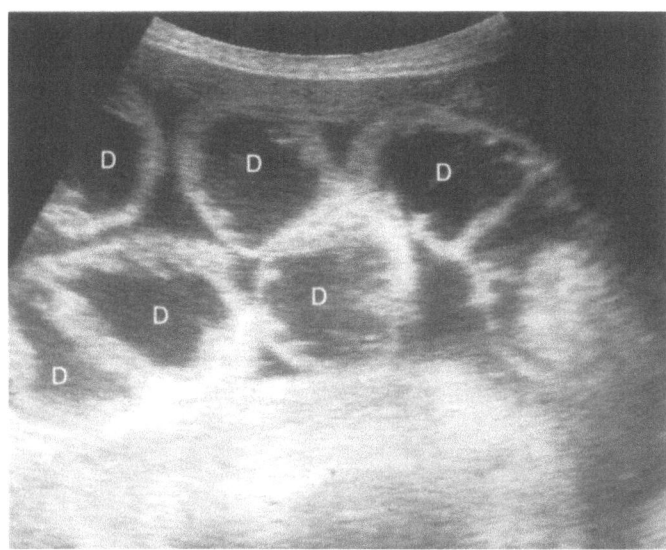

Abb. 88. Kompletter Dünndarmileus. Im gesamten Abdomen sind multiple, dicht beieinander liegende Dünndarmschlingen erkennbar, begleitender Ascites. D: flüssigkeitgefülltes, dilatiertes Lumen

Die Befunde sind somit zunächst vergleichbar denen, wie sie auch bei einem inkompletten mechanischen Ileus zu beobachten sind. Für die Differentialdiagnose wichtig ist hierbei jedoch der Nachweis einer konstanten Lokalisation der dilatierten Dünndarmschlingen. Bei Patienten mit einem inkompletten mechanischen Ileus sind nur die proximal der Stenose gelegenen Darmabschnitte dilatiert; sie sind in der Regel einem bestimmten Darmabschnitt zuzuordnen und bei einer Verlaufskontrolle konstant nachweisbar.

Bei einer akuten Gastroenteritis ist das Bild dagegen jedoch wechselnd; hierbei können alle Dünn- und Dickdarmabschnitte in unterschiedlicher Intensität flüssigkeitsgefüllt und hyperperistaltisch erscheinen. Die sonomorphologischen Veränderungen sind in den verschiedenen Darmabschnitten nicht konstant nachzuweisen. Differentialdiagnostisch ebenfalls schwierig kann die eindeutige Abgrenzung eines protrahierten, mechanischen Ileus vom paralytischen Ileus sein (s. Übersicht).

Bei einem mechanischen Ileus sistiert im Finalstadium die Pendelperistaltik, so daß das sonographische Bild nicht von einem paralytischen Ileus zu unter-

Differentialdiagnose paralytischer Ileus
- Deutlich dilatierte Dünn- und Dickdarmschlingen
- Kein Nachweis einer Darmtätigkeit
- Darmwandödem und freies Transudat
- Negativer Prostigmintest

scheiden ist. Zur Differentialdiagnose kann der Prostigmintest verwendet werden. Im Gegensatz zum paralytischen Ileus läßt sich bei einem mechanischen Ileus durch die Injektion von Prostigmin kurzfristig eine Pendelperistaltik erzeugen.

Die wesentlichen Probleme der Ileus-Differentialdiagnose lassen sich demnach wie folgt zusammenfassen:
▶ kompletter/inkompletter mechanischer Ileus,
▶ inkompletter mechanischer Ileus/akute Gastroenteritis,
▶ mechanischer Ileus (Finalstadium)/paralytischer Ileus.

Die Ursache eines mechanischen Ileus (s. Übersicht) kann nur in etwa 30% der Fälle sonographisch eindeutig festgestellt werden.

Ätiologie des mechanischen Ileus
▶ Briden
▶ Tumor
▶ Entzündliche Stenose (z. B. M. Crohn)
▶ Inkarzeration (Hernie)
▶ Volvulus
▶ Invagination
▶ Gallensteinperforation
▶ Mekoniumileus
▶ Fremdkörper

Bei stenosierenden entzündlichen oder neoplastischen Darmwandprozessen gibt der Nachweis einer pathologischen Kokarde einen Hinweis auf die Ursache. Bei inkarzerierten Hernien sind im Bereich des Bruchsacks eingeklemmte Darmschlingen mit zum Teil ödematös veränderten Darmwänden zu erkennen. Eine Darminvagination ist an der typischen Kokarde (Kokarde in der Kokarde) zu identifizieren.

Mechanische Ursachen wie Briden und Adhäsionen können im Ultraschall nicht direkt erkannt werden; hier kann nur aufgrund des fehlenden Nachweises eines stenosierenden Darmwandprozesses und der Anamnese (vorausgegangene Operation) eine mögliche Bride als Ursache für den Ileus diskutiert werden. Patienten mit einem Gallensteinileus weisen jedoch typische sonographische Veränderungen auf (s. Übersicht).

Sonographische Kriterien des Gallensteinileus
▶ Dünndarmileus
▶ Fehlende Gallenblasendarstellung
▶ Ausgeprägte Aerobilie
▶ Konkrementnachweis im Dünndarm
▶ Beginn der Dünndarmdilatation vor dem Konkrement

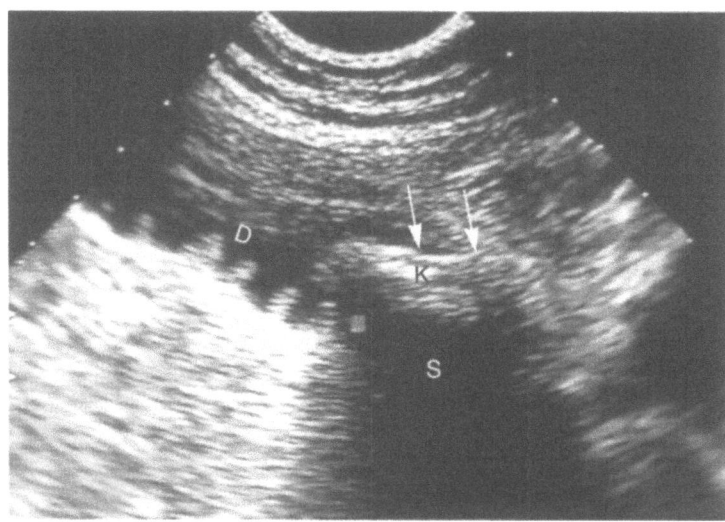

Abb. 89. Gallensteinileus. Das inkarzerierte Konkrement (K, Pfeile) ist an seinem ventralkonvexbogigen echoreichen Reflex und begleitenden dorsalen Schallschatten (S) erkennbar. Der Dünndarm (D) erscheint dilatiert und flüssigkeitsgefüllt

Nach Perforation des Gallensteins in das Darmlumen inkarzeriert das Konkrement häufig im proximalen Dünndarm oder in Höhe der Bauhin-Klappe. Sonographisch ist dann ein flüssigkeitsgefüllter dilatierter Dünndarm bis in den Bereich der Inkarzeration nachzuweisen. Bei sorgfältiger Untersuchung ist das inkarzerierte Konkrement an seiner typischen, ventral konvexbogigen Kontur und dem dorsalen Schallschatten zu erkennen (Abb. 89).

Als Folge der Perforation besteht eine Verbindung zwischen dem Darmlumen und den Gallenwegen. Dies führt zu einer ausgeprägten Aerobilie. Die perforierte Gallenblase ist nicht mehr eindeutig abgrenzbar. Das gleichzeitige Auftreten einer Aerobilie und eines Ileus bei einem Gallensteinträger sollte somit an die Möglichkeit eines Gallensteinileus denken lassen.

Bei Patienten mit einer B-II-Resektion des Magens und einem Syndrom der zuführenden Schlinge liegt eine Entleerungsstörung der zuführenden Schlinge vor. Der Nachweis einer isolierten flüssigkeitsgefüllten Dünndarmschlinge im Oberbauch nach Nahrungsaufnahme kann bei diesen Patienten die sonst schwierige Diagnose des „Syndroms der zuführenden Schlinge" erleichtern. Die dilatierte Dünndarmschlinge hat oft eine U-Form. Der übrige Dünndarm erscheint jedoch sonographisch unauffällig.

Die Zöliakie stellt insbesondere im Kindesalter eine wichtige Differentialdiagnose bei einem Nachweis von flüssigkeitsgefüllten Dünndarmschlingen dar.

Bei Patienten mit Zöliakie sind in bis zu 94% der Fälle zöliakieassoziierte sonographische pathologische Befunde nachweisbar. Bei Kindern findet sich zu 76% ein Aszites, zu 82% eine Hyperperistaltik von flüssigkeitsgefüllten Dünndarmschlingen und zu 47% ein Perikarderguß. Veränderungen der Morpholgie der Dünndarmwand sind bei 94% erkennbar, 47% der Patienten weisen eine schmale,

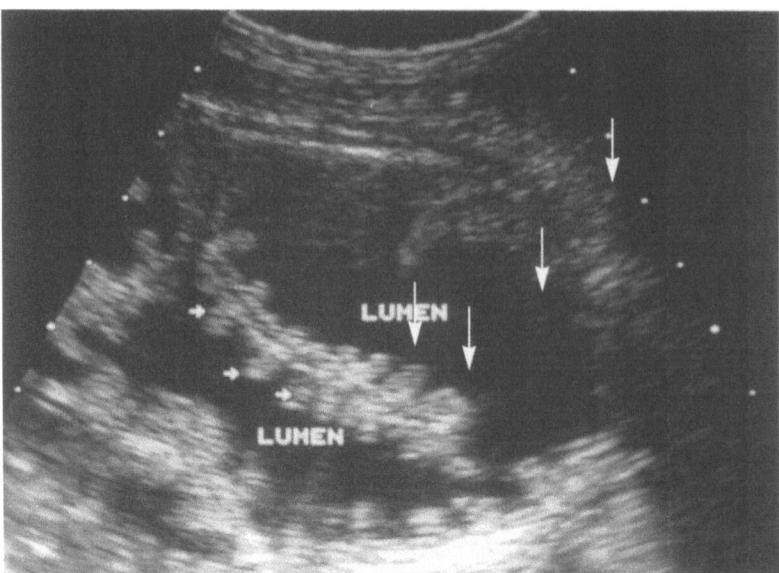

Abb. 90. Zöliakie. Flüssigkeitgefülltes Jejunum. Die Kerckring-Falten sind echoarm (Pfeile). Der Darm zeigt während der Untersuchung eine deutliche Hyperperistaltik. Klinisch: junge Patientin mit Gewichtsverlust

echoreiche Darmwand und 47% eine verbreiterte echoarme Darmwand auf. Die Sonographie kann die histologische Sicherung der Zöliakie nicht ersetzen; die sonographischen Befunde lassen jedoch bei Kindern mit Dystrophie und unklaren abdominellen Beschwerden im Rahmen der Differentialdiagnose frühzeitig an die Zöliakie denken (Abb. 90).

Für die Diagnose „Ileus" weist die Sonographie im Vergleich mit der Röntgenuntersuchung (Abdomenübersicht) eine vergleichbare Sensitivität auf. Sie hat jedoch einige zusätzliche Vorteile (s. Übersicht). Da sich bei Patienten mit einer Dilatation des Dünndarms die flüssigkeitsgefüllten Dünndarmschlingen besonders gut erkennen lassen, ist die Sonographie insbesondere auch bei sog. röntgennegativen Fällen für die frühzeitige Diagnose die Methode der Wahl. Weit proximal gelegene Stenosen entgehen in der Regel der radiologischen Diagnostik, da sie nicht zu ausgeprägten Spiegelbildungen bei der Abdomenübersicht führen.

Vorteile der sonographischen Ileusdiagnostik
- Ileusscreening bei unklarem Abdomen und Erbrechen
- Erfassung von röntgennegativen Frühfällen
- Beurteilung der Peristaltik
- Beurteilung der Darmwand
- Beurteilung von Gefäßveränderungen
- Differentialdiagnose paralytischer/mechanischer Ileus
- Mögliche Feststellung der Ileusursache
- Lokalisation der Verschlußhöhe
- Mobile sonographische diagnostische Einheit

Die Hernien können unterteilt werden in Leistenhernie, Femoralhernie, epigastrische Hernie und Spiegel-Hernie. Die Leistenhernie ist oberhalb des Leistenbandes gelegen. Sonographische Orientierungspunkte sind die Rektusscheide, der M. obliquus abdominis internus und der M. transversus abdominis. Die Femoralhernie ist unterhalb des Leistenbandes lokalisiert. Nach lateral sind A. und V. femoralis die Leitstruktur; nach medial ist es die Symphyse. Die epigastrische Hernie ist in der Linea alba in der Regio epigastrica lokalisiert, die anatomischen Grenzen sind die beiden Mm. recti. Die Spiegel-Hernie findet sich in der Linea seminularis an der Grenze der lateralen und medialen Bauchwandregion.

Sonographisches Korrelat einer Hernie ist der Nachweis einer Faszienlücke mit Bruchinhalt (s. Übersicht). Der Bruchinhalt besteht aus Darmanteilen, die sich nach intraabdominell verfolgen lassen. Beim Husten oder Pressen ist eine Größenänderung des Bruchsacks nachzuweisen.

Sonomorphologie der Hernie

- Faszienlücke in der Bauchmuskulatur (Bezug zu den Leitstrukturen)
- Echoreicher Bruchinhalt (Darmschlingen, Omentum majus)
- Kontinuierliche Verbindung zwischen Bruchsack und Abdomen
- Größenänderung des Bruchsacks nach Pressen
- Inkarzeration (ödematöse, verdickte Darmschlingen, freie Flüssigkeit)

Bei inkarzerierten Hernien ist die Darmwand ödematös verdickt, und es findet sich ein Exsudat innerhalb des Bruchsacks (Abb. 91). Gelegentlich kann auch nur ein Teil des Omentum majus inkarzeriert sein, das dann als echoreiche homogene Struktur innerhalb des Bruchsacks und der Faszienlücke erkennbar ist (Abb. 92).

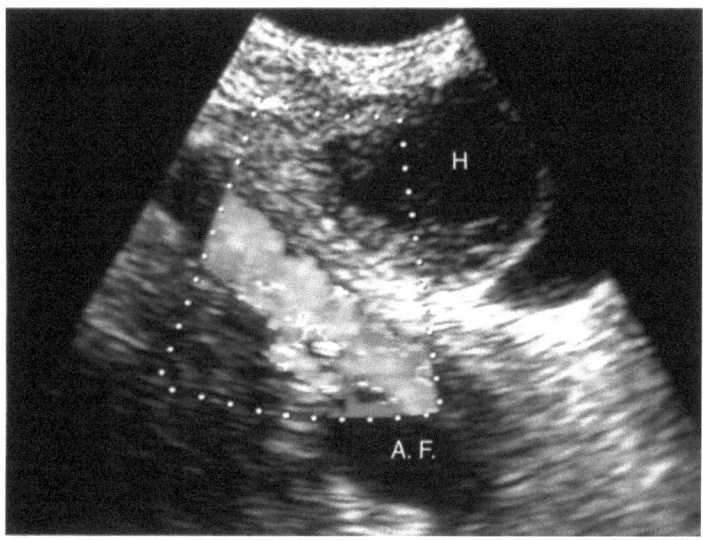

Abb. 91. Inkarzerierte Inguinalhernie (H). Innerhalb des flüssigkeitsgefüllten Bruchsacks ist eine ödematös verdickte Dünndarmschlinge erkennbar. Leitstruktur ist die A. femoralis (AF)

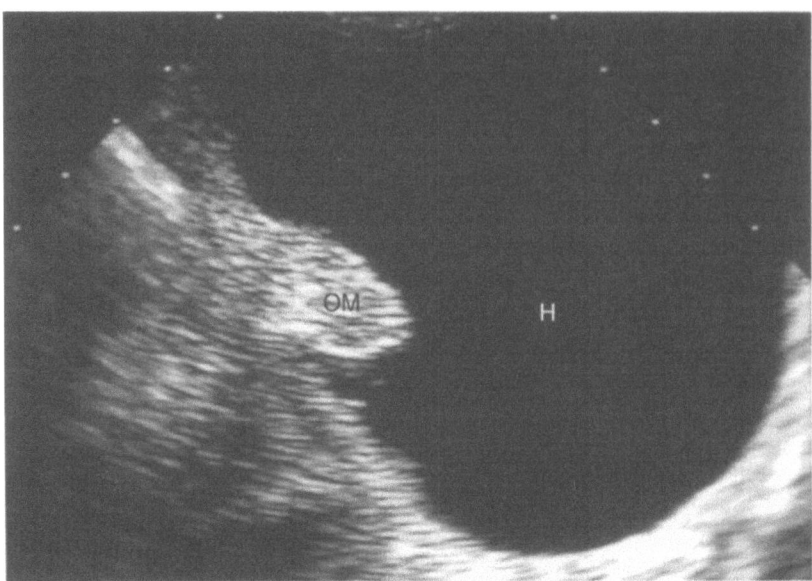

Abb. 92. Inkarzeriertes Omentum majus (OM) in einer Umbilikalhernie (H) bei einem Patienten mit dekompensierter Leberzirrhose. Das inkarzerierte Omentum ragt fingerförmig in den mit Ascites gefüllten Bruchsack. Klinischer Befund: akute Abdominalschmerzen

Die Sensitivität der Sonographie für die Diagnose der Leistenhernie wird mit 82%, für die der epigastrischen Hernie mit 100%, für die der Schenkelhernie mit 72% und für die der Spiegel-Hernie mit 100% angegeben. Die Bedeutung der sonographischen Untersuchung bei Patienten mit klinischem Verdacht auf das Vorliegen einer Hernie liegt jedoch in der Differentialdiagnose. Differentialdiagnostisch ist bei einem suspekten Befund in der Leistenregion neben der Hernie an ein Hämatom, Serom, Lymphom, Lipom, an Metastasen, einen Abszeß oder an ein Aneurysma zu denken.

9 Invagination

Die Invagination ist die häufigste Ursache für einen Darmverschluß im Kindesalter, der Häufigkeitsgipfel liegt zwischen dem 6. Monat und dem 2. Lebensjahr. Die klinische Symptomatik tritt oft akut unter dem Bild eines akuten Abdomens auf. Eine inkomplette Invagination kann jedoch auch chronisch auftreten und so zu rezidivierenden, uncharakteristischen Abdominalbeschwerden führen.

Unter Invagination versteht man die Einstülpung eines im Sinne der Peristaltik höhergelegenen Darmabschnittes in den angrenzenden tieferen Abschnitt; der eingestülpte Darmanteil wird dabei durch die Peristaltik weiter vorgeschoben. Eine Invagination kann prinzipiell an allen frei beweglichen Darmabschnitten vorkommen. Aufgrund der verschiedenen beteiligten Darmabschnitte können 4 Formen der Invagination unterschieden werden:
- die enterische (der Dünndarm stülpt sich in einen anderen Dünndarmabschnitt ein),
- die ileokolische (das Ileum stülpt sich durch die Bauhin-Klappe in die Ileozökalregion ein),
- die ileozökale (die Ileozökalklappe selbst führt zur Invagination),
- die kolonische (das Kolon stülpt sich in einen nachfolgenden Dickdarmdarmabschnitt ein).

Am häufigsten tritt die Invagination im Bereich der Ileozökalregion auf.

Die mit dem Darmanteil ebenfalls invaginierten Mesenterialgefäße werden komprimiert. Konsekutiv entwickelt sich zunächst ein ischämisches Wandödem, und über eine hämorrhagische Infarzierung kann schließlich eine vollständige Nekrose des Invaginats auftreten. Die Veränderungen sind am stärksten im Bereich der Spitze des invaginierten Darmanteils ausgeprägt.

Sonographisches Kennzeichen für die Invagination ist die pathologische Kokarde (s. Übersicht und Schema 16). Die invaginierte Darmwand erscheint als

> **Sonomorphologie der Invagination**
> - Pathologische Kokarde
> - Ödematös verdickte Darmwand
> - „Kokarde in der Kokarde"
> - Keine Vaskularisation innerhalb der verdickten Darmwand (DD: akute Entzündung)
> - Prästenotische Dilatation der Darmschlingen, Hyperperistaltik
> - Häufige Lokalisation: terminales Ileum

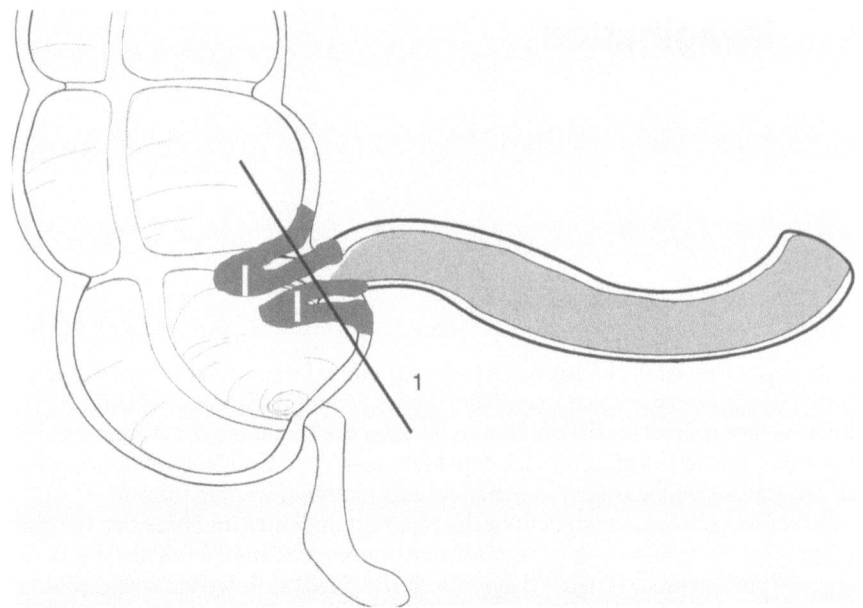

Schema 16. Invagination im Bereich der Ileozökalklappe. Der invaginierte Abschnitt des terminalen Ileums (I) ist echoarm, die Wand ist deutlich verdickt. Bei der Darstellung der Invagination durch einen Querschnitt (1) ist sonographisch das typische Bild der „Kokarde in der Kokarde" nachweisbar

Folge des ausgeprägten Wandödems echoarm. Sie wird umgeben von einer zweifachen Darmwandlage; um die innere Wand der vorrückenden Darmschlinge ist in der Mitte die Wand der umgeschlagenen und nach außen die Wand der aufnehmenden Darmschlinge lokalisiert. Bei Verwendung höherfrequenter Schallköpfe sind multiple konzentrische Ringe im Querschnitt nachzuweisen. Sonographisch kann das Bild als „Kokarde in der Kokarde" beschrieben werden (Abb. 93 und 94). Für die Diagnose der Invagination stellt die Sonographie heute die Methode der ersten Wahl dar.

Nach der Diagnostik ist das primäre therapeutische Ziel die nichtchirurgische Reposition des Invaginats. Diese erfolgte bisher unter radiologischer Kontrolle durch einen Bariumeinlauf. Durch die Hydrokolonsonographie ist jedoch erstmalig eine sonographisch gesteuerte hydrostatische Reposition möglich (Schema 17). Der Vorteil des Verfahrens ist die fehlende Strahlenbelastung und die ständige sonographische Kontrolle des Repositionsmanövers. Geringe Mengen freier intraabdominaler Flüssigkeit und Zeichen eines mechanischen Ileus sind keine Kontraindikationen für eine Reposition.

Nach retrograder Instillation einer isotonen Kochsalzlösung in das Kolon läßt sich der Invaginatkopf gut darstellen (Abb. 95 und 96). Der Vorratsbehälter der Flüssigkeit wird ca. 1 m über Tischhöhe angebracht. Auf eine Ballonokklusion des rektal eingeführten Darmrohrs wird wegen der Möglichkeit unkontrollierter

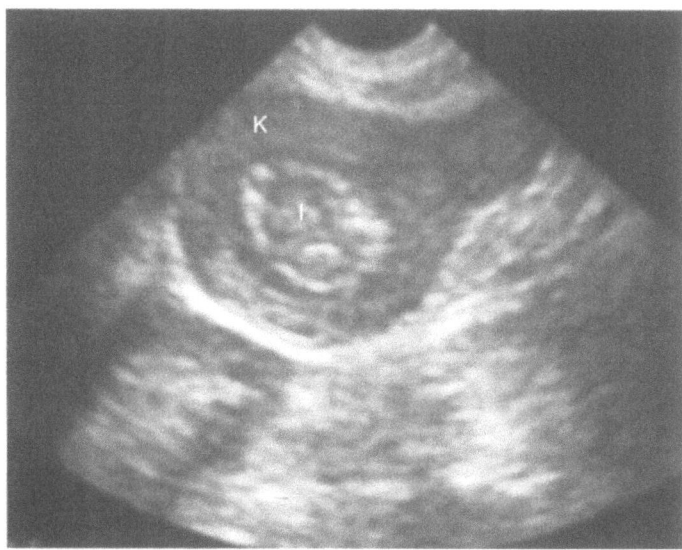

Abb. 93. Invagination. Im Bereich des rechten Unterbauchs typisches Bild der „Kokarde in der Kokarde". Im Zentrum einer pathologischen Darmkokarde (K) findet sich eine zweite Kokarde, die dem Invaginat (I) entspricht. Als Folge des Wandödems ist die Darmwand echoarm und verdickt. Die Wandverdickung ist gleichmäßig und konzentrisch

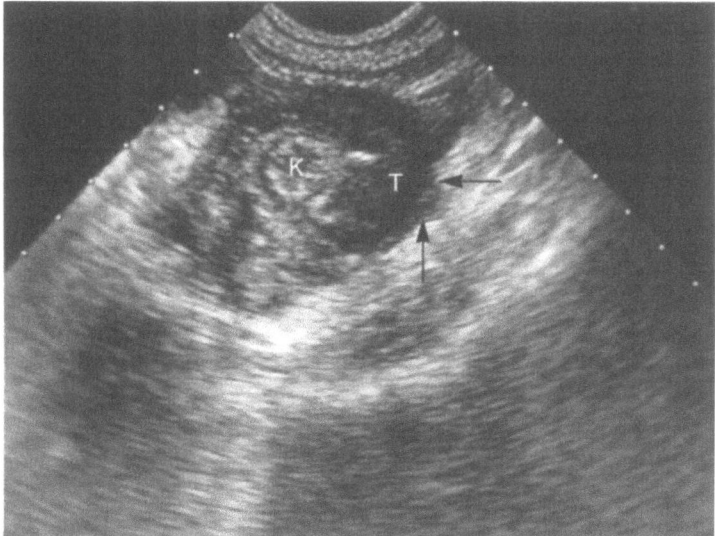

Abb. 94. Invagination bei Kolonkarzinom. Sonographisches Bild der Kokarde in der Kokarde (K). Die Wandverdickung ist jedoch nicht gleichmäßig und konzentrisch. In einem Abschnitt der Kokarde ist die Wand exzentrisch verdickt, die Wandstruktur ist aufgehoben (Pfeile). Diese exzentrische Wandverdickung entspricht einem Kolonkarzinom (T). Operationssitus: Invagination bei einem Kolonkarzinom

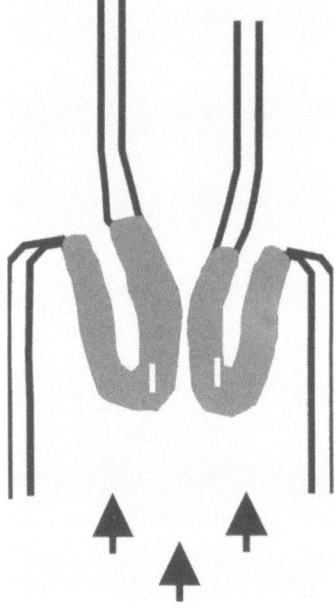

Schema 17. **Hydrostatische Reposition der Invagination.** Im Bereich der Invagination (I) ist die Darmwand deutlich verdickt und echoarm. Durch die retrograde Instillation von Flüssigkeit in das Kolon (Pfeile) wird der intraluminale Druck erhöht und dadurch das Invaginat reponiert

Druckanstiege und der damit möglichen Erhöhung der Perforationsgefahr verzichtet. Die Flüssigkeit läuft entsprechend dem hydrostatischen Druck intrarektal ein, dabei werden intraluminale Drücke von 60 mmHg erreicht. Durch zusätzliche Luftinsufflation in das Vorratsgefäß kann der Druck weiter gesteigert werden, sollte jedoch 120 mmHg nicht überschreiten.

Für die Reposition werden mehrere Liter Flüssigkeit gebraucht, da ein großer Teil der instillierten Flüssigkeit wegen der fehlenden Ballonokklusion per anum wieder abläuft. Die Reposition des Invaginatkopfs läßt sich sonographisch kontinuierlich verfolgen; der Erfolg ist anhand typischer Befunde zu beurteilen (s. Übersicht).

Nach Reposition kann noch für einige Tage eine entzündlich-ödematöse Verdickung des terminalen Ileums und der Bauhin-Klappe nachweisbar sein (s. Abb. 96). Diese „Post-Invaginationskokarde" bildet sich jedoch spontan zurück. Die Erfolgsrate der hydrostatischen Reposition beträgt 83–86%, klinisch relevante Komplikationen wie z. B. Perforationen oder Elektrolytentgleisungen sind bisher nicht berichtet worden. Wegen der fehlenden Strahlenbelastung und der hohen Effektivität ist die hydrostatisch gesteuerte Reposition der Invagination die Methode der ersten Wahl.

Erfolgskriterien der hydrostatisch gesteuerten Reposition der Invagination

▶ Bewegung des Invaginatkopfs über die Ileozökalklappe hinweg
▶ Verschwinden der Invaginationsfigur
▶ Reflux von Flüssigkeit aus dem Zökum in das terminale Ileum
▶ Darstellung des flüssigkeitsgefüllten Ileums

Invagination

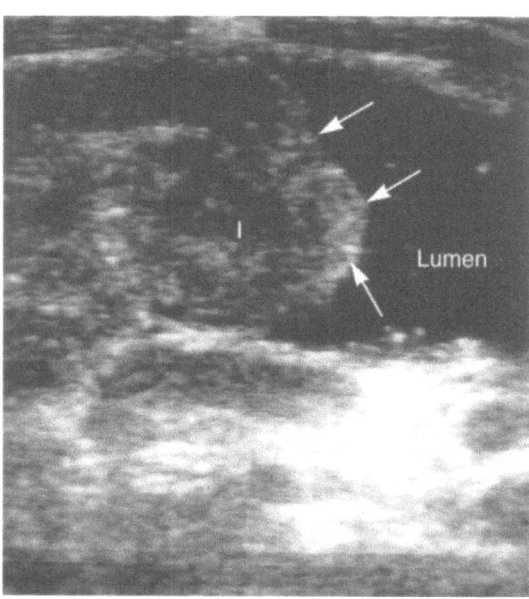

Abb. 95. Darminvagination. Das Invaginat (I) stellt sich als pseudotumoröse Raumforderung (Pfeile) im Bereich des Zökalpols dar. Durch das flüssigkeitsgefüllte Zökum ist das Invaginat gut abgrenzbar. Während der hydrostatisch gesteuerten Reposition ist die Rückbildung der Invagination kontinuierlich zu verfolgen

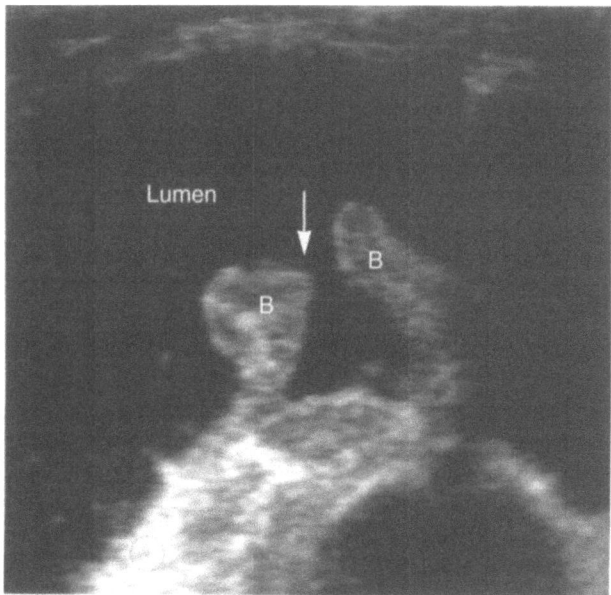

Abb. 96. Bauhin-Klappe, Zustand nach Reposition. Nach hydrostatischer Reposition ist eine normal weite Klappenöffnung (Pfeil) darstellbar. Die Klappe (B) ist als Folge der Invagination noch ödematös verdickt und echoarm

10 Entzündliche Darmerkrankungen

10.1 Akute Appendizitis

Voraussetzung für die sonographische Darstellung der akut entzündlich infiltrierten Appendix ist ein hochauflösendes Ultraschallgerät und die Verwendung höherfrequenter Schallköpfe ($\geq$5-MHz-Schallkopf).

Als Orientierungspunkt für die Lokalisation der Appendix ist das Dreieck zwischen M. psoas, A. iliaca externa und unterer Zökalpol wichtig (Schema 18). Die Untersuchung des Patienten erfolgt in Rückenlage und wird zunächst von ventral mit graduierter Kompression der Appendixregion durch den Schallkopf durchgeführt. Durch die abgestufte Kompression der die Appendix umgebenden Darmschlingen werden diese verdrängt bzw. die die Sonographie störende Luft oder der Darminhalt in andere Darmabschnitte verschoben. Dadurch ist in der Regel eine bessere Beurteilung der Appendixregion möglich.

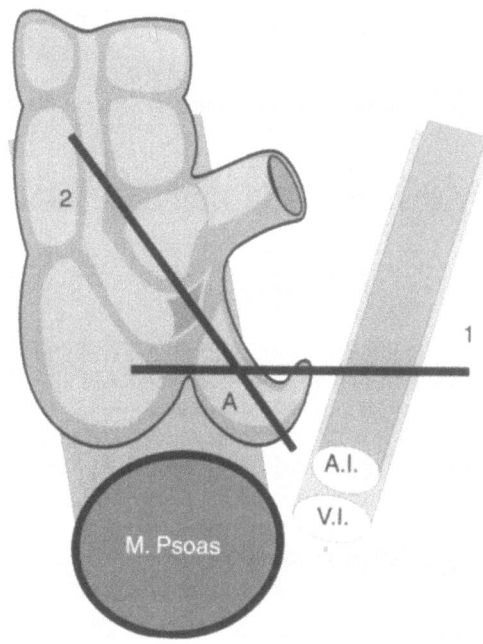

Schema 18. Lokalisation der Appendix. Sonographische Leitstrukturen sind M. psoas, Zökalpol und die Iliakalgefäße (AI: A. iliaca, VI: V. iliaca). Bei der Untersuchung im Querschnitt (1) ist die Appendix in dem Dreieck, das sich aus der Verbindung von Zökalpol, M. psoas und Iliakalgefäßen ergibt, zu suchen. Bei der Untersuchung im Längsschnitt (2) ist die Appendix am unteren Zökalpol lokalisiert

Zur Lokalisation der Appendix kann die Untersuchung auch von rechtslateral erfolgen; dabei wird zunächst die rechte Niere im Längsschnitt eingestellt und dann der Schallkopf nach ventral gekippt. Bei dieser Änderung des Einschallwinkels stellt sich dann das rechte Kolon mit dem Zökalpol dar. Bei tiefer In- und Exspiration des Patienten ist die atemabhängige Bewegung des Zökalpols sonographisch gut zu erfassen. Dadurch ist die Lokalisation des Zökalpols und damit auch der Appendixregion sicher möglich. Diese Schnittführung ist insbesondere bei einer retrozökal gelegenen Appendix (Schema 19) von Bedeutung, die bei alleinigem ventrodorsalem Strahlengang meistens nicht ausreichend sicher dargestellt werden kann.

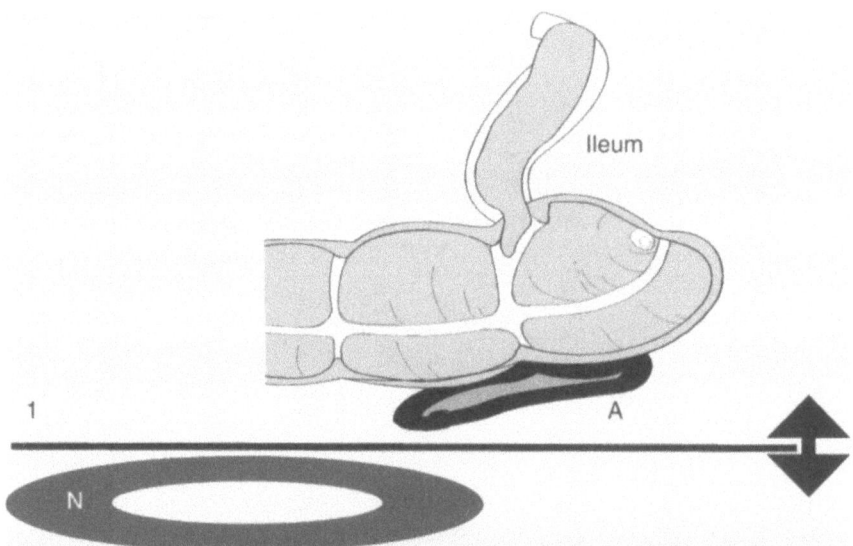

Schema 19. Retrozökal gelegene Appendix. Für die Lokalisation kann zusätzlich ein Längsschnitt (1) in der vorderen oder mittleren Axillarlinie durchgeführt werden. Dadurch wird die störende Darmgasüberlagerung durch das stuhlgefüllte Kolonlumen umgangen. Als Leitschiene dient zunächst die Niere (N). Nach Einstellung der Niere im Längsschnitt wird der Schallkopf nach ventral gekippt. Die infiltierte Appendix (A) stellt sich dann dorsal des Zökalpols mit typischer Morphologie dar

Die nichtentzündete Appendix ist sonographisch in der Regel nicht darstellbar, weil die normale Wanddicke der Appendix unterhalb der Auflösungsgrenze der Transducer liegt und die Echogenität der normalen Appendixwand sich nicht von der Echogenität der umliegenden Darmschlingen unterscheidet. Für die Diagnose „akute Appendizitis" werden neben der Darstellbarkeit der Appendix insbesondere Veränderungen der Echogenität, der Dicke der Darmwand, der Darmwandstruktur, des Appendixlumens, des die Appendix umgebenden Gewebes und des Omentum majus herangezogen.

Die entzündlich infiltrierte Appendix (Abb. 97 und 98) stellt sich im Querschnitt mit einer Targetstruktur und im Längsschnitt als eine blind endende

Akute Appendizitis

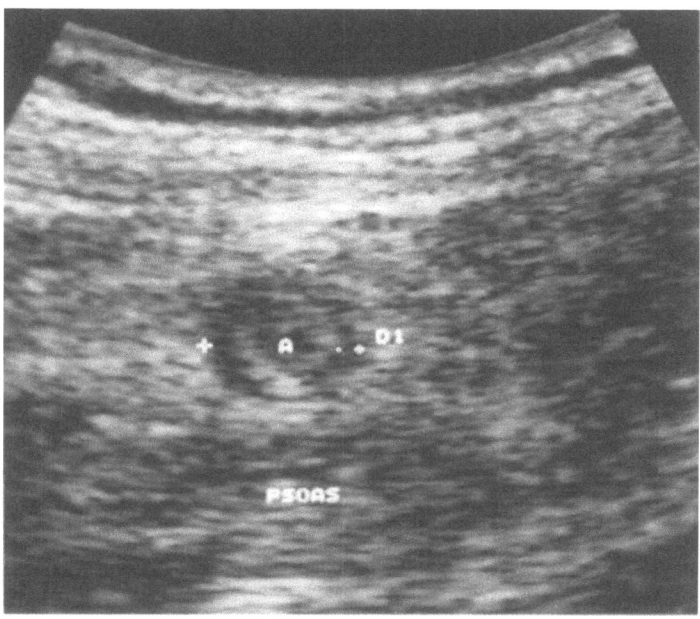

Abb. 97. Appendizitis. Im Transversalschnitt ist die typische Kokardenstruktur der entzündlich infiltrierten Appendix (A) zu erkennen. Auch hier erscheint die eigentliche Appendixwand als Folge der Entzündung echoärmer. Dadurch ist die entzündlich infiltrierte Appendix ventral des M. psoas zu erkennen und von der umgebenden echoreichen Umgebung abzugrenzen. Durchmesser (D1) der Appendix 1 cm

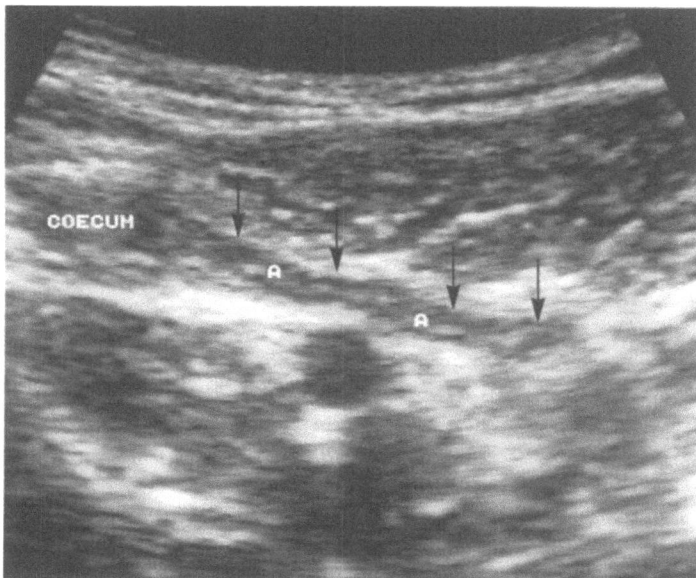

Abb. 98. Akute Appendizitis. Die entzündlich infiltrierte Appendixwand stellt sich echoärmer als das umgebende Bindegewebe dar. Sie erscheint als tubuläre Struktur, die vom unteren Zökalpol ihren Ausgang nimmt (A, Pfeile: entzündlich infiltrierte Appendix)

tubuläre Struktur dar (s. Übersicht und Schema 20). Durch das entzündliche Exsudat erscheint das Appendixlumen dilatiert und echoarm. Als Folge der entzündlichen Infiltration ist die Darmwand der Appendix verdickt und echoärmer.

Die Änderung der Echogenität der entzündlich infiltrierten Appendixwand ermöglicht erst die Abgrenzung der entzündlich infiltrierten Appendix von den umgebenden echoreichen Reflexen, die durch die Dünn- und Dickdarmschlingen hervorgerufen werden. Bei Patienten mit einer akuten Appendizitis beträgt

Sonographische Befunde bei akuter Appendizitis

▶ Targetförmiger Appendixquerschnitt
  - echoarme Wand
  - echoarmes, flüssigkeitsgefülltes Zentrum
  - akzentuierte Wandschichtung (Initialstadium)
  - aufgehobene Wandschichtung (transmurale Entzündung, fortgeschrittenes Stadium)
▶ Fehlende Peristaltik (DD: Dünndarmschlinge)
▶ Fehlende Kompressibilität
▶ Perizökale Flüssigkeit
▶ Reflexreicher Halo (Abdeckung der entzündeten Appendix durch Omentum majus)
▶ Regionale Lymphknoten
▶ Vermehrte Vaskularisation
▶ Gedeckte Perforation (echoarme Raumforderung im rechten Unterbauch, perforierte Appendix häufig nicht mehr abgrenzbar)

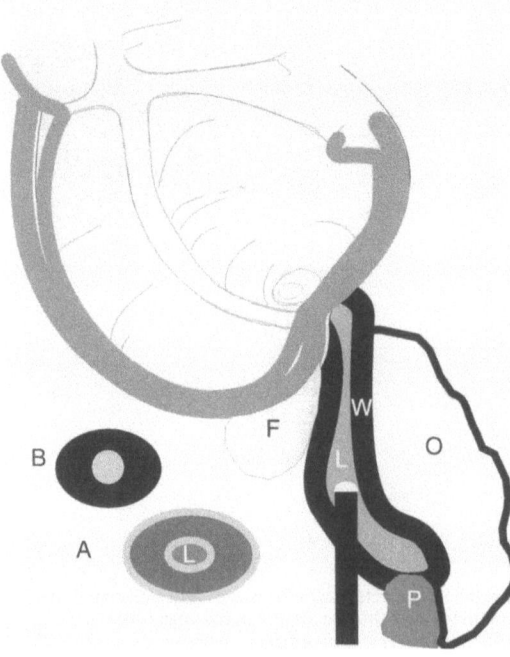

Schema 20. Sonomorphologie der akuten Appendizitis und ihrer Komplikationen. Ausschnittsvergrößerung von Appendix und Zökalpol. Die Wand (W) der Appendix ist echoarm und verdickt, intraluminal Nachweis eines Kotsteins mit typischem Schallschatten. Im Querschnitt findet sich initial eine typische Targetstruktur mit zunächst Nachweis einer akzentuierten Dreierwandschichtung (A); mit Fortschreiten der Entzündung erscheint die Wand homogen (B). Die Appendix ist durch einen echoreichen Halo des Omentum majus (O) abgedeckt. Die Wand des Zökalpols ist in die Entzündung mit einbezogen und erscheint deshalb echoärmer, im Bereich des Zökalpols Nachweis von Flüssigkeit (F). An der Spitze der Appendix findet sich eine gedeckte Perforation (P)

der dorsoventrale Durchmesser >6 mm; Durchmesser <6 mm sprechen für geringere entzündliche Veränderungen. Innerhalb der Darmwand läßt sich zu Beginn der Entzündung eine Dreierschichtung erkennen; die hyporeflektive mittlere Wandzone entspricht der entzündlich infiltrierten Muscularis propria und Anteilen der Submucosa, wegen der geringen Schichtdicke ist jedoch eine eindeutige Zuordnung der sonographischen Schichten zu den anatomischen Schichten nicht möglich. Mit zunehmender Entzündung nimmt die Wanddicke weiter zu. Die Appendixwand ist dann homogen echoarm, eine Wandschichtung ist dann nicht mehr erkennbar.

Bei 10-14% der Patienten ist ein intraluminal gelegener Kotstein nachweisbar, der sich als echoreicher Reflex mit typischem dorsalen Schallschatten innerhalb des Appendixlumens darstellt (Abb. 99). Das Vorhandensein eines Kotsteins ist von einer erhöhten Perforationsrate begleitet.

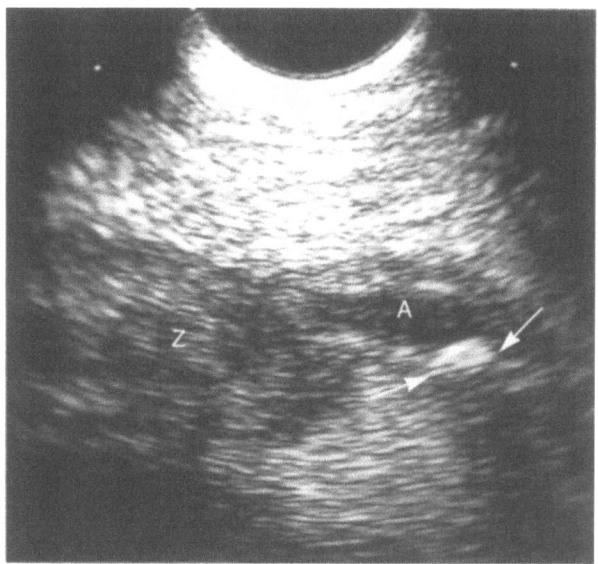

Abb. 99. Akute Appendizitis mit Koprolith. Innerhalb des Lumens der entzündeten Appendix (A) findet sich ein echoreicher Schallreflex mit deutlichem dorsalem Schallschatten (Pfeile), der durch einen Koprolithen hervorgerufen wird. Z: Zökum

Eine Mukozele ist durch ein erheblich dilatiertes Appendixlumen charakterisiert. Die infiltrierte Appendix weist keinerlei Peristaltik auf, und die Kompressibilität ist als Folge der entzündlichen Infiltration aufgehoben. Bei Übergreifen der Entzündung auf die Serosa wird die Appendix durch das Omentum majus abgedeckt; dies ist sonographisch als ein echoreicher Halo um die echoarme Appendix zu erkennen. Der Zökalpol kann mit in die Entzündung einbezogen sein, die Wand erscheint dann echoarm und gering verdickt. Mit Zunahme der Entzündung ist weiterhin eine umschriebene perizökale Flüssigkeitsansammlung oder auch

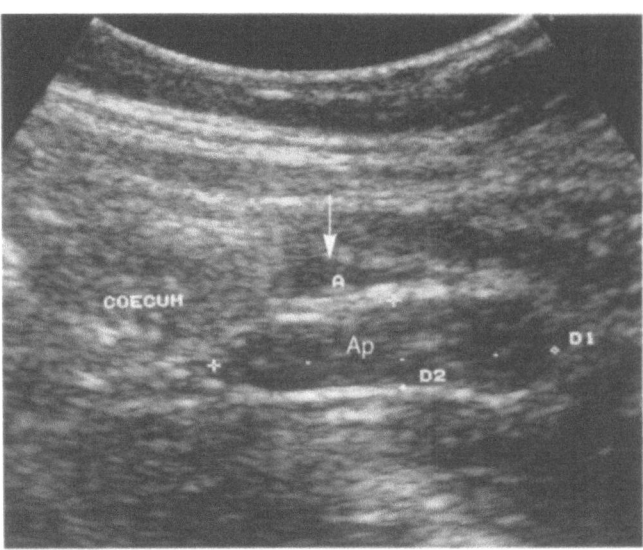

Abb. 100. Akute Appendizitis. Die entzündlich infiltrierte Appendix (AP) ist als oväläre echoarme Struktur erkennbar (D1, D2). Der Abgangsbereich aus dem Zökalpol ist gut zu erkennen. Ventral der Appendix findet sich eine umschriebene, dreiecksförmig begrenzte Flüssigkeitsansammlung in Höhe des Winkels zwischen Appendix und Zökalpol. Der sonomorphologische Befund einer umschriebenen Flüssigkeitsansammlung spricht für eine hochfloride Appendizitis mit beginnender Abszedierung (A, Pfeil)

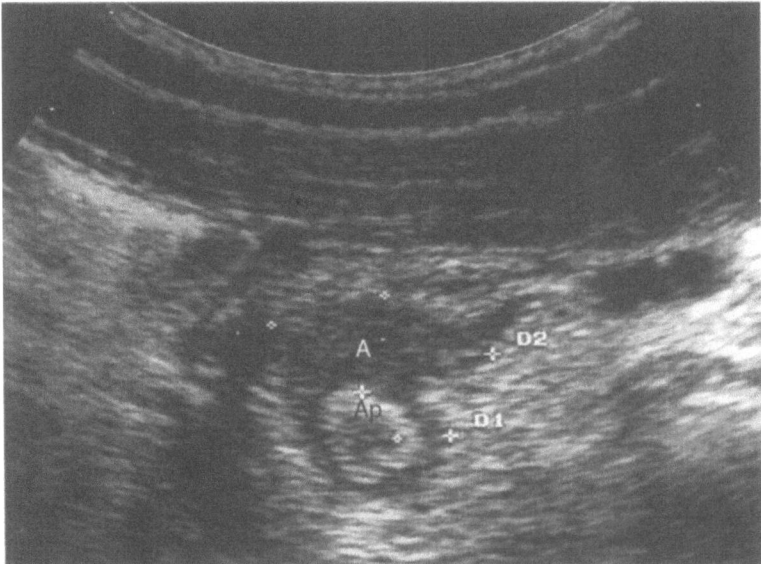

Abb. 101. Perforierte Appendix. Im Querschnitt ist die entzündlich infiltrierte Appendix als Kokarde zu erkennen (AP). Die Wand der Appendix ist verdickt (D1). Ventral der Kokarde geht jedoch die Struktur in eine irregulär begrenzte echoarme Raumforderung über (D2), die einem Abszeß (A) bei einer gedeckt perforierten Appendix entspricht

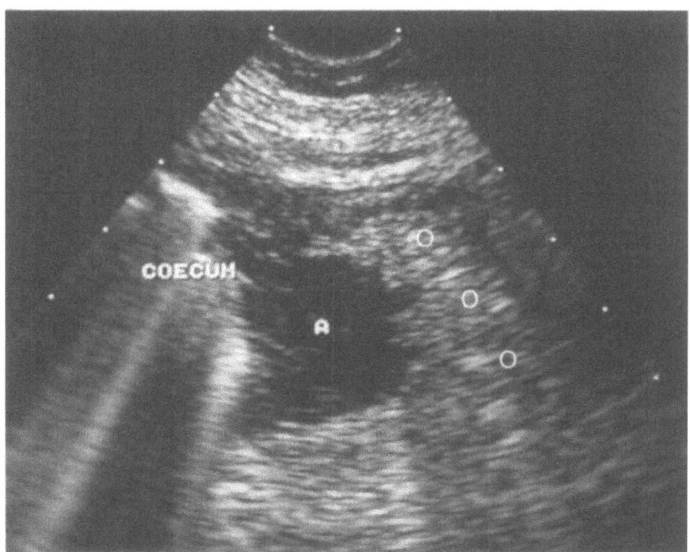

Abb. 102. **Perityphlitischer Abszeß.** Im Bereich der Ileozökalregion ist eine infiltierte Appendix oder eine pathologische Kokarde nicht erkennbar. Es findet sich eine echoarme Raumforderung in der Appendixregion, die einem Abszeß (A) bei einer perforierten Appendix entspricht, der durch das echoreiche Omentum (O) abgedeckt ist. Klinischer Befund: älterer Patient mit unklarer Leukozytose, uncharakteristischer Palpationsbefund

eine lokal gedeckte Perforation nachzuweisen. Die gedeckte Perforation ist als umschriebene echoarme Raumforderung neben der Appendixwand erkennbar (Abb. 100–102).

Bei Patienten mit einer perforierten Appendix ist die eigentliche Appendix häufig sonographisch nicht mehr erkennbar. Im Bereich der Appendixregion findet sich dann eine unregelmäßig begrenzte, echoarme, inhomogene Struktur, die dem perityphlitischen Abszeß entspricht. Die Sonomorphologie des Abszesses kann in Abhängigkeit vom Zelldetritus und dem Vorhandensein gasbildender Bakterien sehr variabel sein. So reicht das sonographische Bild von reflexreichen Formationen mit typischen zirkumskripten echoreichen Reflexen und dorsalen Schallschatten und Wiederholungsechos bis zu nahezu echofreien Eiteransammlungen. Die retrozökal gelegene Appendix hat in der Regel eine weniger deutliche, klinische Symptomatik und kann deshalb allein aufgrund des klinischen Befundes nicht immer mit letzter Sicherheit diagnostiziert werden. Hier stellt die Sonographie eine wertvolle Methode zur Sicherung der Diagnose dar (Abb. 103). Bei bis zu 95% der Patienten mit akuter Appendizitis kann die Diagnose sonographisch gestellt werden.

Die wesentliche Bedeutung der sonographischen Untersuchung bei der klinischen Verdachtsdiagnose „akute Appendizitis" liegt neben der Bestätigung der klinischen Diagnose in der Differentialdiagnose von Erkrankungen, die sich

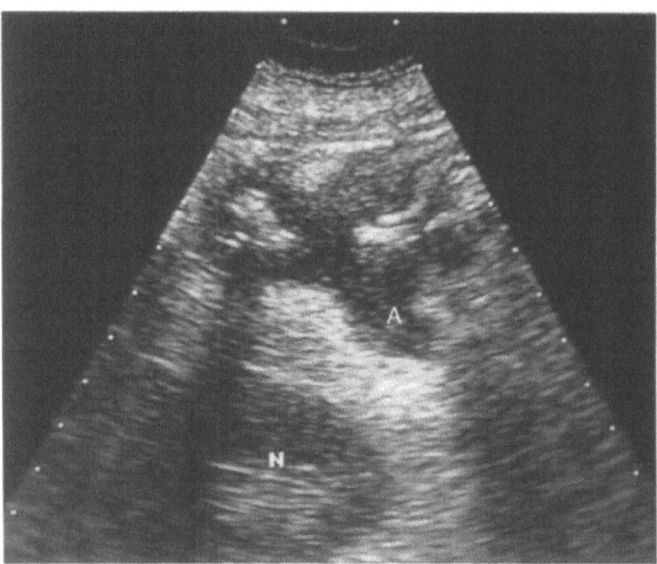

Abb. 103. Retrozökal gelegene perforierte Appendizitis. Längsschnitt in der vorderen Axillarlinie. Als Leitstruktur ist die rechte Niere (N) erkennbar. Ventral der Niere und dorsal des Zökums Nachweis einer pathologischen Kokarde (Appendix). Im Bereich der pathologischen Kokarde Nachweis einer echoarmen, irregulär begrenzten Raumforderung (A), die einem Abszeß bei gedeckter Perforation entspricht. Klinischer Befund: seit 2 Wochen bestehende unklare Temperaturerhöhung. Kein klinischer Abdominalbefund, keine typische Anamnese

klinisch unter dem Bild einer akuten Appendizitis präsentieren können (s. Übersicht). Bei einem großen Teil dieser Erkrankungen ist eine Operation nicht primär indiziert. Dadurch kann die sog. falsch-negative Appendektomierate von 22 auf 12% gesenkt werden. Nach erfolgter Appendektomie stellt sich die eingestülpte Tabaksbeutelnaht erneut als Kokarde dar (Abb. 104).

Differentialdiagnose der akuten Appendizitis

- Akute Gastroenteritis
  - Yersinia enterocolitica
  - Campylobacter jejuni
  - Salmonellose
- Morbus Crohn
- Ileozökaltuberkulose
- Darmwandischämie
- Ileuminvagination
- Ovarialzyste
- Extrauteringravidität
- Adnexitis
- Divertikulitis
- Cholezystitis
- Nephrolithiasis
- Akuter Harnverhalt
- Leberabszeß
- Einblutung in M. psoas und Retroperitoneum (Antikoagulation, Lysetherapie)
- Inguinalhernie

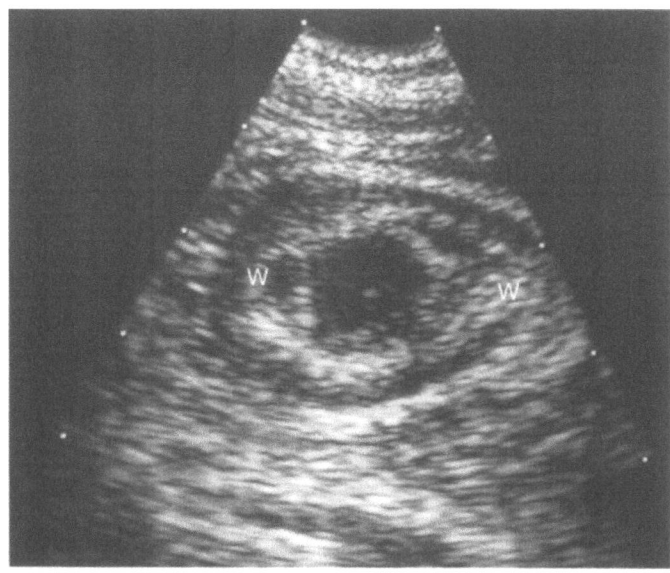

Abb. 104. **Zustand nach Appendektomie.** Der Appendixstumpf stellt sich als Kokarde am Zökalpol dar, die Wand (W) ist ödematös geschwollen. Die eingestülpte Appendixnaht erscheint zentral als Folge des Ödems echoarm

10.2 Akute Gastroenteritis

Akut entzündliche Darmerkrankungen können klinisch das Bild der akuten Appendizitis imitieren. Häufig wird die Infektion durch Yersinia enterocolitica, Campylobacter jejuni und Salmonella enteritidis hervorgerufen. Die Infektion der Ileozökalregion wird unter dem Begriff der „bakteriellen Ileozäcitis" zusammengefaßt.

Sonographisch sind entzündlich infiltrierte vergrößerte Mesenteriallymphknoten und die Entzündung des Ileums und des Zökums zu erkennen. Die Darmwand erscheint im Bereich des Zökalpols und des terminalen Ileums echoärmer als die normale Darmwand oder die Echogenität der umgebenden normalen Darmschlingen und der bindegewebigen Strukturen. Die Verdickung der Darmwand ist symmetrisch. Bei den meisten Patienten beträgt der anteroposteriore Durchmesser im Bereich des entzündlich infiltrierten Ileums nicht mehr als 5–6 mm; die Darmwand erscheint noch mäßig kompressibel. Die verschiedenen Bakterien verursachen eine gering unterschiedliche Sonomorphologie der infizierten Ileozökalregion (Schema 21).

Multiple mesenteriale, echoarme vergrößerte Lymphknoten sind insbesondere bei einem Yersinienbefall nachweisbar, wobei die Kolonwandverdickung bei Patienten mit einer Campylobacter- bzw. Salmonelleninfektion höhergradig erscheint. Bei Patienten mit einer Campylobacter- oder Salmonelleninfektion findet sich oft zusätzlich eine betonte Querfältelung des Zökums (Abb. 105–108). Dies ist

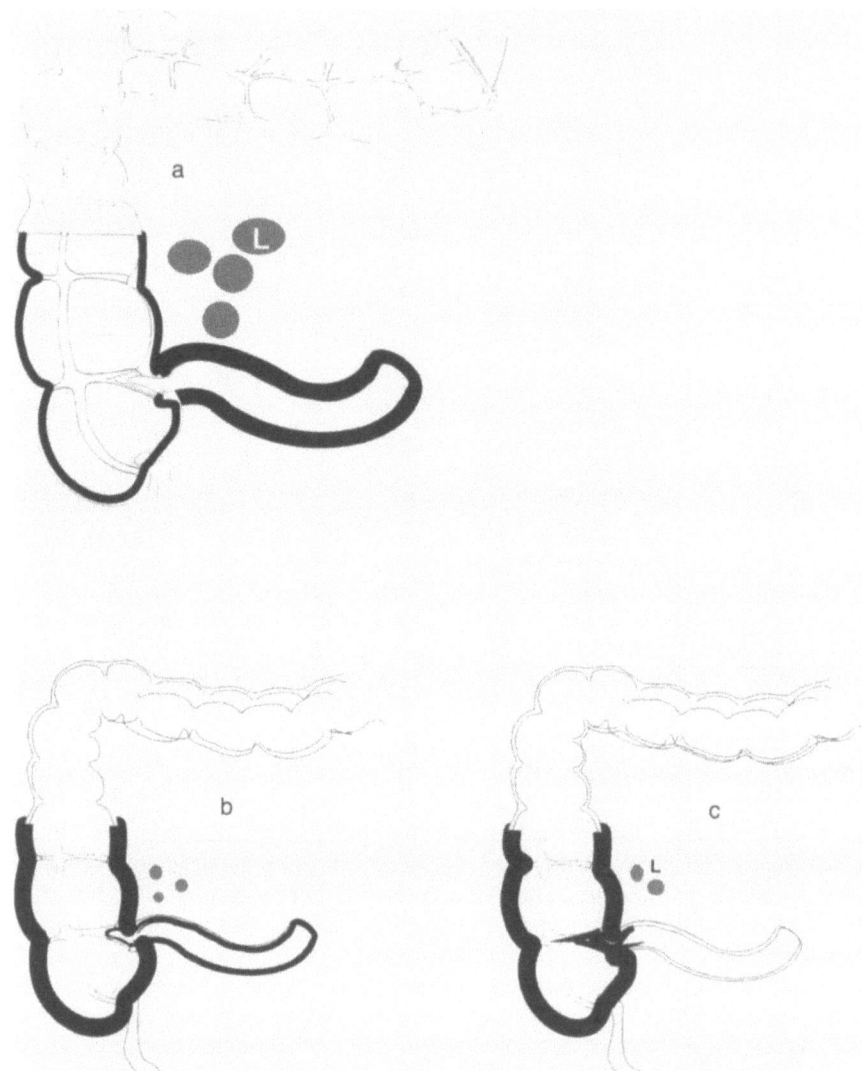

Schema 21 a–c. Sonomorphologie bei bakterieller Infektion der Ileozökalregion. a Yersinia enterocolitica. Kennzeichnend für die Yersiniose ist die stärkergradige Verdickung der Wand des terminalen Ileums; die Wandverdickung des Zökalpols ist geringer ausgeprägt. Als Folge der entzündlichen Infiltration ist die Wand echoarm. Die regionären Lymphknoten sind besonders deutlich und zahlreich vergrößert. **b** Campylobacter jejuni. Die Wand des Zökums ist deutlich und die Wand des terminalen Ileums nur gering verdickt und echoarm. Die regionären Lymphknoten sind nur gering vergrößert. **c** Salmonella enteritidis. Die Wand des Zökums ist deutlich verdickt, das terminale Ileum ist nicht involviert, die regionären Lymphknoten sind nicht oder nur gering vergrößert

Akute Gastroenteritis

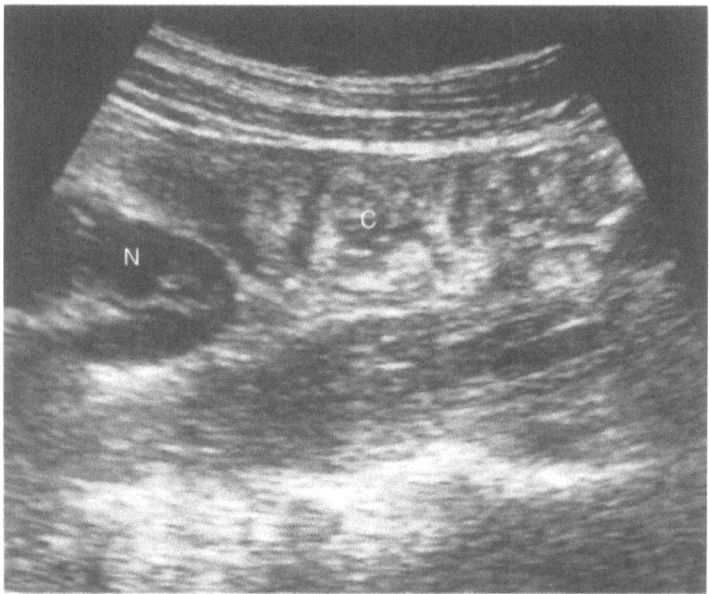

Abb. 105. Gastroenteritis. Die Wand des Zökums (C) ist echoarm, im Gegensatz zu den chronisch-entzündlichen Darmerkrankungen ist die Haustrierung erhalten und erscheint eher verstärkt. N: Niere

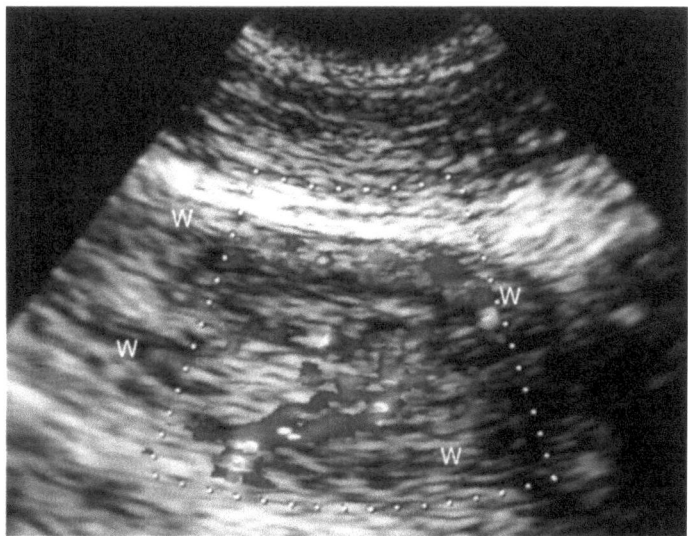

Abb. 106. Yersiniose. Die Darmwand (W) der Ileozökalregion ist echoarm; farduplexsonographisch Nachweis einer deutlich vermehrten Vaskularisation als Ausdruck der akut entzündlichen Veränderungen. Klinischer Befund: akut auftretende rechtsseitige Unterbauchbeschwerden; klinische Verdachtsdiagnose: akute Appendizitis; Therapie: konservativ. Nach 5 Tagen sonographisch kein pathologischer Befund mehr erhebbar

Entzündliche Darmerkrankungen

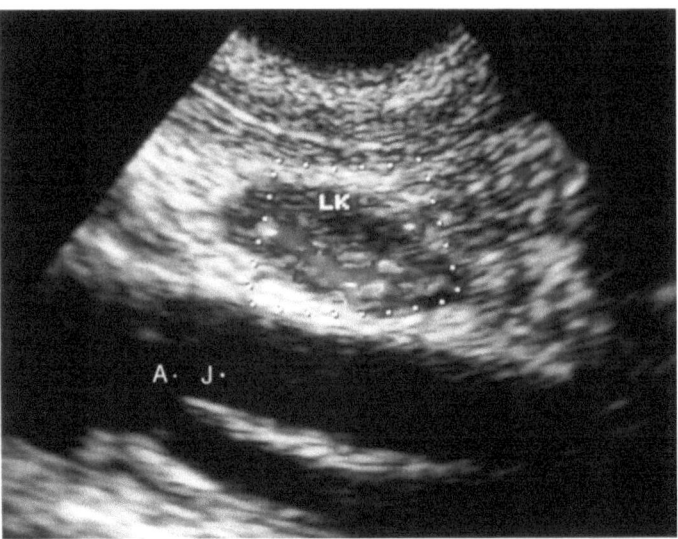

Abb. 107. Lymphadentis mesenterialis. Der Ileozökalregion benachbart finden sich multiple echoarme Lymphknoten (LK) in Nachbarschaft zur A. iliaca (A.I.). Die deutliche Vascularisation spricht für eine akute Entzündung. Klinischer Befund: Verdacht auf akute Appendizitis. Therapie: konservativ. 10 Tage nach der ersten Untersuchung waren nur noch einzelne Lymphknoten und nach weiteren 2 Wochen keine vergrößerten Lymphknoten mehr nachweisbar

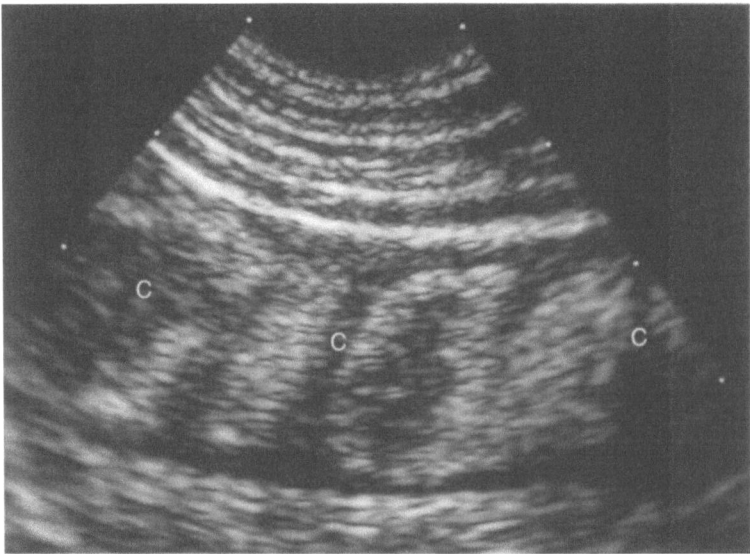

Abb. 108. Bakterielle Ileozäcitis. Das Zökum (C) ist flüssigkeitgefüllt, die Darmwand echoarm; die Haustrierung ist besonders betont. Klinischer Befund: akute Gastroenteritis. Stuhlkultur auf Salmonellen positiv

Akute Gastroenteritis

ein wichtiges differentialdiagnostisches Kriterium zum Morbus Crohn, bei dem sich eine langstreckige gleichförmige Wandverdickung ohne Nachweis einer Haustrierung findet.

Durch die Farbduplexsonographie ist eine deutlich vermehrte Vascularisation der entzündeten Wand nachweisbar. Mit Regredienz der klinischen Symptomatik bilden sich auch die sonographischen Veränderungen vollständig wieder zurück.

Unter den bakteriellen Entzündungen ist die selten auftretende pseudomembranöse Kolitis bei der Differentialdiagnose zu berücksichtigen. Sie tritt bei Patienten mit einer antibiotischen Vorbehandlung auf und wird durch eine Überwucherung von Clostridium difficile im Kolon hervorgerufen. Klinisch kann die Erkrankung das Bild einer akuten Colitis ulcerosa imitieren. Die Patienten setzen blutige Diarrhöen ab, klagen über abdominale Beschwerden, entwickeln Fieber und eine ausgeprägte Leukozytose. Bei der Abdominalsonographie erscheint der befallene Dickdarmabschnitt echoarm, die Darmwand ist deutlich verdickt und die Lumenweite reduziert. Die Muscularis propria ist als äußere, echoarme Grenzschicht erhalten (Abb. 109).

Bei Patienten mit Aids können typische opportunistische Infektionen mit dem Zytomegalievirus, atypischen Mykobakterien und die Kryptosporidiose zu echoarmen Wandverdickungen im Dünn- und Dickdarm führen. Neben der Darm-

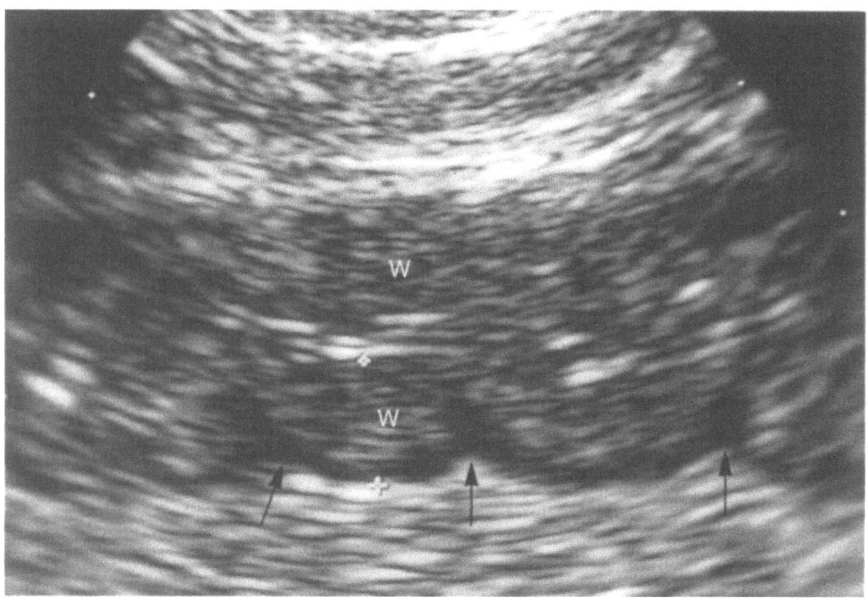

Abb. 109. **Pseudomembranöse Kolitis.** Im Bereich des Sigmas Nachweis einer pathologischen Kokarde; die Wand (W) ist echoarm und verdickt (+...+), die Wandschichtung ist aufgehoben. Die Haustrierung ist noch angedeutet erkennbar (Pfeile). Diese Veränderungen lassen sich vom rektosigmoidalen Übergang bis zur Mitte des Colon descendens nachweisen. Klinischer Befund: akutes Abdomen bei einem Patienten unter antibiotischer Therapie und mit negativer Anamnese für eine chronisch-entzündliche Darmerkrankung. Die sonomorphologischen Befunde gleichen den Befunden wie bei M. Crohn. Sonographische Diagnose unter Berücksichtigung der Anamnese: pseudomembranöse Kolitis. Befund endoskopisch und bakteriologisch bestätigt

wandverdickung sind häufig vergrößerte abdominale Lymphknoten und ein geringer begleitender Aszites nachweisbar.

Die Darmtuberkulose kann sonographisch das Bild einer entzündlichen oder auch tumorösen Wandverdickung zeigen. Typische Lokalisation ist das terminale Ileum, das Zökum und das Colon ascendens. Die verdickte Darmwand erscheint echoarm, die Wandstruktur ist aufgehoben. In den meisten Fällen ist die Wandverdickung gleichförmig und konzentrisch, sie kann jedoch auch gelegentlich exzentrisch wie bei einem Tumor sein. Als Begleitveränderungen finden sich eine Lymphknotenvergrößerung, Aszites und ein echoreicher Halo durch das herangezogene und entzündlich infiltrierte Omentum majus.

10.3 Chronisch entzündliche Darmerkrankungen

Morbus Crohn und die Colitis ulcerosa sind die wichtigsten chronisch entzündlichen Darmerkrankungen, die sich durch ein unterschiedliches Befallsmuster des Gastrointestinaltraktes und durch eine unterschiedliche Ausdehnung der Entzündung innerhalb der Darmwand voneinander unterscheiden (Schema 22). Bei der Colitis ulcerosa breitet sich die Entzündung per continuitatem vom Rektum beginnend nach weiter proximal aus. Die entzündliche Infiltration ist in der Regel auf die Mucosa beschränkt und dehnt sich nur fakultativ proportional zur Tiefe

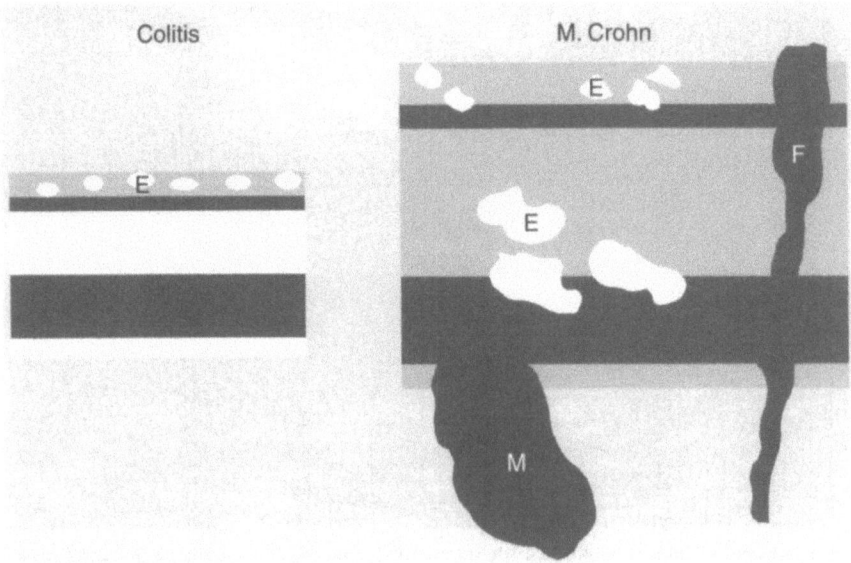

Schema 22. Schematische Darstellung der Darmwandschichten und der unterschiedlichen Ausbreitung der Entzündung bei Morbus Crohn und Colitis ulcerosa. Bei der Colitis ulcerosa ist die Entzündung (E) gleichmäßig und vorwiegend auf die Mukosa begrenzt. Beim Morbus Crohn findet sich eine ausgeprägte transmurale, disproportionierte Entzündung (E), die auf das benachbarte Mesenterium übergreifen kann (M: mesenteriale Entzündungsstraße). Eine typische Komplikation ist die Fistelbildung (F)

aus. Nur bei fulminanten Verläufen der Kolitis sind auch die tieferen Wandschichten beteiligt.

Der Morbus Crohn kann den gesamten Gastrointestinaltrakt befallen, die häufigste Lokalisation ist jedoch das terminale Ileum und das Kolon.

Charakteristisch für den Morbus Crohn dagegen ist eine diskontinuierlich Ausdehnung der Entzündung, d. h., entzündete und nichtentzündete Darmabschnitte liegen eng benachbart. Im Gegensatz zur Colitis ulcerosa breitet sich die Entzündung bei einem Morbus Crohn transmural und disproportional aus. Die Entzündung kann somit die gesamte Darmwand erfassen und in den tieferen Abschnitten oft stärker ausgeprägt sein als in der Mukosa. Dies erklärt, daß die histologischen Veränderungen in den verschiedenen befallenen Darmabschnitten erhebliche Variationen aufweisen können. Da die Entzündung sich transmural ausbreiten kann, wird die Entstehung von Fisteln und die Entwicklung von Abszessen und Entzündungsstraßen, die auf das benachbarte Mesenterium übergreifen, verständlich.

10.3.1 Morbus Crohn

Sonographisches Korrelat der entzündlichen Wandinfiltration bei Morbus Crohn und Colitis ulcerosa ist die pathologische Kokarde. Im Querschnitt stellt sich der entzündlich infiltrierte Darmabschnitt mit einer „Target"-Konfiguration dar, dabei entspricht die entzündlich verdickte echoarme Wand der äußeren Begrenzung und der zentrale echoreiche Reflex dem Lumen (Abb. 110). In der Längsschnittuntersuchung erscheint der infiltrierte Darmabschnitt als tubuläre Struktur (Abb. 111).

Bei Verwendung höherfrequenter Schallköpfe (≥ 5 MHz) können die entzündlichen Darmwandveränderungen detaillierter beurteilt werden. Die durch die Sonographie nachweisbaren Veränderungen der Darmwandstruktur und der Wandschichten können in 3 Stadien unterteilt werden (s. Übersicht).

Darmwandveränderungen bei Morbus Crohn

▶ 1. Die Darmwand ist im Vergleich zur Echogenität des umgebenden Gewebes oder der normalen Darmwand echoärmer, sämtliche 5 Wandschichten sind jedoch erhalten. Die Wandschichtung ist akzentuiert, d.h., die Wandschichten lassen sich besonders deutlich erkennen. Dies bezieht sich insbesondere auf die Schicht 1 und 2, die der Mukosa zuzuordnen ist. Die Wand ist nicht oder nur gering verdickt
▶ 2. Die Schichten 1–3 sind nicht mehr voneinander differenzierbar, die Wandschichten 4 und 5 sind aber noch rudimentär erkennbar. Die Echogenität der Darmwand ist reduziert und die Wand ist mäßig verdickt
▶ 3. Die gesamte Darmwand erscheint homogen echoarm; eine exakte Differenzierung der Wandschichten ist nicht mehr möglich. Die Wanddicke hat deutlich zugenommen
▶ Fließender Übergang der einzelnen Stadien
▶ Diskontinuierlicher Befall des Darms (skip lesions)
▶ Verlust der Haustrierung
▶ Reduktion der Lumenweite, Stenose
▶ Vermehrte Vaskularisation (aktive Entzündung)
▶ Glatte Außenkontur (Außnahme: Fistel, mesenteriale Entzündungsstraßen, Abszeß)

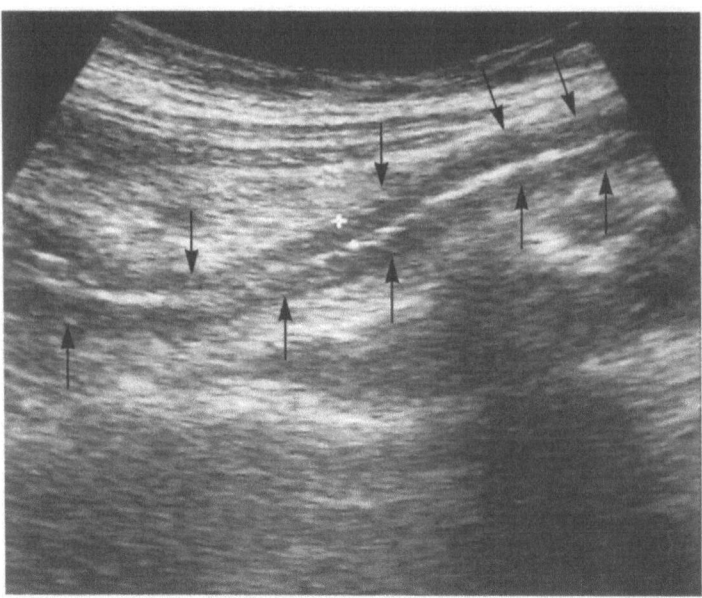

Abb. 110. Morbus Crohn, Transversalschnitt. Die entzündlich infiltrierte Darmwand (W) ist im Gegensatz zum Karzinom gleichförmig verdickt. Die Außenkontur ist glatt, eine Wandschichtung ist nicht mehr nachweisbar. Der luminale echoreiche Reflex (Pfeil) ist verschmälert

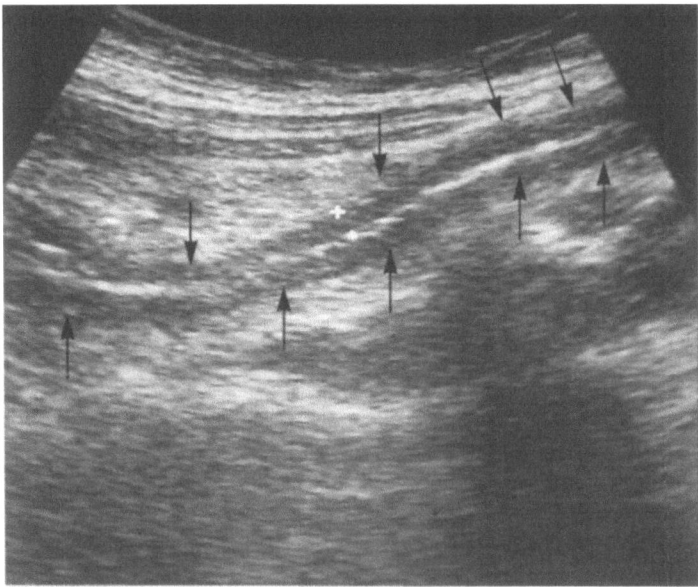

Abb. 111. Morbus Crohn, Längsschnitt. Langstreckige entzündliche Infiltration des Colon sigmoideum und des Colon descendens. Die entzündete Darmwand (+...+) ist echoarm und gleichförmig verdickt (Pfeile), die Außenkontur glatt; kein Nachweis einer wandüberschreitenden Infiltration

Im Rahmen der konventionellen Abdominalsonographie ist die Beurteilung der Wandveränderungen als Folge des Stuhl- und Luftgehalts des Lumens deutlich eingeschränkt (Schema 23 und Abb. 112–114).

Neben einer Abnahme der Echogenität der Darmwand verursacht die transmurale Entzündung eine Zunahme der Wanddicke. Da der Morbus Crohn den Darm diskontinuierlich befällt, können die entzündlichen Veränderungen in den einzelnen Darmabschnitten unterschiedlich stark ausgeprägt sein. Es finden sich also Areale, die sonographisch nicht verändert sind, neben Arealen, die sonographisch einen eindeutigen pathologischen Befund aufweisen. Das Ausmaß der transmuralen Entzündung kann ebenfalls stark variieren. Dies erklärt, daß die entzündlichen Veränderungen innerhalb der Darmwand ebenfalls nicht in allen Bereichen gleichförmig ausgeprägt sind.

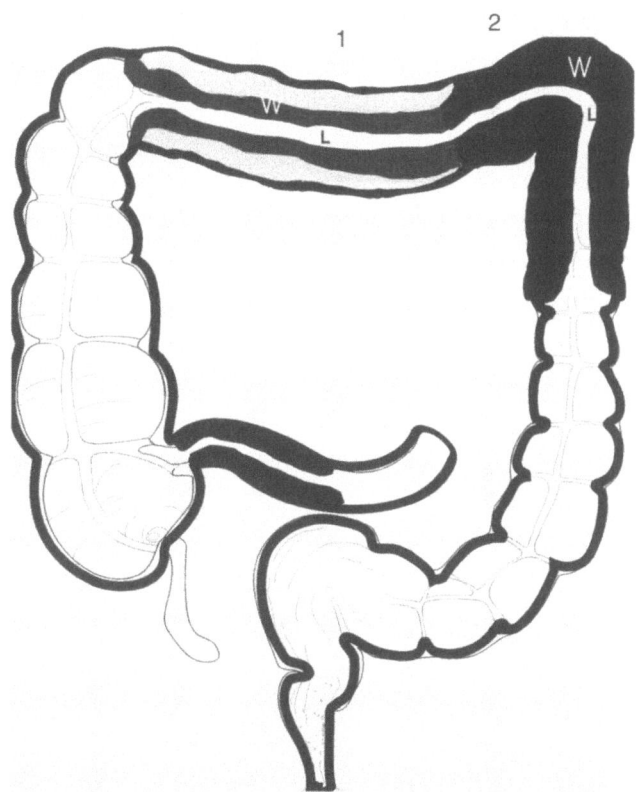

Schema 23. Morbus Crohn mit diskontinuierlichem Befall des Kolons und des terminalen Ileums. Die infiltrierte Darmwand (W) ist verdickt und echoarm. Die Lumenweite ist reduziert, die typische Haustrierung ist aufgehoben. Im Bereich des Colon transversum (1) ist die Wandschichtung noch partiell erkennbar, die Mukosa (echoarme luminale Schicht) ist deutlich verbreitert, die Submukosa (echoreiche Schicht) ist als Folge der entzündlichen Infiltration verschmälert, die Muscularis propria (äußere echoarme Schicht) ist noch erhalten. Im Bereich des terminalen Ileums und des linksseitigen Colon transversum und der linken Flexur (2) ist die Wand homogen echoarm, eine Wandschichtung ist nicht mehr erkennbar. Die Wandveränderungen können fließend ineinander übergehen

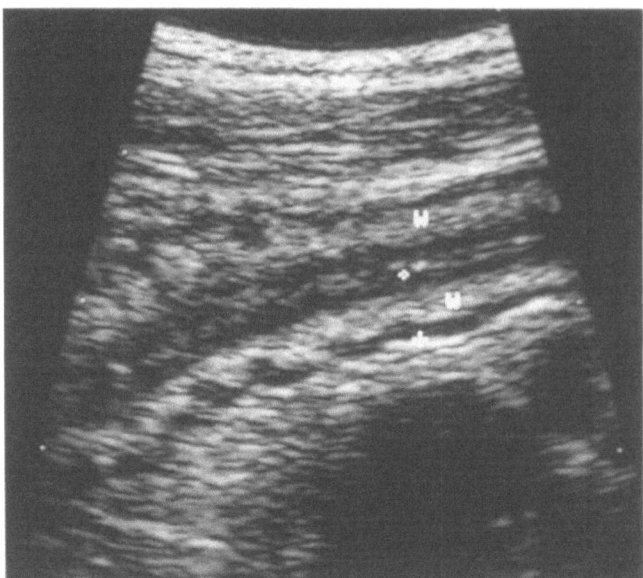

Abb. 112. Morbus Crohn. Langstreckige entzündliche Infiltration der Darmwand (W). Die Wand ist echoarm und verdickt. Die Wandschichtung ist akzentuiert, die Mukosa ist deutlich verdickt; Submukosa, Muscularis propria, Serosa und Subserosa sind erkennbar

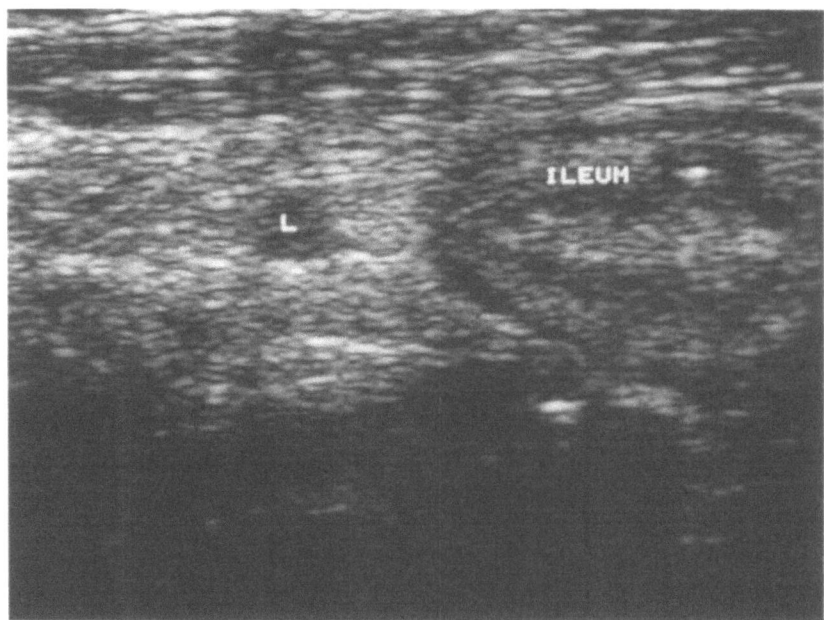

Abb. 113. Morbus Crohn. Die Darmwand ist echoarm, die Wandschichtung ist partiell aufgehoben, die Muscularis propria ist noch rudimentär erkennbar. L: vergrößerte regionäre Lymphknoten

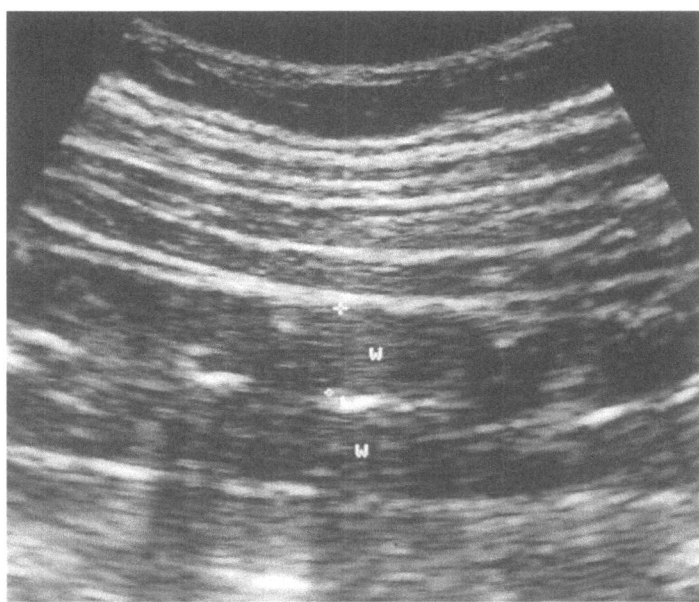

Abb. 114. Morbus Crohn. Die Darmwand (W) ist mit 9 mm deutlich verdickt, die Wandschichtung ist vollständig aufgehoben; die Darmwand ist homogen echoarm

In Abhängigkeit vom Ausmaß der Entzündung können somit die sonographisch nachweisbaren Veränderungen erheblich variieren. Mit zunehmender transmuraler Ausbreitung der Entzündung wird die Wand dicker, und die erkennbare Wandschichtung wird verwaschener, so daß schließlich bei ausgeprägten entzündlichen Veränderungen sonographisch nur noch eine echoarme, homogen erscheinende, deutlich verdickte Darmwand erkennbar ist. Im Gegensatz zur tumorösen Wandverdickung ist jedoch eine wandüberschreitende Ausbreitung in der Regel nicht nachweisbar, die äußere Kontur ist glatt begrenzt. Nur bei Bildung von Fisteln, mesenterialen Entzündungstraßen und Abszessen ist eine wandüberschreitende entzündliche Infiltration nachweisbar.

Weitere Folge der entzündlichen Wandverdickung ist eine Reduktion der Lumenweite, erkennbar an dem sich nur noch schmal darstellenden zentralen echoreichen Reflex. Im Gegensatz zum Tumor ist der zentrale Reflex glatt (strichförmig). Die am normalen Dickdarm durch die Haustren hervorgerufene Aufteilung des zentralen echoreichen Reflexes in einzelne haubenartige „Kompartimente" ist wegen des Verlusts der Haustrierung nicht mehr nachzuweisen.

Typisch für den Morbus Crohn ist die Ausbildung von segmentalen, oft kurzstreckigen Stenosen. Entwickelt sich eine Stenose, so ist der zentrale Lumenreflex verschmälert. Der prästenotische Darmanteil erscheint mäßiggradig aufgeweitet und zeigt eine Hyperperistaltik; der entzündlich infiltrierte Darmabschnitt erscheint jedoch bei der Real-time-Untersuchung starr, peristaltische Bewegungsabläufe sind hier nicht nachzuweisen (Abb. 115 und 116).

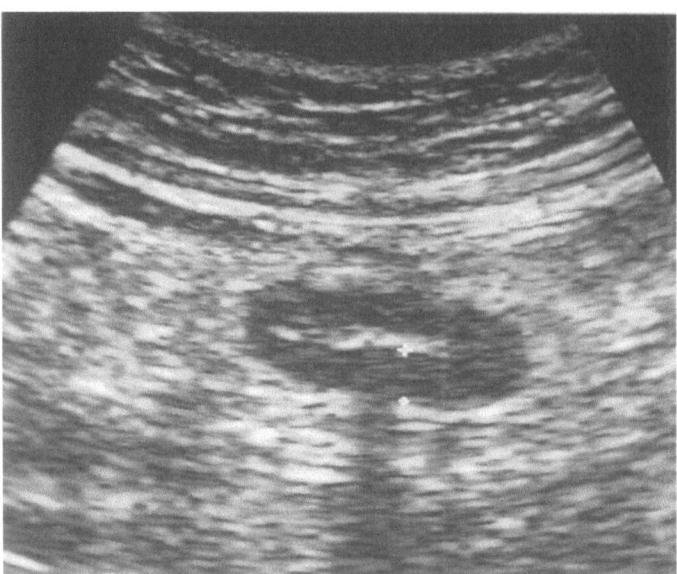

Abb. 115. Kurzstreckige Stenose bei Morbus Crohn. Die Darmwand (W) ist echoarm, die Wandschichtung ist aufgehoben, die Lumenweite (D2) ist mit 5 mm erheblich reduziert

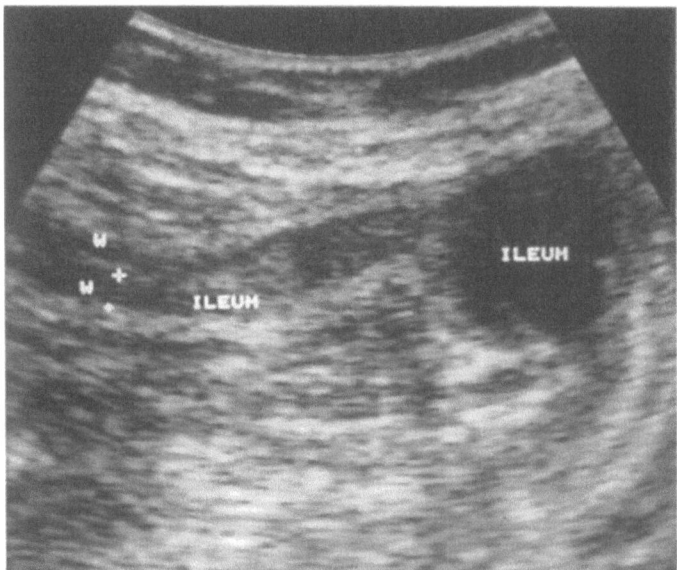

Abb. 116. Stenose im Bereich des terminalen Ileums bei Morbus Crohn. Der prästenotisch gelegene Anteil des Ileums ist deutlich dilatiert und flüssigkeitsgefüllt. Während der Untersuchung Nachweis einer deutlichen Hyperperistaltik. Die echoarme, entzündlich verdickte Wand (W, +...+) ist gut erkennbar

Die Beurteilungsmöglichkeit der Wandschichten ist jedoch im Rahmen der konventionellen Abdominalsonographie eingeschränkt, da die ersten beiden Schichten, die der Mukosa zuzuordnen sind, nicht eindeutig vom Reflex, der durch den Stuhl- und Luftgehalt des Darmlumens hervorgerufen wird, getrennt werden kann. Eine detaillierte Analyse der Veränderungen sämtlicher Wandschichten ist deshalb nicht möglich; da nur durch die Hydrokolonsonographie oder die Endosonographie die 5 Darmwandschichten dargestellt werden können, ist nur mit diesen beiden Methoden eine exakte Analyse der Wandveränderungen möglich. Die Hydrokolonsonographie zeigt, daß der Morbus Crohn zu ganz unterschiedlichen Veränderungen der Wandstruktur führen kann.

In Abhängigkeit vom Ausmaß der transmuralen entzündlichen Infiltration können die sonographisch nachweisbaren Wandveränderungen erheblich variieren. So lassen sich bei Patienten mit einem Morbus Crohn alle Übergänge von der erhaltenen bis zur vollständig aufgehobenen Wandschichtung finden (Schema 24). Bei Patienten mit nur oberflächlicher Entzündung und aphtösen Ulzerationen ist die Darmwand nur gering verdickt; die Wand scheint echoarm, die Wandschichtung ist betont, so daß die 5 Wandschichten besonders deutlich erkennbar sind. Dieses sonographische Bild stellt jedoch im Rahmen der Hydrokolonsonographie bei Patienten mit einer floriden Erkrankung eher die Ausnahme dar und ist nur bei 6,8% der Patienten nachweisbar.

Typisch für den Morbus Crohn ist vielmehr, daß die 5 Wandschichten nicht mehr in allen Abschnitten des entzündlich infiltrierten Darmabschnitts erkennbar sind. Mit zunehmender entzündlicher Infiltration der Darmwand ist eine

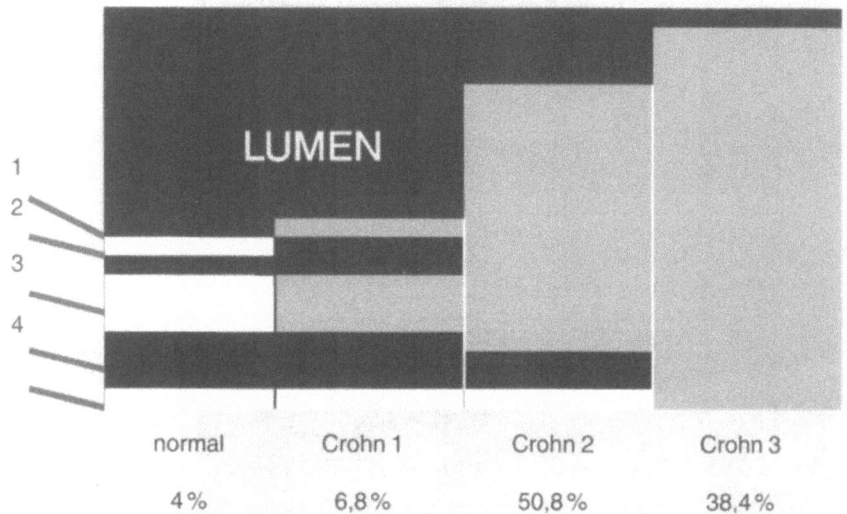

Schema 24. Schematische Darstellung und Häufigkeitsverteilung der Darmwandveränderungen bei Patienten mit aktivem M. Crohn. Crohn 1: Die Darmwand ist nur gering verdickt und echoärmer, die 5 Wandschichten sind erkennbar. Crohn 2: Die Darmwand ist verdickt und echoärmer. Die Wandschichten 1–3 sind nicht mehr voneinander zu unterscheiden, die Schichten 4 und 5 sind noch rudimentär erkennbar. Crohn 3: Die Darmwand ist deutlich verdickt und echoärmer, eine Wandschichtung ist nicht mehr erkennbar

luminal beginnende Aufhebung der Struktur nachweisbar, d. h., die Wandschichten 1–3 sind nicht mehr eindeutig voneinander differenzierbar und die Schichten 4 und 5 sind nur noch rudimentär erkennbar. Bei Fortschreiten der transmuralen Entzündung kommt es dann zu einer totalen Aufhebung der sonographisch erkennbaren Wandschichten; die gesamte Wand weist eine homogene Struktur auf.

Bei Patienten mit diskontinuierlichem Befall des Kolons können die Veränderungen in den einzelnen Darmabschnitten unterschiedlich stark ausgeprägt und die unterschiedlichen Wandveränderungen durchaus direkt benachbart sein; der fließende Übergang zwischen den unterschiedlichen Stadien ist typisch für die Erkrankung. Entzündete und normale Darmabschnitte liegen dicht nebeneinander. Im Übergangsbereich erscheint der nicht entzündete Darmanteil sonographisch nur mäßiggradig verändert, die Wand stellt sich etwas echoärmer dar, die Wandschichten sind jedoch noch erhalten. Mit Zunahme der entzündlichen Infiltration nimmt die Wanddicke der Darmwand zu, und die Wandschichtung ist mehr oder weniger aufgehoben (Abb. 117–123).

Nach retrogradem Einstrom der Flüssigkeit vom Kolon durch die Bauhin-Klappe in das terminale Ileum sind die entzündlichen Wandveränderungen in diesem Bereich sonographisch ebenfalls detailliert erkennbar. Insbesondere bei einer entzündlichen Stenose der Klappe und dann fehlender endoskopischer Beurteilungsmöglichkeit des terminalen Ileums kann durch die Hydrokolonsono-

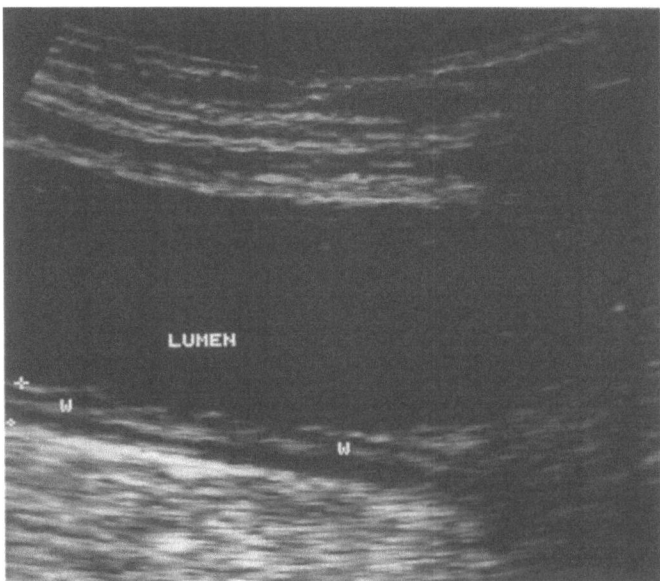

Abb. 117. Morbus Crohn, oberflächliche entzündliche Infiltration. Die Darmwand (W) ist mit 3,3 mm nicht verdickt. Die Echogenität der Darmwand ist jedoch im Vergleich zum umgebenden perikolischen Bindegewebe reduziert. Die Wandschichtung erscheint in einzelnen Abschnitten besonders betont. Im mittleren Anteil partielles Fehlen der Wandreflexe, die der Mukosa entsprechen (Schicht 1 und 2). Endoskopischer Befund: oberflächliche aphtöse Ulzerationen im Bereich des Kolons

Chronisch entzündliche Darmerkrankungen

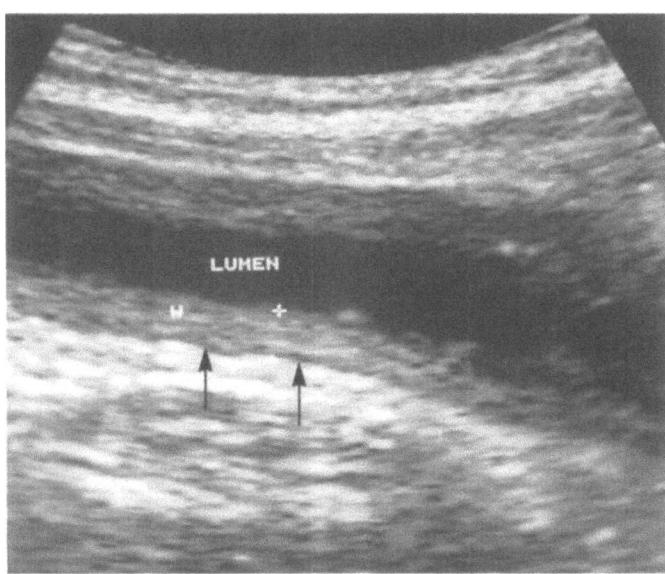

Abb. 118. Morbus Crohn. Die Darmwand (W) ist verdickt, die Echogenität reduziert. Innerhalb der Darmwand sind die Wandschichten 1 bis 3 nicht mehr eindeutig erkennbar, die Muscularis propria ist als äußere Begrenzung rudimentär nachweisbar (Pfeile); kein Nachweis von Haustren. Endoskopischer Befund: M. Crohn mit tieferreichenden Ulzerationen

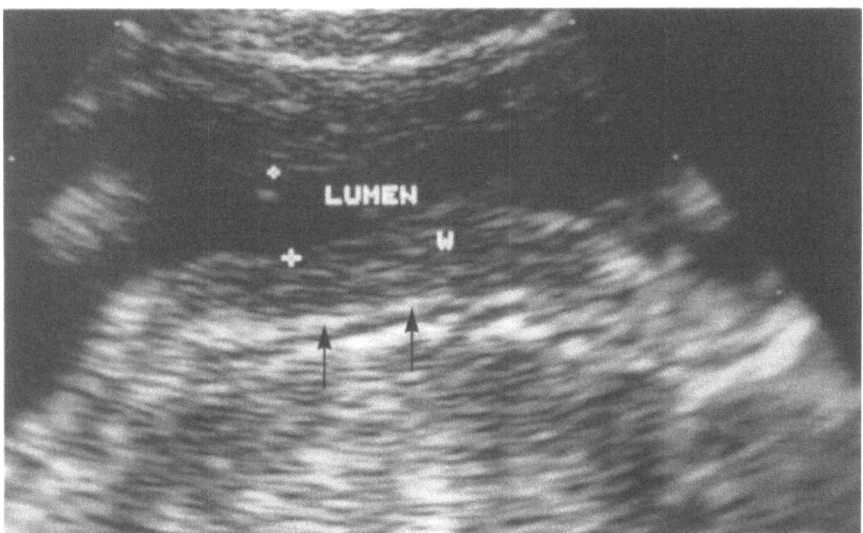

Abb. 119. Morbus Crohn. Die Darmwand (W) ist fokal verdickt und echoarm, die Wandschichten 1 und 2 sind nicht mehr differenzierbar. Die echoarme entzündliche Infiltration breitet sich in die Submukosa aus, die noch verschmälert erkennbar ist (Pfeile). Die Lumenweite (+...+) ist reduziert

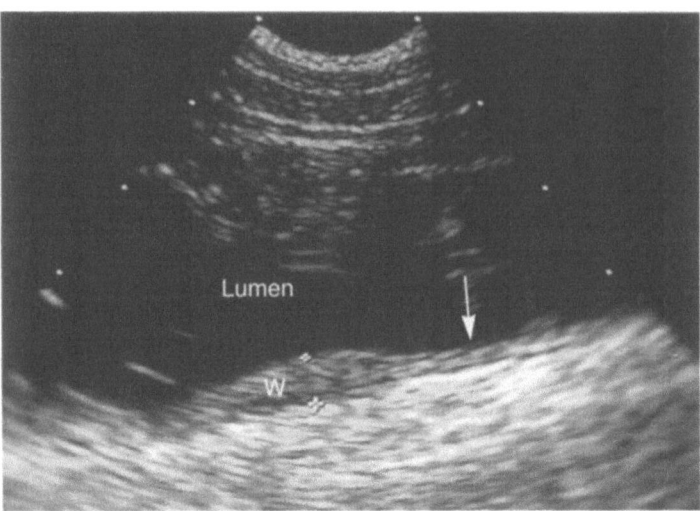

Abb. 120. Morbus Crohn, Übergang von erhaltener Wandschichtung zur partiell aufgehobenen Wandschichtung. Im rechtsseitigen Anteil der Darmwand sind noch sämtliche 5 Wandschichten eindeutig zu erkennen (Pfeil). Im Bereich des linken Anteils der Darmwand (W, +...+) sind die Wandschichten 1–3 nicht mehr eindeutig zu identifizieren. Die Muscularis propria ist in allen Wandabschnitten eindeutig nachweisbar. Der Befund demonstriert die resultierenden sonographischen Wandveränderungen im Übergangsbereich eines weniger starken zu einem stärker entzündlich infiltrierten Darmwandabschnitt

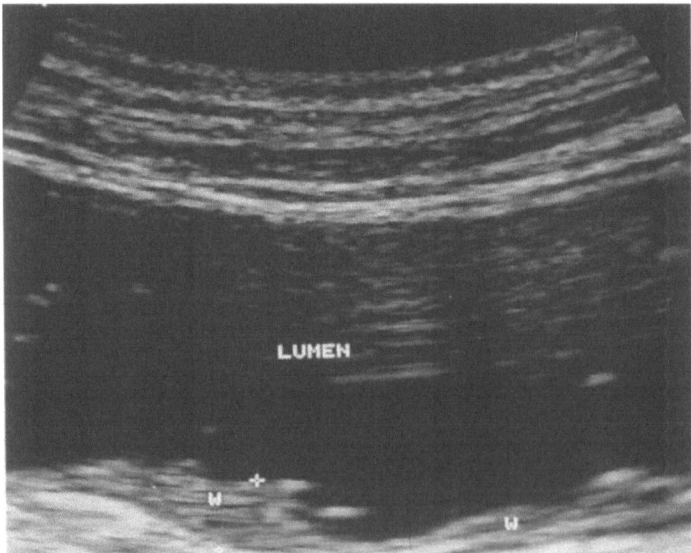

Abb. 121. Morbus Crohn, fokale entzündliche Veränderung. Im rechtsseitigen Bildausschnitt erscheint die Darmwand (W) noch intakt, sämtliche 5 Wandschichten sind zu erkennen. Im linken Bildausschnitt findet sich dann eine umschriebene Verdickung der Darmwand auf 6,5 mm (+...+). Die Wandschichtung ist in diesem Bereich weitgehend nicht mehr nachzuweisen. Endoskopischer Befund: isoliert stehende fissurale Ulzerationen

Chronisch entzündliche Darmerkrankungen

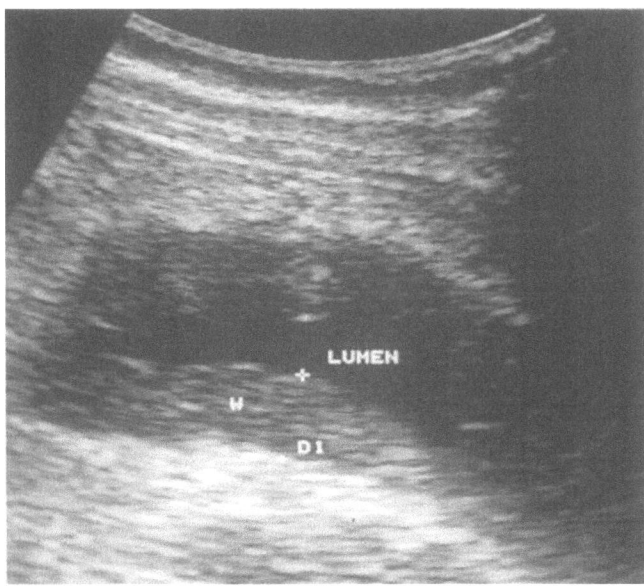

Abb. 122. Morbus Crohn. Deutliche Verdickung der Darmwand (W, +...+); sie erscheint echoärmer als das umgebende Bindegewebe, eine Wandschichtung ist nicht mehr nachzuweisen. Die Lumenweite ist reduziert. Kein Nachweis einer Haustrierung. Der Befund spricht für eine ausgeprägte entzündliche transmurale Infiltration

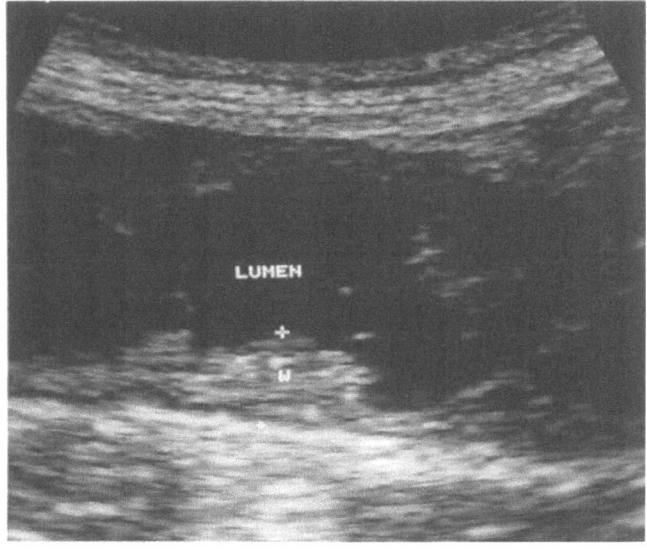

Abb. 123. Umschriebene entzündliche Wandinfiltration bei Morbus Crohn. Die Darmwand (W) ist im Maximum der Entzündung auf 9 mm verdickt (+...+), die Echogenität ist reduziert, die Wandschichtung weitgehend aufgehoben. Die äußere Begrenzung der Darmwand erscheint jedoch im Gegensatz zum fortgeschrittenen Tumor glatt. Endoskopischer Befund: Skip lesions

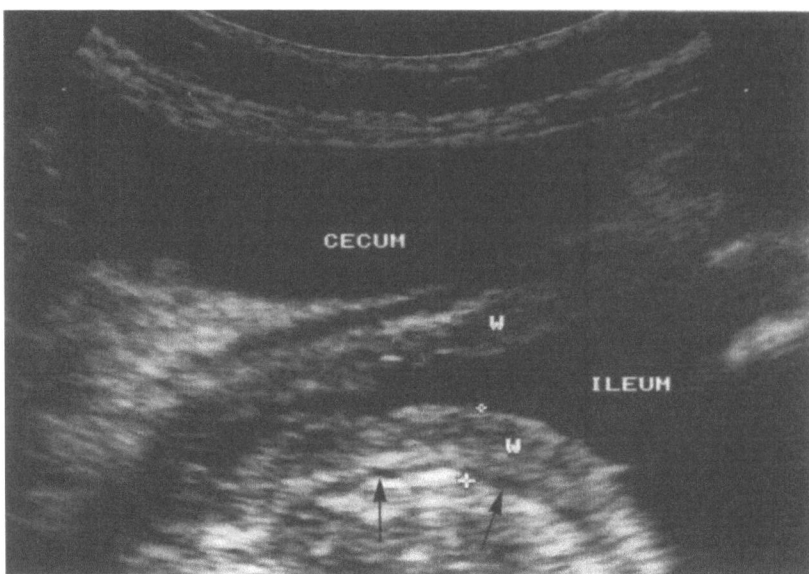

Abb. 124. Morbus Crohn mit ausgeprägter transmuraler Entzündung im Bereich des terminalen Ileums. Der Zökalpol erscheint unauffällig, die Wand (W) des terminalen Ileums ist deutlich verdickt und die Echogenität der Darmwand reduziert. Die Wandschichten 1–3 sind nicht mehr erkennbar. Die Muscularis propria stellt sich als erhaltene echoarme Leitstruktur dar (Pfeile). Die Lumenweite des terminalen Ileums ist im Bereich des Maximums der entzündlichen Infiltration deutlich reduziert. Endoskopischer Befund: entzündliche Stenose bei M. Crohn im Bereich des terminalen Ileums, die mit dem Koloskop nicht mehr passierbar ist

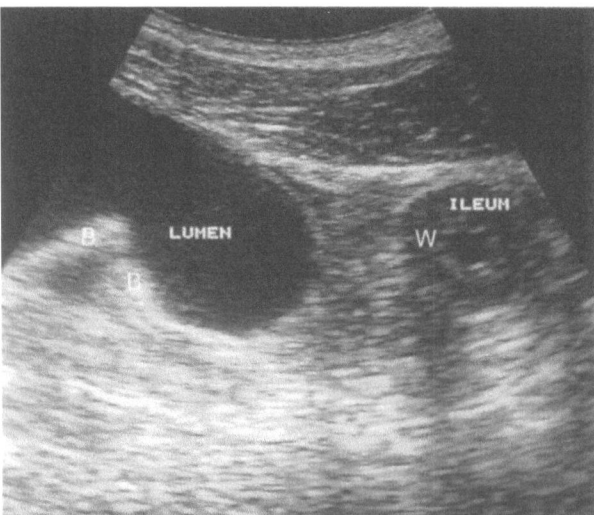

Abb. 125. Morbus Crohn des terminalen Ileums. Der Zökalpol stellt sich unauffällig dar, ebenso erscheint die Bauhin-Klappe (B) in ihrer Echogenität nicht verändert. Dem Zökalpol benachbart findet sich das entzündlich infiltrierte terminale Ileum, das hier orthograd dargestellt ist. Die Darmwand (W) weist die Crohn-typischen Veränderungen mit Reduktion der Echogenität und Aufhebung der Wandstruktur auf. Das Lumen stellt sich zentral echofrei dar

graphie der Crohn-Befall dieses Darmabschnitts diagnostiziert werden (Abb. 124 und 125).

Eine häufige Komplikation des Morbus Crohn ist die Entwicklung von Stenosen, die unter Umständen mit dem Endoskop nicht mehr passiert werden können. Durch die Hydrokolonsonographie können die Stenose und die proximal der Stenose liegenden Kolonabschnitte beurteilt werden. Des weiteren ist eine genaue Analyse der Wandveränderungen innerhalb der Stenose, die Bestimmung der Stenosenlänge und der Lumenweite innerhalb der Stenose möglich.

Bei der Stenose handelt es sich in der Regel um narbig fixierte Zustände; bei einem akuten Schub können jedoch zusätzliche, frische entzündliche Veränderungen die Lumenweite weiter reduzieren. Im Übergangsbereich zwischen dem noch normal erscheinendem prästenotischen Anteil und der Stenose lassen sich die resultierenden Wandveränderungen besonders deutlich darstellen.

Bei fehlender entzündlicher Aktivität findet man im prästenotischen Anteil eine fast normale Wandstruktur mit erhaltener Wandschichtung und nur geringer Wandverdickung. Mit Zunahme der Stenose nimmt die Wanddicke erheblich zu und die Wandschichtung ist aufgehoben. Im Gegensatz zu einer Stenose bei einem Karzinom bleibt jedoch bei der Stenose bei einem Morbus Crohn die äußere Begrenzung durch die Muscularis propria bzw. durch die Serosa/Subserosa erhalten; eine Infiltration in das umgebende Gewebe ist nicht nachzuweisen (Abb. 126 und 127).

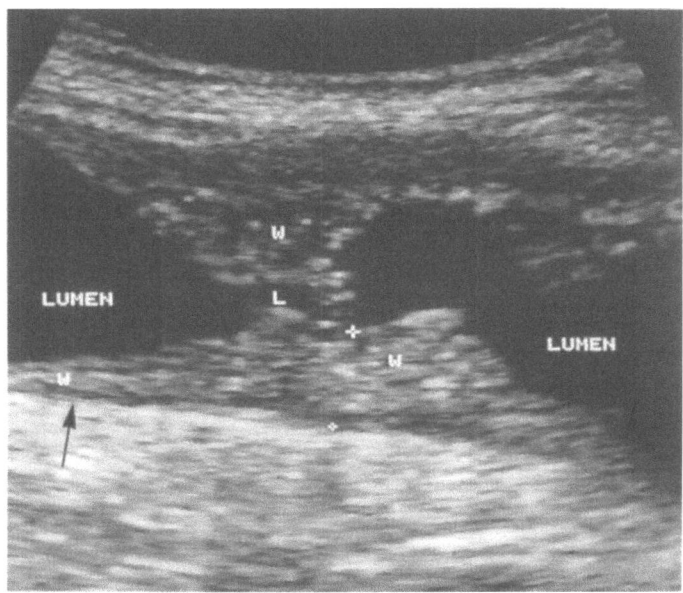

Abb. 126. Morbus Crohn, kurzstreckige filiforme Stenose. Die Lumenweite (L) ist auf 4 mm reduziert, eine Passage mit dem Endoskop ist nicht mehr möglich. Im Bereich des Maximums der Stenose ist die Darmwand (W) erheblich verdickt, die Wandstruktur aufgehoben, die äußere Begrenzung der Darmwand erscheint jedoch glatt. Linksseitig Nachweis des Übergangs einer sonographisch noch normal erscheinenden Darmwand (W) mit normaler Wanddicke und erhaltener Wandschichtung (5 Schichten) zu narbig veränderten stenotischen Darmanteilen (Pfeil)

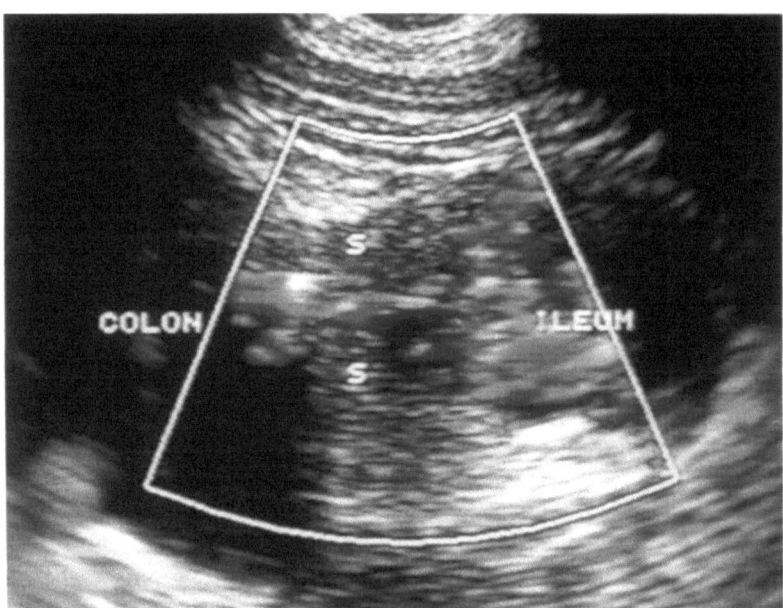

Abb. 127. Morbus Crohn, Zustand nach Ileotransversostomie. Filiforme Stenose (S) im Bereich der Anastomose. Durch die Farbdopplersonographie wird der retrograde Einstrom der instillierten Flüssigkeit vom Kolon in das anastomosierte Ileum dargestellt. Dadurch ist eine bessere Beurteilung des Ausmaßes und der Länge der Stenose möglich

Bereits durch die konventionelle Abdominalsonographie können chronisch-entzündliche Darmerkrankungen diagnostiziert werden (s. Übersicht). Die Grenzen sind jedoch darin zu sehen, daß eine detaillierte Beurteilung von Veränderungen der Darmwandschichten und des Dickdarmlumens nicht möglich ist. Die Hydrokolonsonographie ist deshalb der konventionellen Sonographie bei der Diagnostik und Differentialdiagnostik chronisch-entzündlicher Darmerkrankungen überlegen (Tabelle 7).

Tabelle 7. Diagnostik von Morbus Crohn (n = 41) und Colitis ulcerosa (n = 36) durch Sonographie und Hydrokolonsonographie (HKS). (Nach Limberg 1994)

	Koloskopie	HKS	Sonographie
Morbus Crohn (Lokalisation)			
Ileum, rechtsseitiges Kolon	14	14	11
Colon transversum	5	4	3
Linksseitiges Kolon	13	13	10
Anastomose	9	8	5/
Gesamt	41/41 (100%)	39/41 (95%)	29/41 (71%)
Colitis ulcerosa			
Rektum, Sigma	11	9	5
Linksseitiges Kolon	17	16	10
Totales Kolon	8	8	7/
Gesamt	36/36 (100%)	33/36 (91%)	22/36 (62%)

> **Sonomorphologie des Morbus Crohn**
>
> *Darmwand*
> ▶ Echoarme Darmwand
> ▶ Verdickung der Darmwand
> ▶ Aufhebung der Haustrierung
> ▶ Reduzierung der Lumenweite
> ▶ Zunehmende Aufhebung der Wandschichten (fließende Übergänge von erhaltener bis zu vollkommen aufgehobener Wandschichtung)
> ▶ Fehlende Peristaltik
> ▶ Vermehrte Vaskularisation (Farbduplexsonographie), floride Entzündung
> ▶ Echoreicher Halo (Abdeckung durch Omentum majus)
> ▶ Stenose, prästenotische Dilatation des Darms
>
> *Fistel*
> ▶ Echoarme, langstreckige, tubuläre Struktur
> ▶ Unregelmäßige Begrenzung
> ▶ Intraluminale, echoreiche Reflexe mit zum Teil dorsalem Schallschatten (Luft)
> ▶ Beziehung zum entzündlich infiltrierten Darm
> ▶ Beziehung zu benachbarten Organen (Harnblase, Uterus, Bauchwand, benachbarte Darmschlingen)
>
> *Mesenteriale Entzündungsstraßen, Abszeß*
> ▶ Echoarme Raumforderung, inhomogene Binnenstruktur
> ▶ Bizarre, unregelmäßige Außenkontur
> ▶ Beziehung zu benachbarter, entzündlich infiltrierter Darmwand oder Fistel
> ▶ Deutliche Befundprogredienz
> ▶ Vermehrte Vaskularisation in der Umgebung der Fistel oder des Abszesses
>
> *Sonographische Zeichen vermehrter Entzündungsaktivität*
> ▶ Echoarme, deutlich verdickte Darmwand
> ▶ Aufhebung der Wandschichtung, homogene Darmwand
> ▶ Deutlich vermehrte Vaskularisation
> ▶ Echoreicher Halo
> ▶ Mesenteriale Entzündungsstraßen
> ▶ Fistel
> ▶ Abszeß

Der konventionellen Abdominalsonographie kommt jedoch eine besondere Bedeutung bei der Erkennung der intestinalen und der extraintestinalen Komplikationen der Erkrankung zu (s. Übersicht). Dies ist für die Verlaufskontrolle bei der Betreuung von Patienten mit chronisch-entzündlichen Darmerkrankungen von großer klinischer Relevanz.

> **Komplikationen bei M. Crohn und Colitis ulcerosa**
>
> *Intestinale Komplikationen*
> ▶ Entzündliches Konglomerat
> ▶ Abszeß
> ▶ Fisteln
> ▶ Stenose
> ▶ Ileus/Subileus
> ▶ Aszites
> ▶ Megakolon
>
> *Extraintestinale Komplikationen*
> ▶ Nephrolithiasis
> ▶ Hydronephrose
> ▶ Cholezystolithiasis
> ▶ Leberabszeß
> ▶ Primär sklerosierende Cholangitis, Ikterus
> ▶ Entzündliche Gelenkerkrankungen

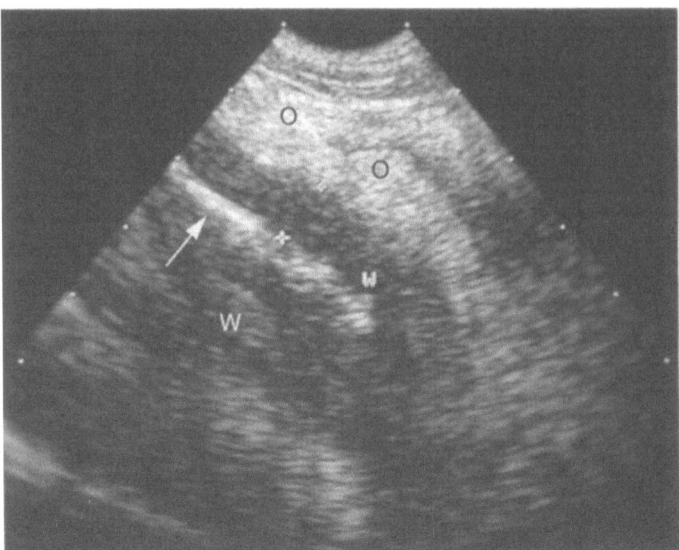

Abb. 128. Morbus Crohn des terminalen Ileums. Die Darmwand (W) ist echoarm und verdickt. Die Lumenweite ist reduziert (Pfeil). Der entzündlich infiltrierte Darmanteil ist durch das echoreiche Omentum (O) abgedeckt. Klinischer Befund: rezidivierende Unterbauchschmerzen mit jetzt akuter Symptomatik. Klinische Verdachtsdiagnose: akute Appendizitis. Therapie: konservativ

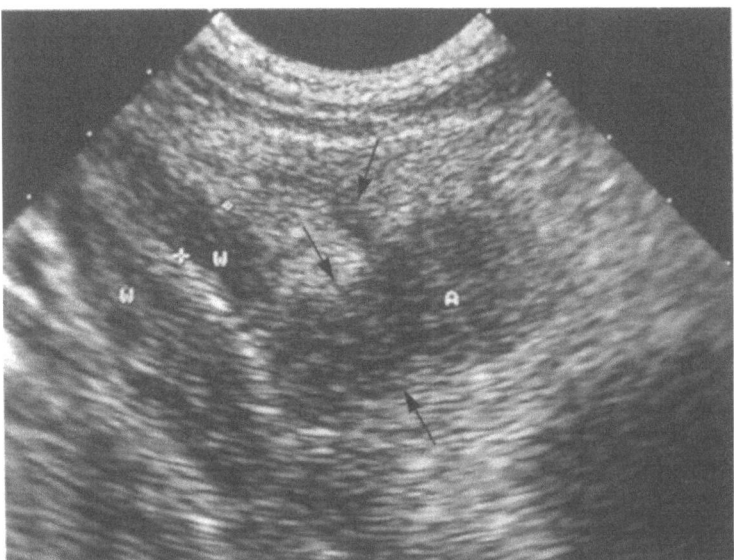

Abb. 129. Morbus Crohn. Echoarme Entzündungsstraßen (Pfeile), die von der entzündeten Darmwand (W) in das Omentum majus ziehen. Sie haben oft eine unregelmäßige Kontur. Klinischer Befund: bekannter M. Crohn mit Zunahme der abdominellen Beschwerden

Ausdruck der transmuralen und wandüberschreitenden Entzündung sind entzündliche Umgebungsreaktionen des Mesenteriums. Oft läßt sich ein echoreicher Halo nachweisen, der dem verdickten und adhärenten Mesenterium entspricht, das an diesen entzündlich veränderten Darmabschnitt herangezogen ist (Abb. 128). Weiter lassen sich echoarme Entzündungsstraßen sonographisch erkennen, die vom entzündlich infiltrierten Darmabschnitt in das Mesenterium hineinziehen (Abb. 129).

Eine typische Komplikation des Morbus Crohn ist die Ausbildung von Fisteln (Abb. 130–132). Diese Fisteln können sich enteroenterisch, enterokutan, enterovesikal oder enterovaginal ausbilden. Sonographisch sind Fisteln als schmale, echoarme, zum Teil bizarr verlaufende tubuläre Gangstrukturen zu erkennen. In den Fisteln sind kleine Luftblasen als echoreiche Reflexe mit einem angedeuteten Schallschatten oder Wiederholungsechos nachweisbar.

Abszesse stellen sich sonographisch als echoarme, unregelmäßig begrenzte Raumforderungen innerhalb des Abdomens dar, die einen Kontakt (direkt oder über ein Fistelsystem) zum entzündlich infiltrierten Darmabschnitt aufweisen (Abb. 133 und 134). Durch die ultraschallgezielte Feinnadelpunktion kann die Diagnose gesichert werden. Kleinere Abszesse können lokal therapiert werden. Nach Punktion des Abszesses und Aspiration des Eiters wird lokal ein Antibiotikum (Aminoglykosid) instilliert. Diese Therapie muß in der Regel an mehreren aufeinanderfolgenden Tagen wiederholt werden.

Bei chronisch-entzündlichen Veränderungen und Entwicklung einer narbigen Stenose und fehlender akut entzündlicher Aktivität ändert sich die Echogenität der Darmwand; sie ist dann nicht mehr echoarm, sondern echoreich (Abb. 135).

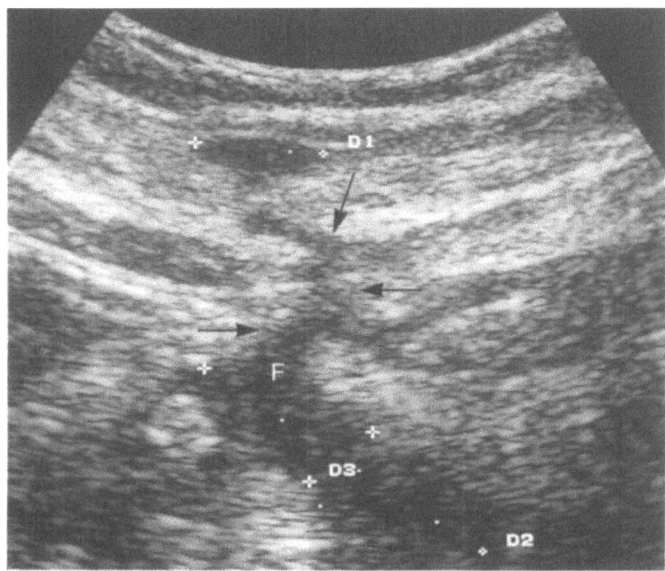

Abb. 130. Morbus Crohn, enterokutane Fistel. Zur Bauchdecke ziehende tubuläre echoarme Struktur (Pfeile), die einer Fistel entspricht (D1 Fistel Bauchdecke; D2, D3 Fistel Abdomen)

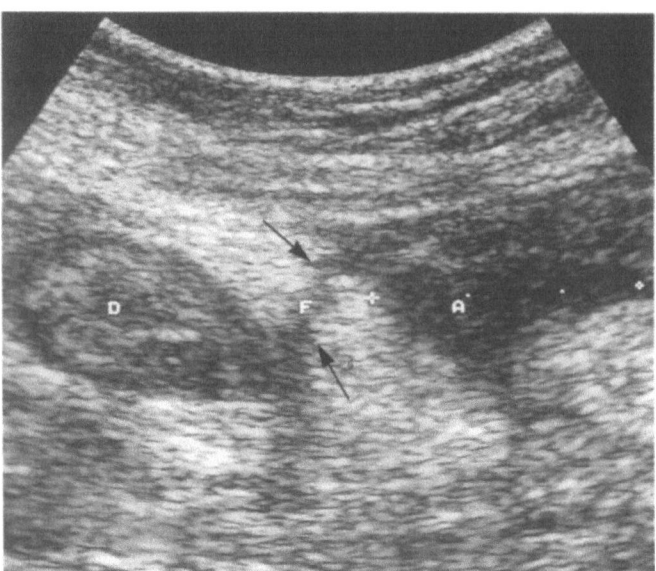

Abb. 131. Morbus Crohn. In Nachbarschaft zum entzündlich infiltrierten terminalen Ileum (D) Nachweis eines echoarmen unregelmäßig begrenzten Abszesses (A, +...+), der über eine Fistel (F, Pfeile) mit dem infiltrierten terminalen Ileum in Verbindung steht. Klinischer Befund: bekannter M. Crohn mit Zunahme der abdominellen Beschwerden, Fieber und Leukozytose

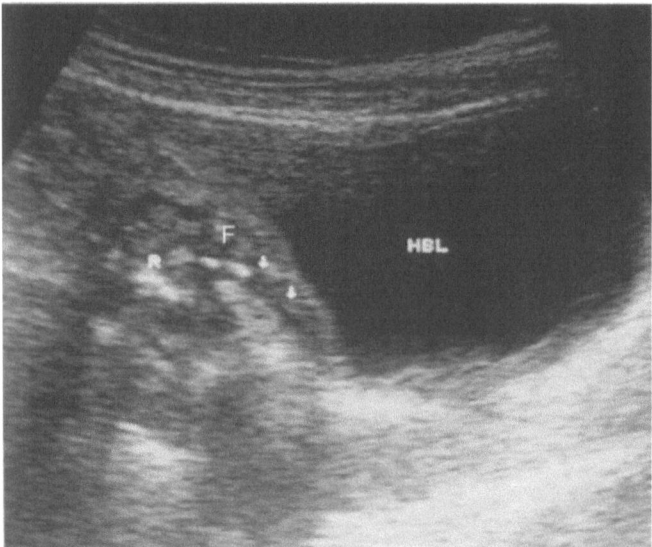

Abb. 132. Morbus Crohn, Blasenfistel. In direkter Beziehung zur Harnblase (HBL) Nachweis einer pathologischen Kokarde (R). Von der pathologischen Kokarde zieht eine Fistel (F) zur Harnblase. Innerhalb der Fistel Nachweis perlschnurartig angeordneter echoreicher Reflexe (Luftblasen in der Fistel, Pfeile). Klinischer Befund: Patient mit rezidivierenden Harnweginfekten unklarer Ätiologie. Sonographische Diagnose: pathologische Kokarde im terminalen Ileum mit Blasenfistel auf dem Boden eines M. Crohn. Befund intraoperativ bestätigt

Chronisch entzündliche Darmerkrankungen

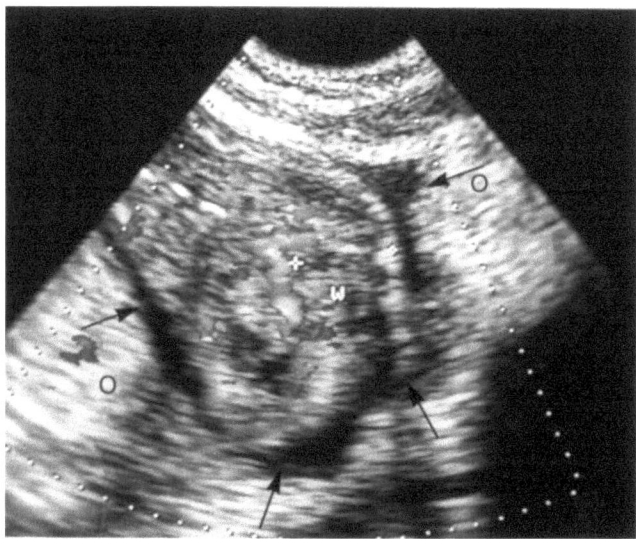

Abb. 133. Geringer Aszites bei Morbus Crohn. In direkter Nachbarschaft zur entzündeten Wand (W) des terminalen Ileums findet sich eine geringe Ansammlung freier Flüssigkeit (Pfeile), die durch einen echoreichen Netzhalo (O) abgedeckt ist. Die farbduplexsonographisch nachweisbare vermehrte Vaskularisation spricht für akut entzündliche Veränderungen. Klinischer Befund: zunehmende rechtsseitige Unterbauchschmerzen. Klinische Diagnose: Verdacht auf akute Appendizitis

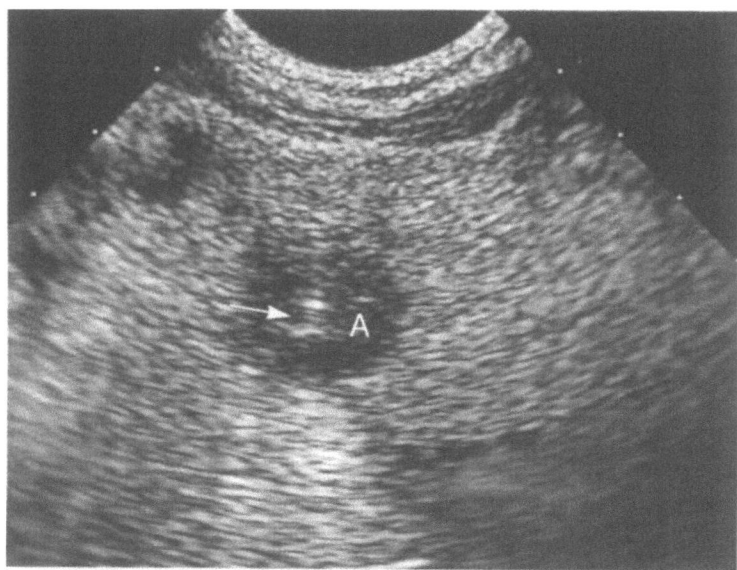

Abb. 134. Abszeß bei Morbus Crohn, ultraschallgezielte Feinnadelpunktion. Der Abszeß (A), ist echoarm; innerhalb des Abszesses ist die Nadelspitze als echoreicher Reflex erkennbar (Pfeil). Definitive Therapie durch dreimalige ultraschallgezielte Punktion

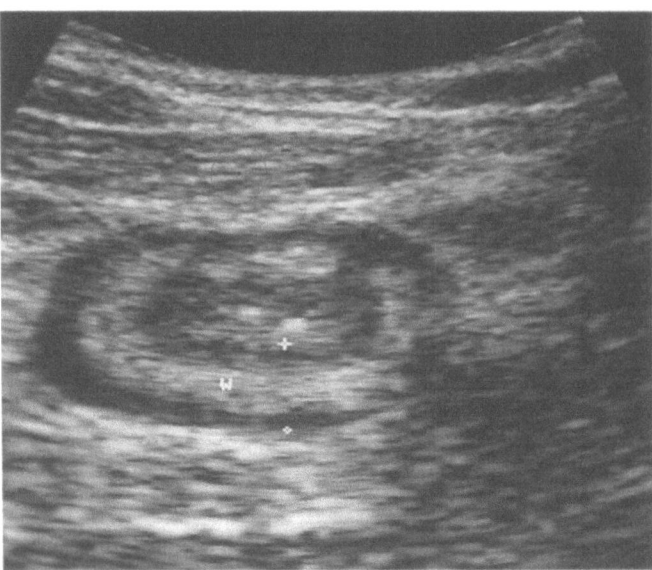

Abb. 135. Morbus Crohn. Die Darmwand (W) ist verdickt (+...+); die Submukosa ist verdickt und erscheint eher echoreicher. Der Befund spricht für narbige Veränderungen. Klinischer Befund: Patient mit M. Crohn in klinischer Remission

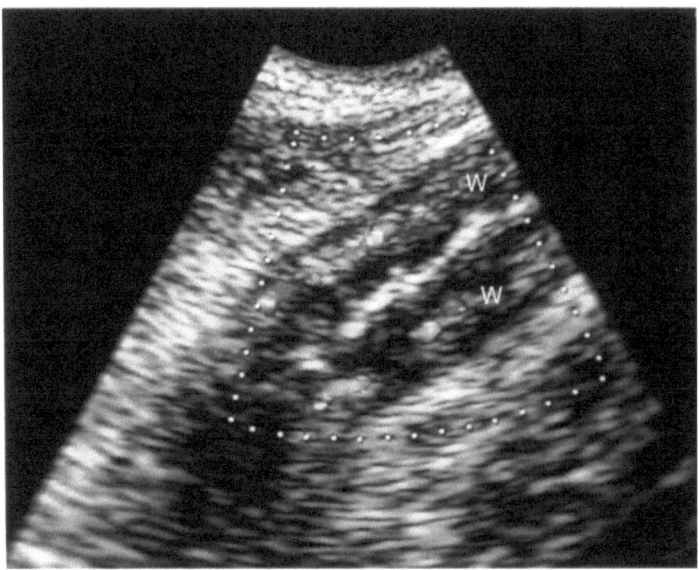

Abb. 136. Morbus Crohn, Farbduplexsonographie. Innerhalb der echoarmen verdickten Darmwand (W) sind multiple kurzstreckige Gefäße (Länge <1 cm) erkennbar. Klinischer Befund: Patient mit der Erstdiagnose eines M. Crohn und deutlicher klinischer Aktivität (CDAI 245)

Chronisch entzündliche Darmerkrankungen

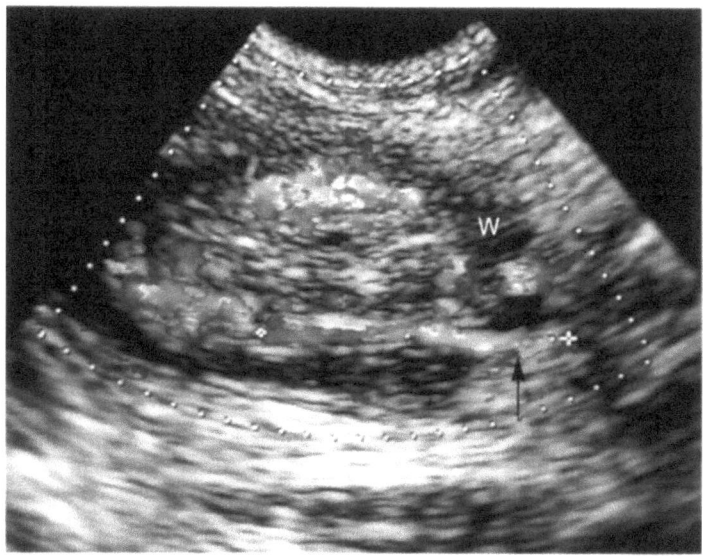

Abb. 137. Morbus Crohn, Farbduplexsonographie. Deutlich vermehrte Vaskularisation innerhalb der Darmwand (W). Die Gefäße sind langstreckig (Länge >1 cm) darstellbar. Der Gefäßerverlauf vom Mesenterium in die entzündet Darmwand ist gut erkennbar (Pfeil). Klinischer Befund: aktiver M. Crohn; CDAI 320

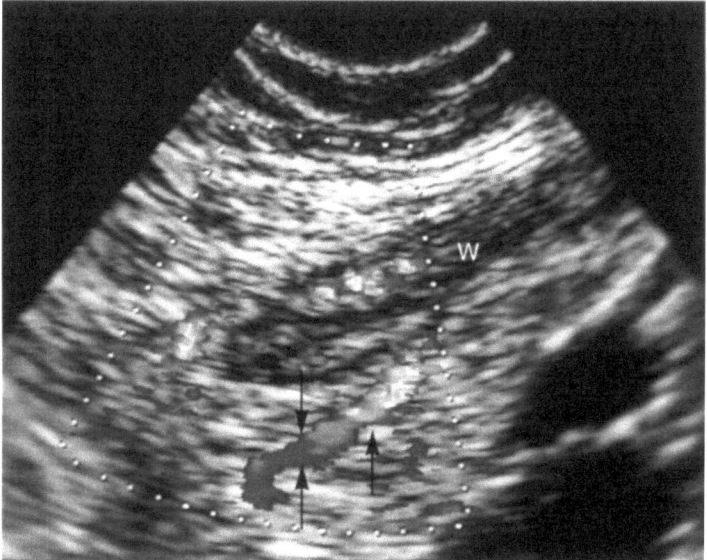

Abb. 138. Morbus Crohn, Farbduplexsonographie. Deutlich vermehrte Vaskularisation innerhalb und außerhalb der Darmwand (W). Im Bereich des umgebenden Bindegewebes ist eine langstreckige Gefäßdarstellung möglich (Pfeile). Der Befund spricht für akut entzündliche Veränderungen innerhalb und außerhalb der entzündlich infiltrierten Darmwand. Klinischer Befund: aktiver Morbus Crohn; CDAI 282

Durch die Farbduplexsonographie lassen sich zusätzlich die resultierenden hämodynamischen Veränderungen im Bereich der Abdominalgefäße und die vermehrte Vaskularisation innerhalb der entzündeten Darmwand direkt erfassen. Als Folge einer akuten Entzündung im Bereich des Kolons oder des terminalen Ileums steigt der Blutfluß im Bereich der zuführenden Aa. mesenterica superior und inferior deutlich an.

Insbesondere bei Patienten mit einem floriden Morbus Crohn ist zusätzlich farbduplexsonographisch eine vermehrte Vaskularisation innerhalb der Darmwand und in dem umgebenden Mesenterium nachweisbar. Die farbduplexsonographisch erfaßbaren Veränderungen reichen von einzelnen punktförmigen bis zu langstreckigen Gefäßdarstellungen innerhalb der Darmwand und von Gefäßen, die von der Darmwand in das umgebende Mesenterium ziehen (Abb. 136–138).

Ob die Analyse der hämodynamischen Veränderungen im Bereich des zuführenden arteriellen Gefäßsystems (Aa. mesenterica superior und inferior) und der direkten Gefäßdarstellung innerhalb und außerhalb der Darmwand zusätzlich zur morphologischen B-Bildanalyse der Darmwand eine klinische Bedeutung erlangt, muß in weiteren Studien untersucht werden.

Durch die Sonographie kann bei Patienten mit einem akuten Schub der Erkrankung die Diagnose in 71–96% der Fälle gestellt werden. Die sonographisch nachweisbaren Veränderungen korrelieren jedoch nicht unbedingt mit dem klinischen Schweregrad der Erkrankung, der durch die Bestimmung des CDAI-Index (Crohn's disease activity index) erfaßt wird. Auch nach klinischer Besserung kann weiterhin eine pathologische Kokarde nachweisbar sein.

10.3.2 Colitis ulcerosa

Bei Patienten mit akuter Colitis ulcerosa sind die sonographisch faßbaren Veränderungen deutlich geringer ausgeprägt als bei Patienten mit einer Crohn-Erkrankung. Auch hier stellt sich die Darmwand echoarm dar; die Haustrierung ist nicht mehr nachzuweisen, jedoch ist die Wand nur gering verdickt. Bei sehr schweren Verläufen erscheint die Wand gleichförmig homogen, bei geringer ausgeprägter entzündlicher Aktivität ist die Mukosa/Submukosa, die Muscularis propria und die 5. Wandschicht, die der Serosa bzw. dem subserösen Fettgewebe entspricht, zu erkennen (Abb. 139–141).

Durch die Hydrokolonsonographie ist eine besonders genaue Analyse der Wandschichten möglich. Die Wandschichten 1 und 2, die der Mukosa zuzuordnen sind, erscheinen eher betont und sind besonders deutlich erkennbar. Als Folge der entzündlichen Infiltration ist die Wand echoärmer, aber wegen der fehlenden transmuralen Entzündung nicht oder nur gering verdickt (Abb. 142).

Die aktive Colitis ulcerosa ist histologisch durch eine dichte zelluläre Infiltration der Mukosa und eine ausgeprägte Hyperämie charakterisiert. Dieser histologische Befund erklärt, daß die typische sonographische Wandstruktur mit ihren 5 Schichten in allen Abschnitten des befallenen Darms in der Regel erhalten ist (s. Übersicht, Abb. 142–144 und Schema 25).

Chronisch entzündliche Darmerkrankungen

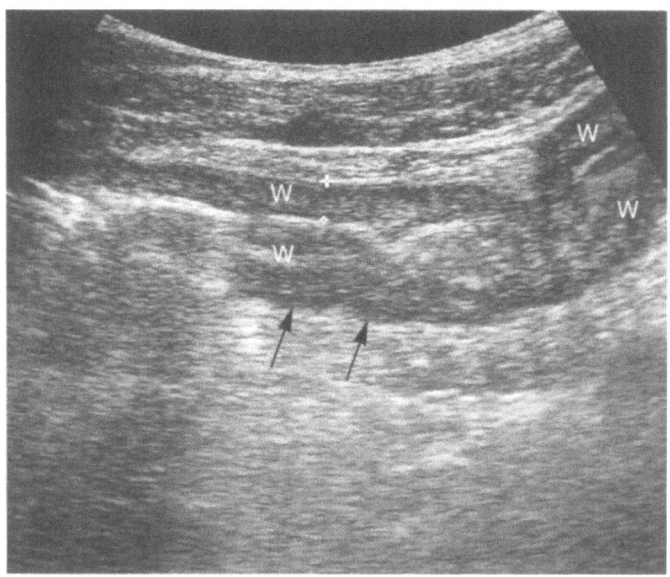

Abb. 139. Colitis ulcerosa. Die Wand (W) ist nur mäßig verdickt, die Muscularis propria ist als Leitstruktur noch erkennbar (Pfeile). Eine Differenzierung zum M. Crohn ist durch die konventionelle Abdominalsonographie nicht möglich. Die 5 Wandschichten sind nicht eindeutig beurteilbar

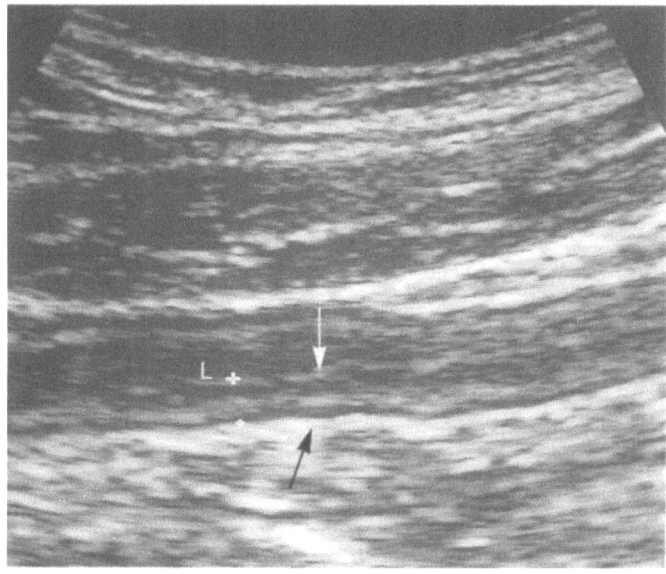

Abb. 140. Colitis ulcerosa. Die Darmwand (+...+) ist echoarm und nur gering verdickt. Wegen der geringen intraluminalen Flüssigkeit sind die Wandveränderungen gut beurteilbar. Die Wandschichtung ist akzentuiert, sämtliche 5 Wandschichten sind erhalten (Pfeile). L: Lumen

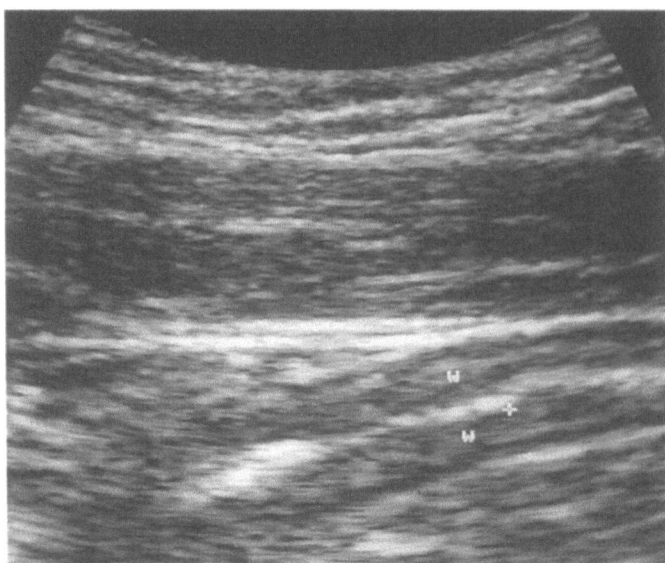

Abb. 141. Colitis ulcerosa. Die Wand (W) ist gering verdickt, die Wandschichtung ist verwaschen, die Haustrierung fehlt. Der Befund ist wegen der fehlenden Beurteilungsmöglichkeit der beiden ersten Wandschichten nicht von Veränderungen wie bei M. Crohn unterscheidbar

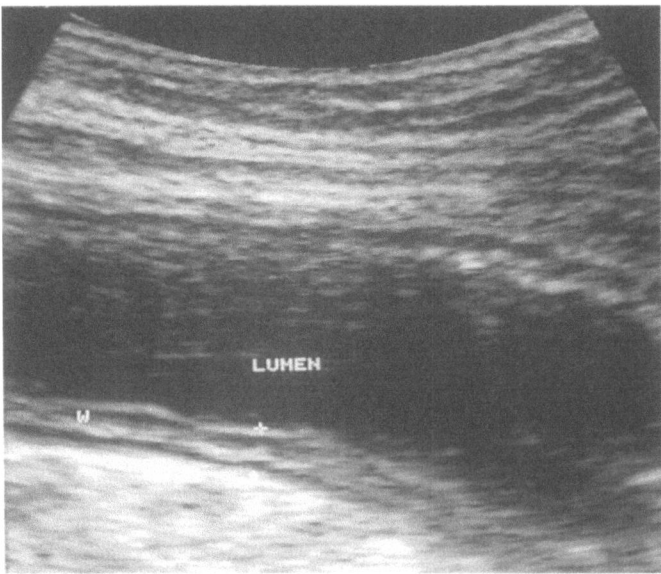

Abb. 142. Akute Colitis ulcerosa (Hydrokolonsonographie). Die Darmwand (W) ist mit 4 mm nur gering verdickt, die Echogenität ist deutlich reduziert. Die Wandschichtung erscheint akzentuiert, die Wandschichten 1 und 2 sind besonders deutlich erkennbar, Kein Nachweis einer Haustrierung. Endoskopischer Befund: ausgeprägte Colitis ulcerosa mit erheblichen entzündlichen und ulzerösen Wandveränderungen

Chronisch entzündliche Darmerkrankungen

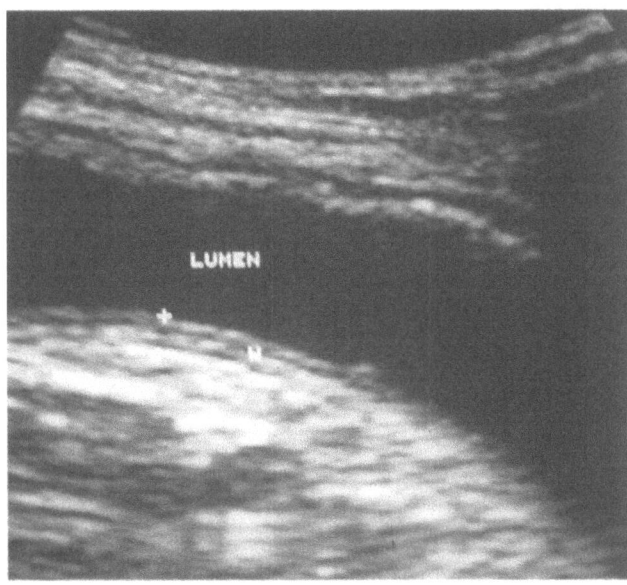

Abb. 143. Floride Colitis ulcerosa. Die Darmwand (W) erscheint nicht verdickt. Die Echogenität der Wand ist reduziert, die Wandschichtung ist in allen Abschnitten erhalten. Deutlich akzentuierte Wandschichtung. Koloskopischer Befund: akute Colitis ulcerosa

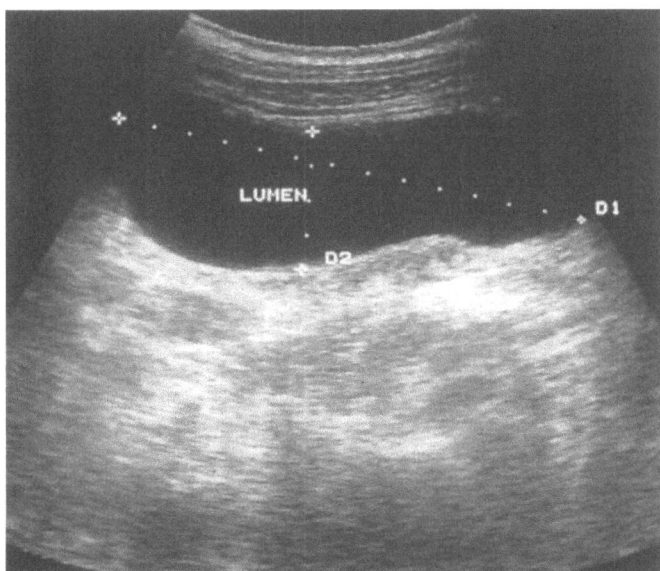

Abb. 144. Inaktive Colitis ulcerosa. Die Haustrierung fehlt vollständig. Die Echogenität der Darmwand erscheint nicht reduziert. Kein Nachweis einer Stenose. D1: Längsausdehnung, D2: Lumenweite

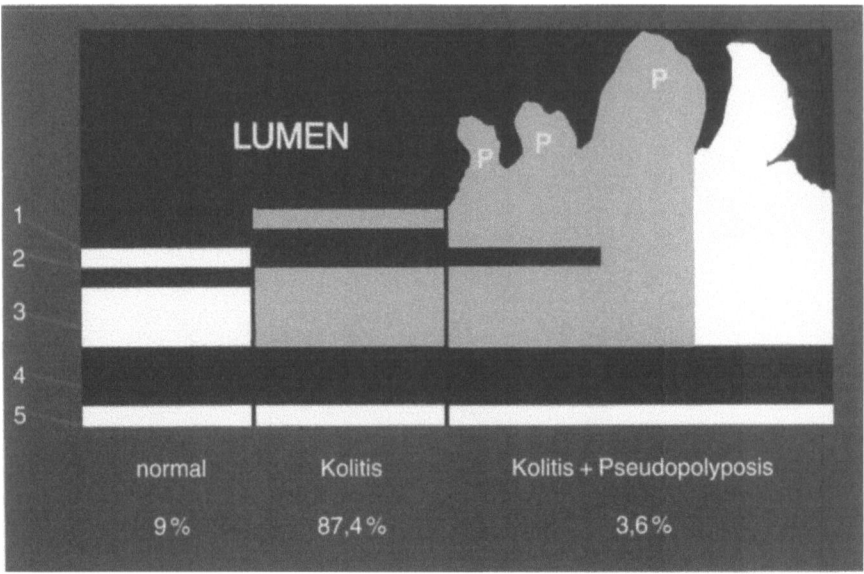

Schema 25. Schematische Darstellung und Häufigkeitsverteilung der Darmwandveränderungen bei Patienten mit aktiver Colitis ulcerosa. Bei der akuten Colitis ulcerosa ist die Darmwand nur gering verdickt, die Wandschichtung ist erhalten, die Wandschichten 1 und 2 sind besonders deutlich erkennbar (akzentuierte Wandschichtung). Bei Patienten mit ausgeprägter Pseudopolyposis ist die Darmwand verdickt, im Bereich der Basis der Polypen sind häufig die Wandschichten 1-3 nicht mehr voneinander differenzierbar. Bei akutem Schub erscheint die Darmwand echoärmer

Sonomorphologie der Colitis ulcerosa

▶ Darmwand echoarm
▶ Darmwand nur gering verdickt
▶ Wandschichtung akzentuiert und erhalten
▶ Nachweis von Pseudopolypen
▶ Wandschichtung nur im Bereich der Basis der Pseudopolypen partiell aufgehoben
▶ Verlust der Haustrierung
▶ Weitgehende Aufhebung der Wandschichten nur bei fulminanten Verläufen

Nur bei Patienten mit ausgeprägter Pseudopolyposis sind nicht mehr in allen Abschnitten die 5 Wandschichten nachzuweisen. Im Bereich der Basis des Areals mit den ausgeprägtesten pseudopolypösen Veränderungen sind die Schichten 1-3 nicht mehr eindeutig differenzierbar, die Wand erscheint dann auch insgesamt verdickt (Abb. 145 und 146). Die dazwischenliegenden Wandbereiche, in denen keine ausgeprägte Pseudopolyposis besteht, weisen jedoch in der Regel eine normale Wandstruktur mit 5 Schichten auf.

Für die Differentialdiagnose von Morbus Crohn und Colitis ulcerosa aufgrund der Ausbreitungsform der Entzündung bildet insbesondere die Ausdehnung der Entzündung zur Tiefe der Darmwand (mukosal vs. transmural) und ihr Ausdeh-

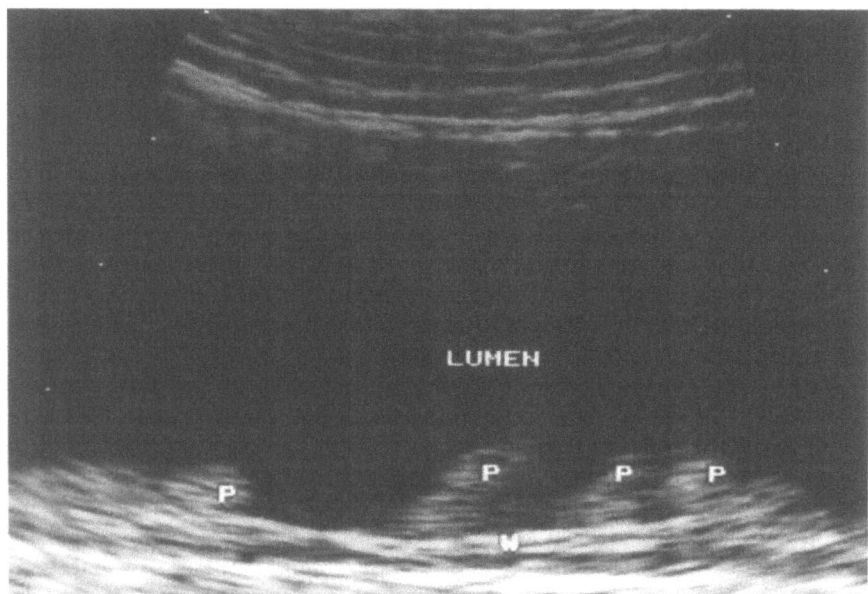

Abb. 145. Inaktive Colitis ulcerosa mit multiplen Pseudopolypen. Die Echogenität der Darmwand (W) ist nicht reduziert. Die Polypen (P) projizieren sich als wandständige echoreiche Raumforderung in das Dickdarmlumen hinein. Im Bereich der Basis der Polypen ist die Wandschichtung partiell nicht mehr in allen Abschnitten erkennbar

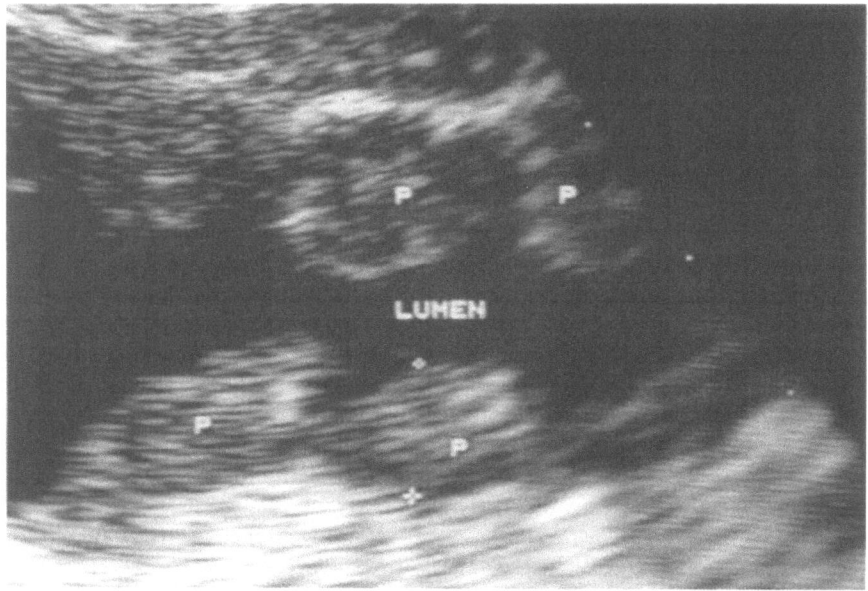

Abb. 146. Colitis ulcerosa mit ausgeprägter Pseudopolyposis. Die Darmwand erscheint deutlich verdickt (+...+), eine Wandschichtung ist nicht mehr eindeutig nachzuweisen. Es finden sich multiple, dicht beieinanderstehende Pseudopolypen (P), die zu einer gewellten Schleimhautoberfläche führen. Endoskopischer Befund: ausgeprägter „Polypenrasen"

nungsmuster (proportional vs. disproportional) ein wichtiges Kriterium. Aufgrund der unterschiedlichen Sonomorphologie von Morbus Crohn und Colitis ulcerosa und der unterschiedlichen Häufigkeitsverteilung der zugrundeliegenden Darmwandveränderungen können beide Erkrankungen in 91% der Fälle voneinander differenziert werden.

Es gibt jedoch Stadien beider chronisch entzündlicher Darmerkrankungen, bei denen durch die Analyse der Wandveränderungen eine eindeutige Differenzierung zwischen beiden Erkrankungen nur bedingt möglich ist. Bei Patienten mit Morbus Crohn und nur oberflächlichen entzündlichen Infiltrationen (endoskopisch nachweisbare aphtöse Ulzerationen) bleibt die Darmwandstruktur erhalten, so daß eine sichere Differenzierung zwischen Morbus Crohn und Colitis ulcerosa bei diesen Patienten dann nicht möglich ist.

Ebenso kann eine Colitis ulcerosa mit ausgeprägter Pseudopolyposis das sonographische Bild des Morbus Crohn imitieren, so daß dann in diesen Fällen eine Unterscheidung zwischen Morbus Crohn und Colitis ulcerosa ebenfalls Probleme bereiten kann. Der Nachweis multipler Pseudopolypen kann jedoch als ein diagnostisches Kriterium für das Vorliegen einer Colitis ulcerosa gewertet werden.

Im Rahmen der Endoskopie ist neben den makroskopisch erkennbaren typischen Veränderungen die histologische Untersuchung des Biopsats wegweisend. Anhand endoskopisch gewonnener Mukosabiopsien kann jedoch die intramurale Tiefenausdehnung der Entzündung naturgemäß nicht beurteilt werden. Dies erklärt, daß die sichere Diagnose Morbus Crohn histologisch nur in 32% der Fälle möglich ist. Die detaillierte sonographische Beurteilung der Darmwandstruktur bei chronisch entzündlichen Darmerkrankungen durch die Hydro-Kolon-Sonographie liefert somit wesentliche neue Informationen über die transmurale Ausbreitung der Entzündung.

Die durch die Hydrokolonsonographie nachweisbaren Veränderungen der Wandstruktur bei Patienten mit chronisch-entzündlichen Darmerkrankungen stehen in guter Übereinstimmung mit Befunden, wie sie durch die Computertomographie und durch die Endosonographie des Kolons erhoben wurden. Bei Patienten mit einem Morbus Crohn ist im Computertomogramm eine homogene Wandverdickung, dagegen bei Patienten mit Colitis ulcerosa nur eine mäßige Wandverdickung mit erkennbarer Wandschichtung nachzuweisen.

Die endosonographische Untersuchung des Kolons zeigt, daß bei Patienten mit Morbus Crohn und Colitis ulcerosa vergleichbare Veränderungen der Darmwanddicke, der Echogenität und insbesondere der Darmwandschichten nachzuweisen sind, wie sie durch die Hydrokolonsonographie erhoben werden. Der Vorteil der Hydrokolonsonographie im Vergleich zur Endosonographie ist jedoch darin zu sehen, daß das Verfahren von den Patienten als nicht belastend empfunden wird und auch eine Beurteilung der Stenose und der proximal der Stenose liegenden Darmabschnitte problemlos möglich ist.

Als nichtinvasivem Verfahren kommt der Sonographie ein große Bedeutung bei der Diagnostik von Patienten mit akuter Symptomatik zu (s. Übersicht). In dieser klinischen Situation können sonographisch mit großer Sensitivität Veränderungen der Darmwand nachgewiesen werden. Dadurch ist schon aufgrund des sonographischen Befundes in vielen Fällen die Verdachtsdiagnose „chronischentzündliche Darmerkrankung" zu stellen. Für die endgültige Sicherung der

Chronisch entzündliche Darmerkrankungen

> **Indikationen zur Sonographie bei chronisch-entzündlichen Darmerkrankungen**
>
> ▶ Primäre nichtinvasive Diagnostik bei akuter Symptomatik
> ▶ Verlaufskontrolle
> ▶ Diagnose intra-, extra- und transmuraler Veränderungen
> ▶ Entzündungsausdehnung
> ▶ Fisteln, Abszesse
> ▶ Diagnose akut auftretender Komplikationen
>   - toxisches Megakolon
>   - Darmperforation
> ▶ Beurteilung von Funktionsabläufen
>   - Peristaltik (Ileus, Subileus, Stenose)
> ▶ Diagnose extraintestinaler Komplikationen

Diagnose sind jedoch weiterhin die Koloskopie und Biopsie erforderlich. Die Sonographie ist jedoch insbesondere im Hinblick auf die Verlaufskontrolle und die Erkennung von Komplikationen der Erkrankungen bedeutungsvoll, da sie die transmuralen und extramuralen Veränderungen erfaßt und als nichtinvasives Verfahren im Gegensatz zu den anderen diagnostischen Verfahren beliebig oft eingesetzt werden kann.

10.3.3 Differentialdiagnose chronisch entzündlicher Darmerkrankungen

Bei der Differentialdiagnose chronisch entzündlicher Darmerkrankungen sind insbesondere infektiöse und ischämische Darmerkrankungen von klinischer Bedeutung (s. Übersicht). Crohn-ähnliche Befunde finden sich vor allem bei der

> **Differentialdiagnose entzündlicher Dickdarmerkrankungen**
>
> ▶ Idiopathisch
>   - Morbus Crohn
>   - Colitis ulcerosa
> ▶ Infektiös
>   - Bakterien (z. B. Shigellen, Salmonellen, Yersinien, Mykobakterien, Campylobacter jejuni, Chlostridium difficile, Chlamydien, Lues)
>   - Viren (z. B. Zytomegalievirus, Herpes-simplex-Virus)
>   - Parasiten (z. B. Amöben, Schistosomiasis)
> ▶ Ischämisch
>   - Arteriosklerose
>   - Embolie, Thrombose
> ▶ Autoimmunerkrankungen
>   - Kollagenosen
>   - Vaskulitis
>   - kollagene Kolitis
> ▶ Therapieinduziert
>   - Medikamente
>   - Bestrahlung
>   - Operation
> ▶ Nichtklassifizierbare Kolitis (Colitis indeterminata)

Darmtuberkulose, bei der Yersiniose, der Zytomegalieinfektion und bei venerischen Infektionen, wie Lues und Lymphogranuloma venerum.

Infektiöse Darmerkrankungen können eine Colitis ulcerosa imitieren. So können die Amöbiasis, die Shigellose und die pseudomembranöse Kolitis zunächst als Colitis ulcerosa verkannt werden. In der Regel handelt es sich jedoch bei den infektiösen Darmerkrankungen um akute, sich selbstlimitierende Kolitiden, die nicht einer ausgiebigen endoskopischen und weitergehenden morphologischen Diagnostik zugeführt werden. Deshalb liegen auch bei dieser Patientengruppe bisher keine hydrokolonsonographischen Untersuchungen vor.

Arterielle Durchblutungsstörungen können am Darm ebenfalls zu segmentalen und transmuralen entzündlichen Veränderungen und Verdickungen der Darmwand führen. Insbesondere die nicht okklusiv bedingten Durchblutungsstörungen und die ischämische Kolitis können deshalb mit den chronisch entzündlichen Dickdarmerkrankungen, insbesondere mit dem M. Crohn, verwechselt werden. Bei einem floriden M. Crohn ist jedoch innerhalb der Darmwand eine vermehrte Vaskularisation farbdopplersonographisch nachweisbar; bei der ischämischen Kolitis dagegen sind innerhalb der verdickten Darmwand keine Gefäße darstellbar.

Weitere richtungsweisende differentialdiagnostische Hinweise ergeben sich neben der morphologischen Veränderung zusätzlich aus der Anamnese und dem Lebensalter des Patienten. Die ischämischen Kolitiden stellen jedoch im gesamten Spektrum der entzündlichen Darmerkrankungen nur eine kleine Gruppe dar; ebenso sind medikamentös induzierte Darmerkrankungen oder Kolitisformen im Rahmen von systemischen Erkrankungen wie Kollagenosen, Vaskulitiden, dem Behçet-Syndrom oder die kollagene Kolitis eine Gruppe von Kolitiden, die zahlenmäßig im Vergleich zum Morbus Crohn und zur Colitis ulcerosa nur eine untergeordnete Rolle spielen.

11 Darmwandhämatom

Darmwandhämatome können bei Patienten mit einer plasmatischen Gerinnungsstörung, mit Thrombopenien, nach einem Trauma, einer Antikoagulation oder einer Lysetherapie auftreten.

Die klinische Symptomatik ist gekennzeichnet durch plötzlich auftretende abdominale Beschwerden und eine Schocksymptomatik. Die Einblutung in die Darmwand führt zu einer erheblichen Zunahme der Wanddicke, die Darmwand stellt sich echoarm dar, wobei die äußere Darmwandbegrenzung glatt erscheint. Als Folge der erheblichen Darmwandverdickung erscheint die Lumenweite reduziert.

Innerhalb der Darmwand sind häufig radiäre, echoreiche, septenartige Strukturen erkennbar, die durch den Grenzflächenreflex zwischen den verdickten Schleimhautfalten hervorgerufen werden (Abb. 147 und 148). Bei einer intraperi-

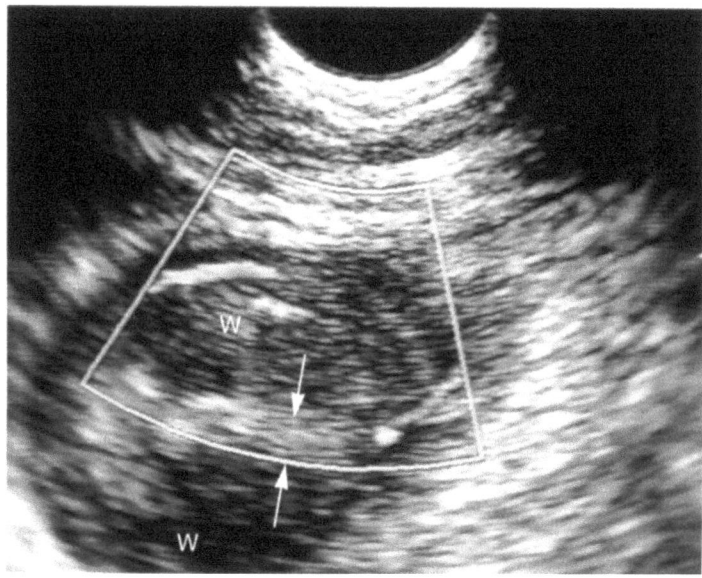

Abb. 147. Einblutung. Die Darmwand (W) ist deutlich verdickt. Die Lumenweite (Pfeile) ist reduziert und die Außenkontur glatt begrenzt. Bei der Farbduplexsonographie sind innerhalb der Darmwand keine Gefäße darstellbar; im umgebenden Mesenterium und im Randbereich der Wand ist eine deutlich vermehrte Vaskularisation als Foge einer vermehrten arteriellen Durchblutung nachweisbar. Klinischer Befund: akutes Abdomen bei einem marcumarisierten Patienten

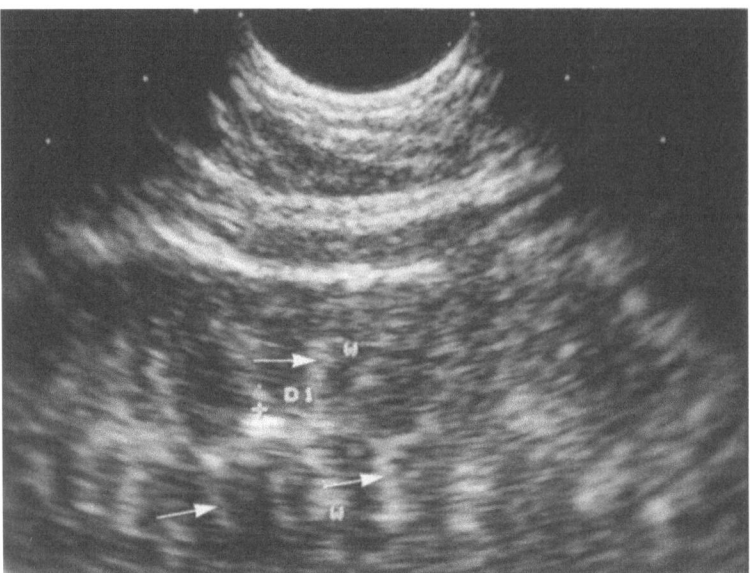

Abb. 148. Einblutung (Ausschnittsvergrößerung). Die Darmwand (W) ist deutlich verdickt (D1) und echoarm. Bei Verwendung höherfrequenter Schallköpfe sind innerhalb der Darmwand radiäre septenartige Strukturen erkennbar (Pfeile), die durch den Grenzflächenreflex zwischen den verdickten Schleimhautfalten hervorgerufen werden

tonealen Blutung kann zusätzlich freie Flüssigkeit im Abdomen nachweisbar sein. Die Farbduplexsonographie kann zur Differentialdiagnose einen weiteren Beitrag leisten. Innerhalb der verdickten Darmwand sind keine Gefäße darstellbar, da als Folge der intramuralen Einblutung die Gefäße innerhalb der Darmwand komprimiert sind. Auffallend ist jedoch eine ausgeprägte Hyperperfusion im Randbereich des eingebluteten Darmabschnitts als Ausdruck einer vermehrten Durchblutung der zuführenden arteriellen Gefäße.

12 Ischämische Darmerkrankungen

Die mesenteriale Ischämie ist klinisch durch akut eintretende abdominale Beschwerden, eine Subileus-/Ileussymptomatik und bei eher protrahierten Verläufen durch blutige Diarrhöen gekennzeichnet. Die klinische Symptomatik ist deshalb von einer akut einsetzenden Colitis ulcerosa nicht ohne weiteres zu unterscheiden. Im Gegensatz zu Patienten mit chronisch-entzündlichen Darmerkrankungen handelt es sich jedoch hierbei in der Regel um ältere Patienten mit einer vaskulären Grunderkrankung (Atherosklerose, Vaskulitis) oder Rhythmusstörungen.

Sonographisch stellt sich die Darmwand als Folge des Ödems echoarm dar; die Wand erscheint deutlich verdickt, die Wandschichtung ist weitgehend aufgehoben, die Lumenweite ist reduziert und die Haustrierung fehlt. Häufig findet sich begleitend ein geringer Aszites. (Abb. 149 und 150).

Aufgrund der reinen B-Bildanalyse sind die Veränderungen nicht ohne weiteres von den Bildern zu trennen, wie sie beim Morbus Crohn oder der Colitis ulcerosa nachzuweisen sind (s. Übersicht). Die farbdopplersonographische Untersuchung des veränderten Darmabschnittes kann zusätzliche differentialdiagnostische Aspekte beitragen. Bei Patienten mit einem aktiven Morbus Crohn ist innerhalb der entzündlich veränderten Darmwand eine vermehrte Vaskularisation erkennbar. Bei Patienten mit ischämischer Kolitis, die eine vergleichbare Wandverdickung aufweisen wie Patienten mit einem Morbus Crohn, ist jedoch ein Strömungssignal innerhalb der Darmwand nicht abzuleiten.

Mesenterialinfarkt

- Akutes Schmerzereignis oder protrahiert verlaufende Schmerzsymptomatik
- Gering dilatierte Darmschlingen
- Erhebliches Darmwandödem
- Partielle oder komplette Aufhebung der Darmwandschichten
- Segmentaler Befall (Dünn- und/oder Dickdarm)
- Nachweis von freier intraperitonealer Flüssigkeit
- Kein Nachweis einer Peristaltik
- Farbduplexsonographie der V. mesenterica superior: Thrombose
- Farbduplexsonographie des Truncus coeliacus und der Aa. mesentericae superior et inferior: fehlende oder deutlich reduzierte Strömungsgeschwindigkeit
- Farduplexsonographisch kein Nachweis eines Strömungssignals innerhalb der verdickten Darmwand

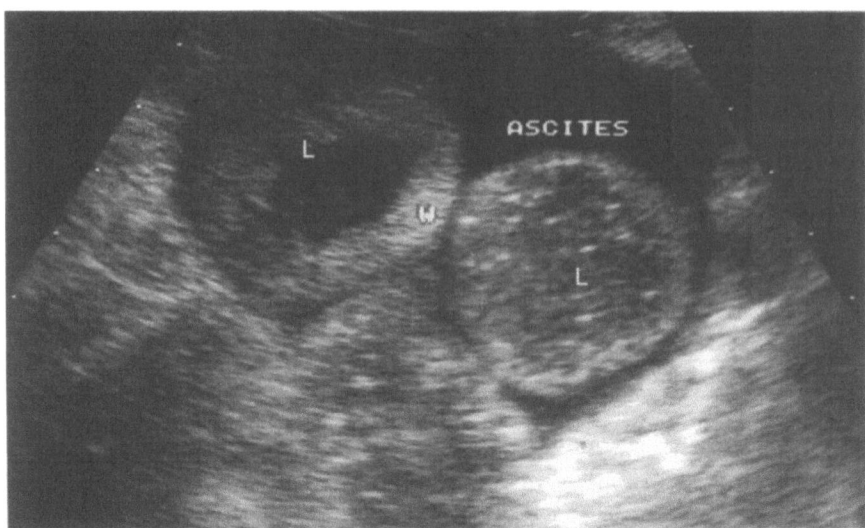

Abb. 149. Mesenteriale Ischämie. Die Darmwand (W) ist verdickt und echoarm, die Wand ist homogen, die Wandschichtung ist aufgehoben. Durch den begleitenden Aszites ist die Wandveränderung deutlich erkennbar. Es besteht gleichzeitig ein Ileus; die Dünndarmschlingen sind flüssigkeitsgefüllt (L) und gering dilatiert. Klinischer Befund: einige Stunden zurückliegende akute Abdominalschmerzen. Jetzt bei der klinischen Untersuchung nur geringe Beschwerden, „stilles Abdomen", keine Peristaltik. Sonographische Diagnose: mesenteriale Ischämie. Farbduplexsonographisch Nachweis eines Verschlusses der A. mesenterica superior

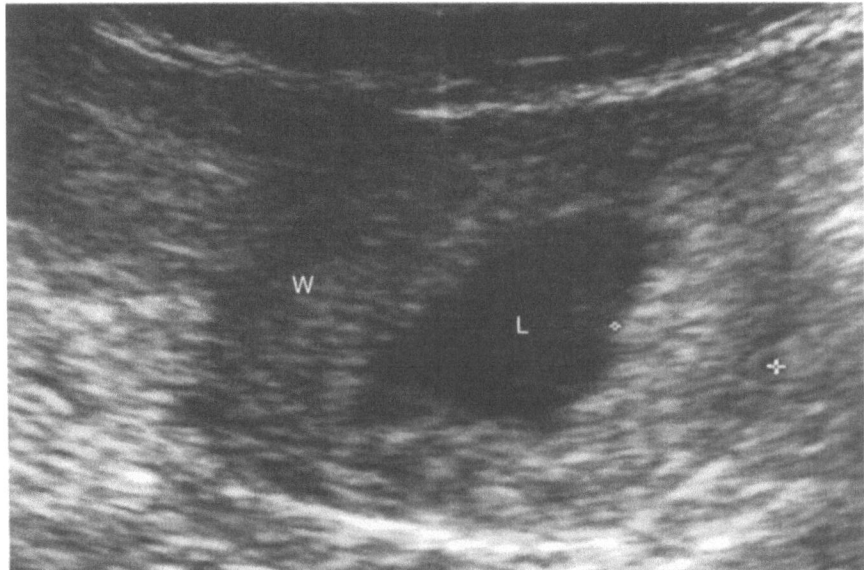

Abb. 150. Mesenteriale Ischämie (Ausschnittsvergrößerung). Die verdickte Darmwand (W) ist homogen und echoarm, eine Wandschichtung ist nicht mehr erkennbar, das Lumen (L) ist flüssigkeitsgefüllt. Farbduplexsonographisch kein Nachweis einer Vaskularisation. Klinische Diagnose: Vaskulitis

Bei der Interpretation und der Differentialdiagnose der sonographischen Befunde sind jedoch zusätzlich immer die gesamte klinische Situation und das Alter des Patienten mit in die differentialdiagnostischen Überlegungen einzubeziehen. Der Morbus Crohn und die Colitis ulcerosa sind Erkrankungen, die ihr Maximum bei Jugendlichen und Patienten unter 40 Jahren aufweisen, während die mesenteriale Durchblutungsstörung eine Erkrankung des höheren Lebensalters ist.

Von der mesenterialen Ischämie sind ähnliche morphologische Darmwandveränderungen abzutrennen, die bei einer akuten Vaskulitis auftreten können. Ursache für das Darmwandödem ist auch in diesen Fällen eine Abnahme der Durchblutung des sonographisch veränderten Darmabschnitts im Rahmen einer Vaskulitis. Auch hier stellt sich die Darmwand echoarm dar; die Wand erscheint deutlich verdickt, und die Lumenweite ist reduziert; eine Haustrierung ist ebenfalls nicht nachzuweisen. Farbdopplersonographisch ist eine vermehrte Vaskularisation innerhalb der Darmwand nicht erkennbar. Da es sich bei der Vaskulitis um eine generalisierte Gefäßerkrankung handelt, ist in der Regel nicht ein einzelnes Darmsegment, sondern sind mehrere Abschnitte des Dünn- und Dickdarms befallen. Die unterschiedlich ausgeprägte Lokalisation könnte hier einen zusätzlichen differentialdiagnostischen Beitrag leisten.

13 Divertikulose

Divertikel sind Ausstülpungen des Darmlumens, die besonders häufig im Bereich der antimesenterialen Tänie lokalisiert sind. Bei 65% der Patienten sind die Divertikel auf das Colon sigmoideum begrenzt, zusätzlich zum Sigma sind andere Anteile des Kolons bei 24% der Patienten befallen, bei 7% der Patienten ist das gesamte Kolon beteiligt; nur bei 4% der Patienten ist das Sigma ausgespart, und die Divertikel sind nur in proximal gelegenen Kolonabschnitten nachzuweisen.

Bei den meisten Patienten mit Sigmadivertikeln findet sich histologisch eine Verdickung der zirkulären Muskelschicht, eine Verkürzung der Längsmuskelschicht und eine Reduktion der Lumenweite des Kolons. Die Größe der Divertikel variiert von 1–2 mm bis zu 10 mm. Die histologischen Veränderungen in dem divertikeltragenden Segment erklären die sonographisch erfaßbaren Befunde.

Bei Patienten mit Divertikulose ist sonographisch eine pathologische Kokarde mit einer verdickten Darmwand nachweisbar, die im wesentlichen durch die verdickte Muscularis propria hervorgerufen wird (s. Übersicht und Schema 26). Unter physiologischen Bedingungen hat die Muscularis propria nur eine Dicke von 1–2 mm, eine Quantifizierung der Zunahme der der Muscularis-propria-Dicke bei der Divertikulose ist bei diesen geringen Änderungen nur bedingt möglich.

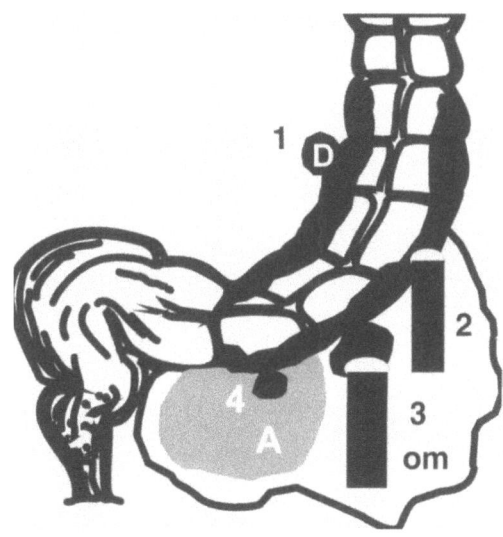

Schema 26. **Sonographische Befunde bei Divertikulose.** Die Darmwand ist echoarm und verdickt. Die verdickte echoarme Schicht entspricht der Muscularis propria. 1: Echoarmes Divertikel (D), direkt von der Darmwand ausgehend. 2: Intramurales, stuhl- bzw. luftgefülltes Divertikel (innerhalb des Divertikels echoreicher Reflex mit dorsalem Schallschatten). 3: Extramurales, stuhl- bzw. luftgefülltes Divertikel. 4: Divertikel mit Perforation. In direkter Beziehung zum Divertikel findet sich eine echoarme Raumforderung, die einem Abszeß (A) entspricht. Bei einer akuten Entzündung ist das divertikeltragende Darmsegment durch einen echoreichen Netzhalo (om: Omentum) abgedeckt

> **Sonographische Kennzeichen der Divertikulose**
>
> ▶ Echoarme Wandverdickung (Wanddicke > 4 mm)
> ▶ Darstellung von Divertikeln (echoarm oder echoreich mit dorsalem Schallschatten als Folge des Luft- und Stuhlgehalts)
> ▶ Targetförmiger Querschnitt
> ▶ Verdickte Muscularis propria
> ▶ Betonte Haustrierung
> ▶ Lumeneinengung
> ▶ Reduzierte oder aufgehobene Peristaltik
> ▶ Zeichen der Peridivertikulitis (umgebender echoreicher Halo)
> ▶ Vermehrte Vaskularisation der entzündeten Wand (Farbduplexsonographie)
> ▶ Darstellung von Fisteln und Abszessen
> ▶ Lokale Druckschmerzhaftigkeit

Die Dickenzunahme der Muscularis propria ist jedoch gut erkennbar, wenn sie im Bereich des divertikeltragenden Segments mit der Muscularis propria anderer, nicht divertikeltragender Kolonabschnitte, z. B. Colon descendens oder ascendens verglichen wird. Als Folge der Verkürzung der Längsmuskelschicht und der Reduktion der Lumenweite erscheint das Kolon häufig vermehrt kontrahiert, die Haustrierung ist dann besonders deutlich erkennbar (Abb. 151 und 152).

Weiteres Kennzeichen für die fortgeschrittene Divertikulose ist neben einer Wandverdickung die fehlende Peristaltik und die fehlende Kompressibilität des veränderten Darmabschnitts.

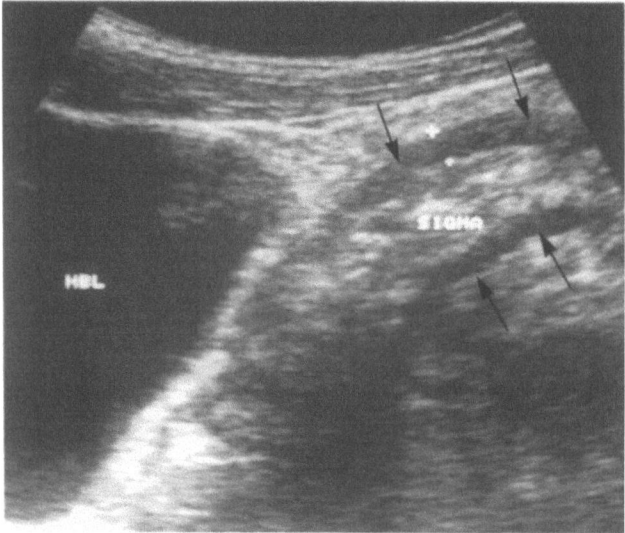

Abb. 151. Sigmadivertikulose. Der rektosigmoidale Übergang ist dorsal der flüssigkeitsgefüllten Harnblase (HBL) dargestellt. Das durch den Luft- und Stuhlgehalt des Kolons echoreich sich darstellende Lumen erscheint normal weit. Die Darmwand ist mit 6 mm verdickt (+...+) und stellt sich betont echoarm dar (Pfeile). Die äußere Kontur der Darmwand ist glatt. Kein Nachweis einer Infiltration in das umgebende Gewebe. Die Verdickung der Darmwand ist Folge einer Verdickung der Muscularis propria bei einer ausgeprägten Sigmadivertikulose

Divertikulose

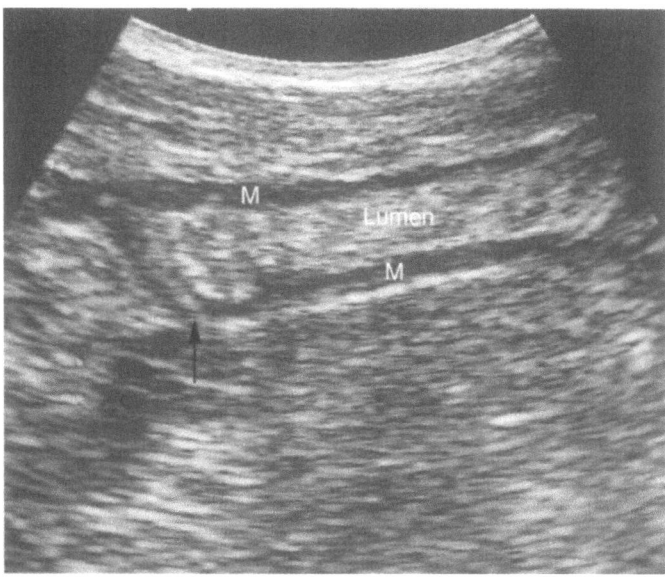

Abb. 152. Sigmadivertikulose. Die Darmwand und hier insbesondere die Muscularis propria (M) erscheint verdickt. Die Haustrierung ist jedoch im Gegensatz zu den chronisch-entzündlichen Dickdarmerkrankungen erhalten (Pfeile: Haustren). Die Lumenweite erscheint nicht reduziert. Klinischer Befund: rezidivierende linksseitige Unterbauchschmerzen

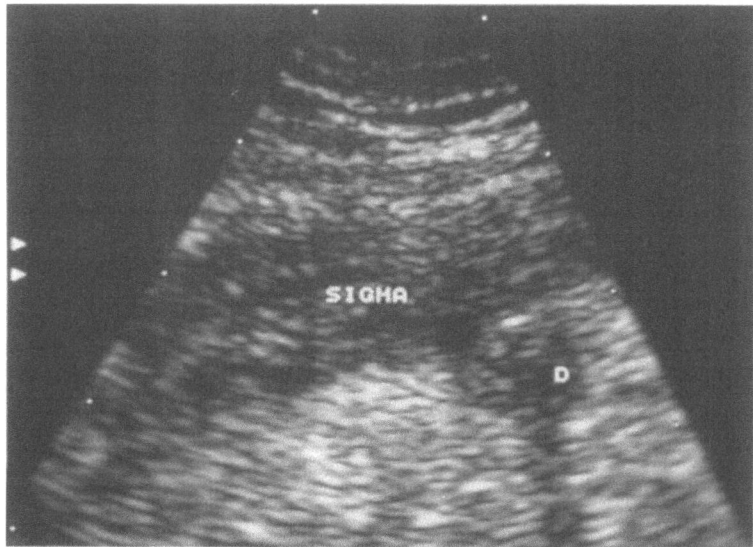

Abb. 153. Sigmadivertikel. Das Divertikel (D) ist extramural, direkt der Darmwand benachbart gelegen. Da das Divertikel flüssigkeitsgefüllt ist, erscheint es echoarm

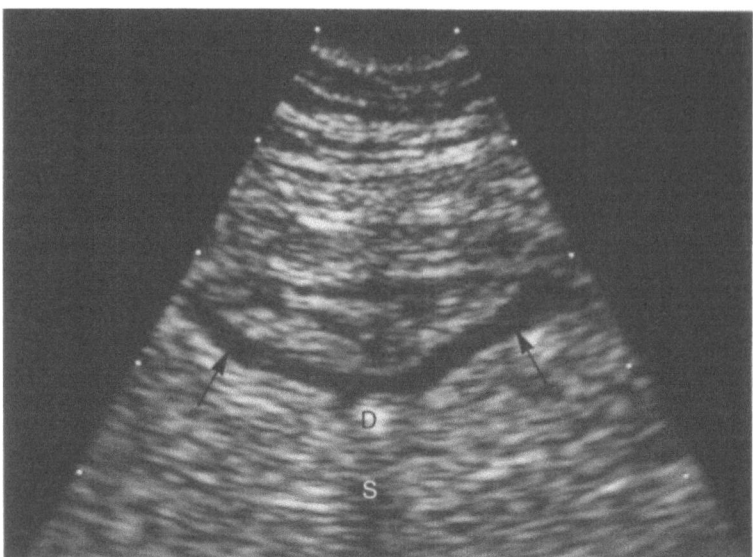

Abb. 154. Sigmadivertikulose. Wandständig stellt sich ein 8 mm großes luft- bzw. stuhlgefülltes Divertikel (D) dar. Der Luft- bzw. Stuhlgehalt innerhalb des Divertikels verursacht einen echoreichen Reflex mit dorsalem Schallschatten (S). Die Muscularis propria (Pfeile) ist verdickt

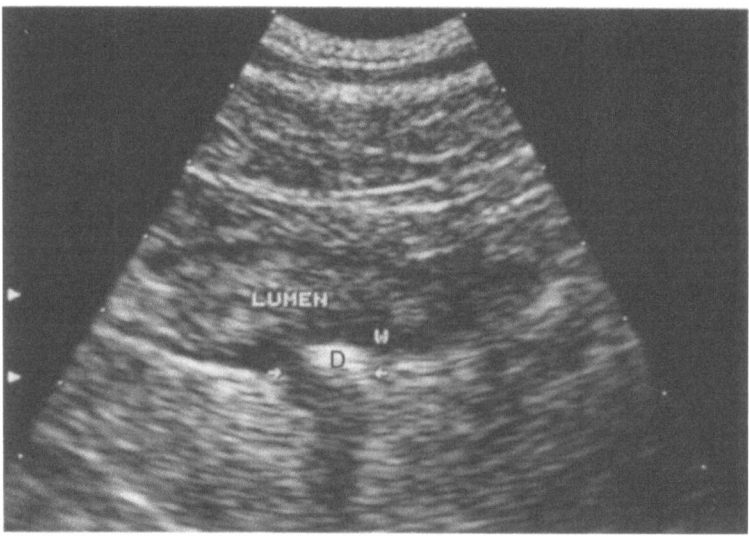

Abb. 155. Sigmadivertikulose. Intramural gelegenes, größeres stuhl- und luftgefülltes Divertikel (D). Die Darmwand (W) ist in diesem Bereich verdickt, die Außenkontur jedoch glatt

Die Divertikel stellen sich als umschriebene echoarme Vorwölbungen der Darmwand nach außen dar; häufig weisen sie einen zusätzlichen zentralen echoreichen Reflex mit dorsalem Schallschatten auf, der durch Luft oder Stuhlreste im Divertikel verursacht wird (Abb.153–155). Da die Divertikelgröße sehr variabel ist, sind sie oft nicht in allen Abschnitten als isolierte Strukturen erkennbar. Die alleinige Verdickung der Muscularis propria ist jedoch noch kein Hinweis für das Vorliegen von entzündlichen Veränderungen, sondern nur indirektes Zeichen für das Vorliegen einer Divertikulose.

Hinweisend auf die Entzündung und Ausdruck der Peridivertikulitis sind echoarme Entzündungsstraßen und ein echoreicher Halo; bei der akuten Divertikulitis wird der entzündete Darmabschnitt durch das sich echoreich darstellende Omentum majus abgedeckt. Die Submukosa ist echoarm und verdickt. Farbdopplersonographisch ist eine vermehrte Vaskularisation der Darmwand erkennbar. Abszesse als Komplikation der Divertikulitis stellen sich sonographisch echoarm dar und sind in der Nachbarschaft des entzündeten Darmabschnitts lokalisiert (Abb. 156 und 157).

Eine weitere Komplikation der Divertikulitis stellt die Fistelbildung zwischen dem divertikeltragenden Segment und benachbarten Organen wie der Harnblase oder der Vagina dar (Abb. 158 und 159). Sonographisch ist die Fistelöffnung als echoarme, längsverlaufende, schmale tubuläre Struktur zu erkennen, in der sich perlschnurartig aufgereihte echoreichere Reflexe mit dorsalem Schallschatten nachweisen lassen, die einzelnen kleinen Luftblasen entsprechen.

Die Sensitivität der Sonographie für die Diagnose der Divertikulitis wird mit 90% angegeben. Im akuten Stadium können deshalb radiologische oder endoskopische Untersuchungen bei eindeutigem sonographischem Befund zunächst aufgeschoben werden. Nach Abklingen der akut entzündlichen Symptomatik ist jedoch eine Sicherung der Diagnose und der Ausschluß anderer Erkrankungen, z. B. Tumor, erforderlich.

Im Rahmen der Hydrokolonsonographie können die bereits bei der konventionellen Abdominalsonographie beschriebenen Veränderungen bei der Divertikulose detaillierter dargestellt werden. Insbesondere sind einzelne Divertikel besser erkennbar. Richtungsweisender sonographischer Befund ist auch hier die deutlich verdickte Muscularis propria, die Betonung der Haustrierung und die Reduktion der Lumenweite. Aufgrund der verdickten Muscularis propria und der erhaltenen glatten Außenkontur der Darmwand kann die Stenose bei einer Divertiku-

Differentialdiagnose der Kolondivertikulose

- Kolonkarzinom
- Ischämische Kolitis
- Chronisch-entzündliche Darmerkrankung (Morbus Crohn, Colitis ulcerosa)
- Kolitiden anderer Genese
- Gynäkologische Erkrankungen (z. B. Adnexitis, Tumor)
- Urologische Erkrankungen (Nephrolithiasis, Urolithiasis)
- Colon irritabile
- Inkarzerierte Hernie
- Akuter Harnverhalt

Divertikulose

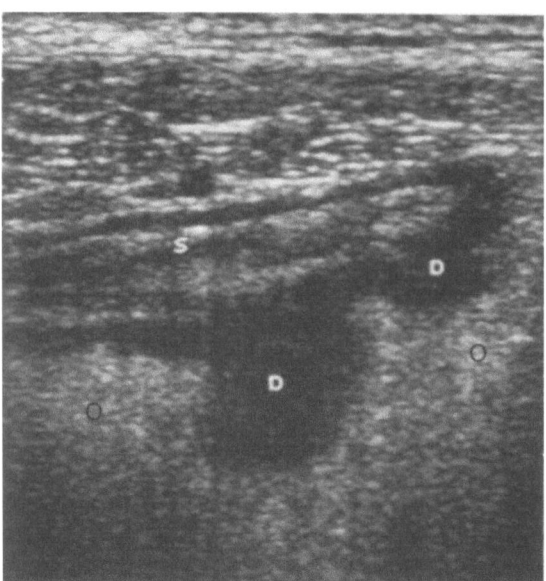

Abb. 156. Akute Divertikulitis. Das entzündete Sigma (S) ist durch einen echoreichen Netzhalo (O) abgedeckt. Die Sigmawand ist echoarm und verdickt; die Divertikel (D) sind echoarm. Klinischer Befund: rezidivierende linksseitige Unterbauchschmerzen, jetzt akute Zunahme der Symptomatik

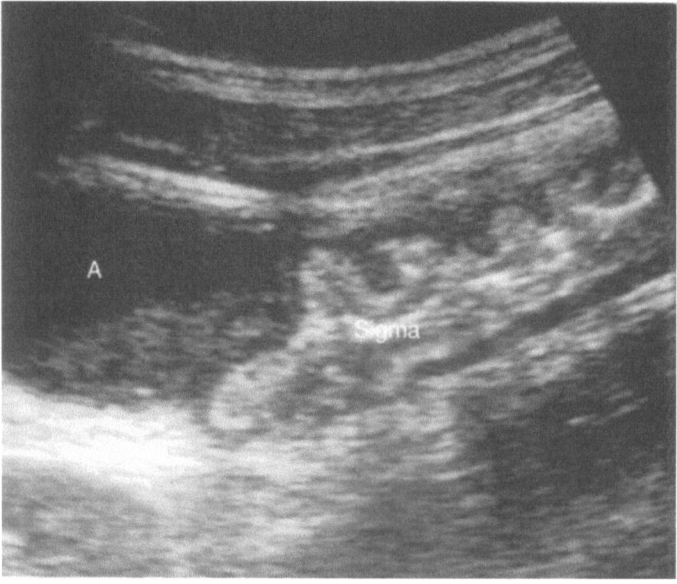

Abb. 157. Perforierte Divertikulitis. Neben dem divertikeltragenden Darmsegment findet sich eine große echofreie, glatt begrenzte Raumforderung, die einem Abszeß entspricht (A). Innerhalb des Abszesses ist der Eiter entsprechend der Schwerkraft nach kaudal sedimentiert. Klinischer Befund: akutes Abdomen, Leukozytose und Temperaturerhöhung

Divertikulose

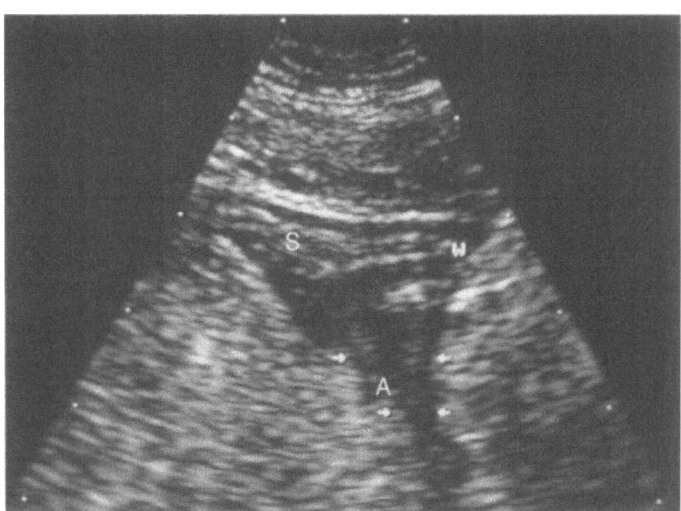

Abb. 158. Gedeckt perforierte Sigmadivertikulitis. Die Darmwand im Sigma (S) ist echoarm und verdickt. Von der Darmwand ausgehend findet sich eine echoarme Entzündungsstraße (Pfeile), (W), und eine echoarme Abszeßformation (A). Klinischer Befund: ältere Patientin mit seit einigen Wochen intermittierend auftretenden linksseitigen Unterbauchschmerzen. Bei der klinischen Untersuchung nur geringer Lokalbefund

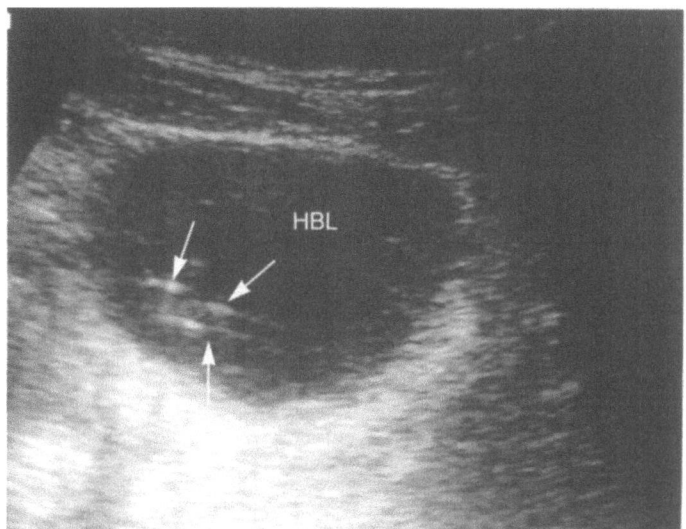

Abb. 159. Luft in der Harnblase. Innerhalb der Harnblase (HBL) Nachweis einzelner echoreicher Reflexe (Pfeile), die bei Kompression der Harnblasenregion mit dem Schallkopf oder bei Umlagerung des Patienten ihre Lage ändern. Klinischer Befund: rezidivierende Zystitis bisher unklarer Ätiologie. Sonographische Diagnose: Blasenfistel bei Sigmadivertikulose

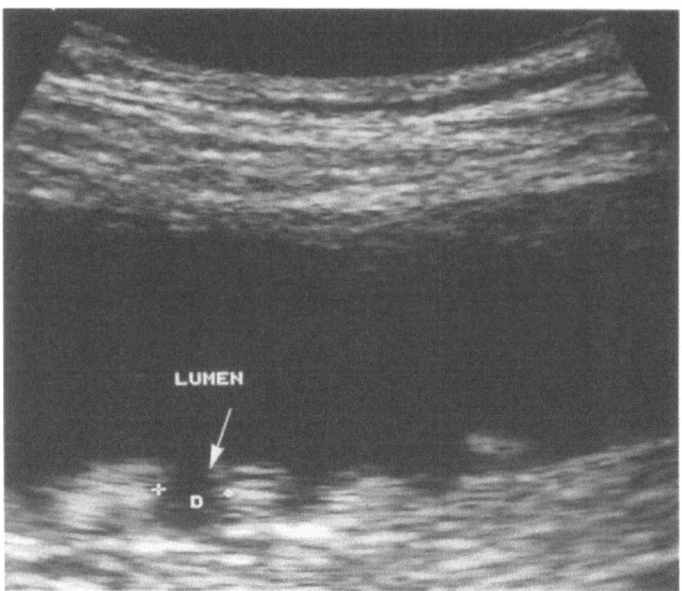

Abb. 160. Sigmadivertikulose (Hydrokolonsonographie). Das intramural gelegene Divertikel (D) stellt sich echofrei dar. Die Verbindung zwischen dem Kolonlumen und der Divertikelöffnung ist erkennbar (Pfeil)

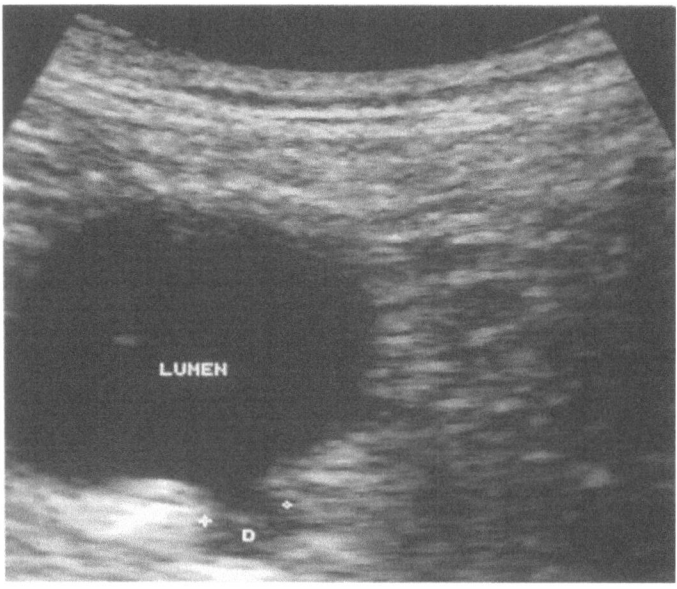

Abb. 161. Sigmadivertikulose, Transversalschnitt (Hydrokolonsonographie). Das flüssigkeitsgefüllte Divertikel (D) erscheint echoarm

Divertikulose

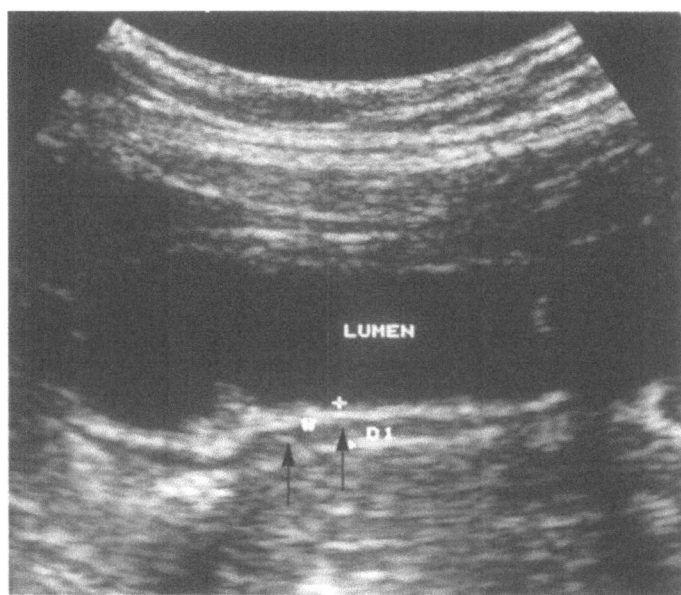

Abb. 162. Sigmadivertikulose. Die Darmwand (W) ist gering verdickt (D1). Eigentliche zirkumskripte Divertikel sind nicht erkennbar. Es ist jedoch eine deutliche Verdickung der Muscularis propria (Pfeile) nachweisbar. Dieser Befund ist ein indirektes Zeichen für das Vorliegen einer Sigmadivertikulose. Die Muscularis propria ist langstreckig verdickt, sowohl die Begrenzung zur Submukosa als auch die äußere Begrenzung zur Serosa bzw. im subserösen Fettgewebe erscheint glatt. Der Befund spricht deshalb gegen eine tumoröse Wandinfiltration, die differentialdiagnostisch in Erwägung gezogen werden kann

lose von einem stenosierend und infiltrierend wachsenden Kolonkarzinom unterschieden werden (Abb. 160–162).

Neben der Diagnostik der Divertikulose bzw. der Divertikulitis liegt die klinische Bedeutung der Sonographie in der Differentialdiagnose des linksseitigen Unterbauchschmerzes.

Bei der Differentialdiagnose (s. Übersicht, S. 153) sind neben akut und chronisch entzündlichen Darmerkrankungen insbesondere die ischämische Kolitis und das Kolonkarzinom in Erwägung zu ziehen, da beide Erkrankungen auch ihr Erkrankungsmaximum im höheren Lebensalter haben. Des weiteren sind urologische und gynäkologische Erkrankungen zu berücksichtigen.

14 Postoperative Veränderungen

Indikation für die Sonographie nach abdominalchirurgischen Operationen ist der Nachweis umschriebener Flüssigkeitsansammlungen im Abdomen. Insbesondere bei Patienten mit einem Temperaturanstieg und einer Leukozytose ist der Ausschluß eines intraabdominalen Abszesses erforderlich. Sonographisch wird dabei zunächst das Operationsgebiet gezielt untersucht.

Ein Serom stellt sich als echofreie, gut abgrenzbare Raumforderung dar. Abszesse können eine unterschiedliche Morphologie aufweisen; sie können echoarm sein oder auch aufgrund eines unterschiedlichen Gehalts an Zelldetritus oder gasbildenen Bakterien eine inhomogene Binnenstruktur mit echoarmen und echoreichen Anteilen zeigen. Häufig bilden sich zwischen den Darmschlingen echoarme, irregulär begrenzte Abszeßstraßen aus (Abb. 163).

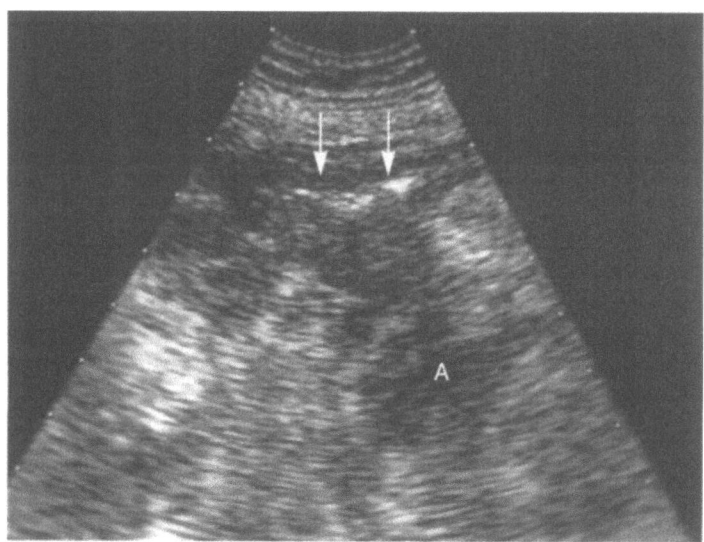

Abb. 163. Postoperativer Abszeß. Direkt unter der Bauchwand findet sich eine pathologische Kokarde (Pfeile). Davon ausgehend stellt sich eine echoarme, irregulär begrenzte, nach dorsal reichende Raumforderung dar. Klinischer Befund: postoperativ rezidivierende Temperaturen. Sonographische Diagnose: Zustand nach Darmresektion mit Verdacht auf postoperative Nahtinsuffizienz und Abszeßbildung (A)

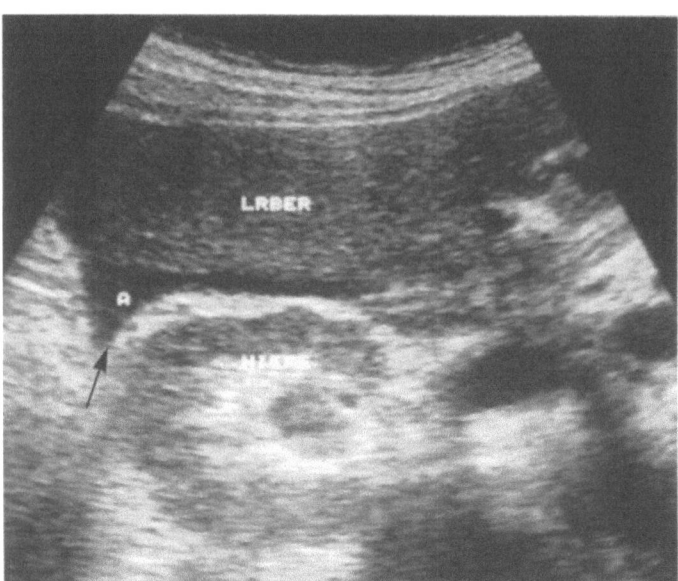

Abb. 164. Aszites. Freie Flüssigkeit (A) in der Morrison-Grube (Pfeil). Dorsal der Leber und ventral der Niere lassen sich auch geringe Aszitesmengen nachweisen; Voraussetzung ist eine horizontale Lagerung des Patienten. Klinischer Befund: unklarer Hb-Abfall nach abdominaler Operation. Sonographische Diagnose: freie Flüssigkeit im Abdomen, bei ultraschallgezielter Punktion Aspiration von frischem Blut

Neben der gezielten Untersuchung des Operationsgebiets ist das Abdomen gezielt nach freier oder lokalisierter und abgekapselter Flüssigkeit und den typischen Prädilektionsstellen zu untersuchen (Abb. 164).

Die Differentialdiagnose zwischen einem Serom und einem Abszeß kann durch die sonographisch gesteuerte Punktion und bakteriologische Untersuchung des Punktats erfolgen. Bei kleineren Abszessen ist eine lokale Therapie möglich. Nach vollständiger Entleerung des Abszesses wird in die Abszeßhöhle ein Antbiotikum instilliert. Wegen des antibiotischen Spektrums und des geringen Injektionsvolumens sind die Aminoglykoside dafür besonders geeignet. Die Punktion und Antibiotikainstillation muß in der Regel an mehreren Tagen wiederholt werden.

15 Differentialdiagnose

Bei der Differentialdiagnose der pathologischen Kokarde sind neben den unterschiedlichen Darmerkrankungen (s. Übersicht) insbesondere auch Formvarianten der Sonomorphologie der normalen Abdominalorgane und Erkrankungen anderer Organe zu berücksichtigen, die das Bild einer pathologischen Kokarde imitieren können.

Differentialdiagnose der pathologischen Darmkokarde

- Morbus Crohn
- Colitis ulcerosa
- Colitis anderer Ätiologie
  - bakterielle, virale Genese
  - Strahlenkolitis
  - Ischämische Kolitis
  - Vaskulitis
  - toxisch (z. B. Medikamente, Radiatio)
- Appendizitis
- Tumor
- Divertikulose
- Pylorusstenose
- Invagination
- Tuberkulose, Aktinomykose
- Darmwandeinblutung
- Darmwandödem

Die häufigste Differentialdiagnose zur pathologischen Kokarde ist die normale, stuhlgefüllte Darmschlinge. Wichtiges differentialdiagnostisches Kriterium ist die deutliche Kompressibilität und die fehlende Befundkonstanz der normalen Darmschlinge; bei einer Verlaufsuntersuchung ist sie nicht mehr in gleicher Position und Konfiguration nachweisbar.

Die pathologische Kokarde wird im angloamerikanischen Sprachraum auch als „pseudo-kidney" beschrieben. Eine wichtige Differentialdiagnose ist deshalb neben der normalen oder der hypoplastischen Niere insbesondere die dystop gelegene Niere. So können die Beckenniere oder auch die Hufeisenniere mit einer pathologischen Darmkokarde unter Umständen verwechselt werden. Die genaue Analyse der B-Bild-Sonomorphologie ermöglicht jedoch in der Regel die Differentialdiagnose; bei der Farbduplexsonographie ist zusätzlich im Bereich der Niere der typische Gefäßverlauf erkennbar.

Ein isoliertes Lymphom oder ein prominenter Lobus caudatus oder quadratus der Leber können das Bild einer isolierten pathologischen Kokarde vortäuschen. Ebenso kann der normale Wirbelkanal mit einer pathologischen Kokarde verwechselt werden. Unter den Erkrankungen anderer Organe sind insbesondere gynäkologische Erkrankungen, Aneurysmata der großen abdominalen Gefäße und Pankreaserkrankungen zu berücksichtigen (s. Übersicht).

Extraintestinale Befunde

- Normale Darmschlinge
- Dystope Niere
- Isoliertes Lymphom
- Prominenter Lobus caudatus/quadratus der Leber
- Normaler Wirbelkanal
- Intraabdominaler Abszeß
- Ovarialtumor
- Extrauteringravidität
- Gefäßerkrankungen (Aneurysma)
- Pankreaserkrankungen (Pankreastumor, chronische Pankreatitis)
- Einblutung M. psoas, Bauchdecke

16 Untersuchungsindikationen

16.1 Konventionelle Abdominalsonographie

Die konventionelle Darmsonographie steht bei Patienten mit akut und chronischen Abdominalbeschwerden am Anfang der Diagnostik. Bei der klinischen Wertung der Untersuchung ist jedoch immer zu berücksichtigen, daß die Methode deutliche diagnostische Grenzen hat (s. Übersicht). Verwertbar ist immer nur der positive sonographische Befund; eine sichere Ausschlußdiagnose einer Erkrankung des Gastrointestinaltrakts ist mit der konventionellen Abdominalsonographie nicht möglich.

> **Diagnostische Grenzen der pathologischen Kokarde**
>
> ▶ Fehlende Beurteilung des gesamten Darms
> ▶ Schichten der normalen und pathologisch veränderten Darmwand nicht ausreichend erkennbar
> ▶ Differentialdiagnose chronisch-entzündlicher Darmerkrankungen nicht möglich
> ▶ Pathologische Kokarde nur bei fortgeschrittenen Erkrankungen nachweisbar
> ▶ Ausschlußdiagnose einer Darmerkrankung durch konventionelle Abdominalsonographie nicht möglich

Die Ergebnisse der Untersuchung – positiver oder negativer Befund – sollten immer im Zusammenhang mit der Anamnese und der klinischen Situation interpretiert werden. Die pathologische Kokarde ist zunächst eine unspezifische Veränderung; im Zusammenhang mit der Detailanalyse des Befundes (Wandstruktur, Lokalisation, Verteilungsmuster, Farbduplexsonographie) und den klinischen Befunden (Alter des Patienten, Anamnese) ermöglicht sie eine genauere Differentialdiagnose der gastrointestinalen Erkrankung. In Abhängigkeit von der klinischen Situation sind dann weitere diagnostische Maßnahmen erforderlich. Der hohe Stellenwert der Sonographie ist jedoch darin zu sehen, daß mit ihr insbesondere bei akuten Abdominalerkrankungen klinisch und therapeutisch richtungsweisende Befunde erhoben werden.

16.2 Hydrokolonsonographie

Indikationen für die Hydrokolonsonographie sind die Diagnostik von Kolonpolypen und Karzinomen, das Staging von Karzinomen, die Diagnose und Differentialdiagnose chronisch-entzündlicher Darmerkrankungen, die Diagnostik von submukös gelegenen Raumforderungen und die Diagnose und Therapie der Darminvagination (s. Übersicht).

Untersuchungsindikationen für die Hydrokolonsonographie

▶ Diagnose von Kolontumoren
▶ Staging von Kolontumoren
▶ Diagnose submuköser Tumoren
▶ Diagnose und Differentialdiagnose von M. Crohn und Colitis ulcerosa
▶ Verlaufskontrolle bei chronisch-entzündlichen Darmerkrankungen
▶ Charakterisierung von Stenosen
▶ Diagnose und Therapie der Invagination

Die morphologische Diagnostik chronisch-entzündlicher Dickdarmerkrankungen wie Morbus Crohn und Colitis ulcerosa beruhte bisher auf der röntgenologischen und endoskopischen Untersuchung des Kolons. Durch die zunehmende Verbesserung des Auflösungsvermögens der Ultraschallgeräte hat jedoch auch in den letzten Jahren die Sonographie bei der Diagnostik von Magen-Darm-Erkrankungen eine zunehmende Bedeutung erlangt.

Der Nachweis einer pathologischen Darmkokarde im Rahmen der konventionellen Abdominalsonographie kann einen Hinweis auf eine entzündliche Dickdarmerkrankung geben. Die konventionelle Abdominalsonographie hat sich insbesondere zur Erkennung der Komplikationen von Erkrankungen wie Fistelbildungen und Abszedierungen sowie zum Nachweis von entzündlichen Konglomeraten bewährt.

Die Grenzen der konventionellen Abdominalsonographie sind jedoch darin zu sehen, daß eine detaillierte Beurteilung von Veränderungen der Darmwandschichten und des Dickdarmlumens nicht möglich ist. Außerdem kann das Kolon nicht in seiner gesamten Kontinuität untersucht werden. Eine Ausschlußdiagnose oder eine Detailbeurteilung von Darmveränderungen bei Patienten mit chronisch-entzündlichen Dickdarmerkrankungen ist somit durch die konventionelle Sonographie allein nicht möglich.

Die Hydrokolonsonographie ermöglicht auch bei chronisch-entzündlichen Dickdarmerkrankungen wie Morbus Crohn und Colitis ulcerosa erstmalig eine detaillierte Analyse der zugrundeliegenden Veränderungen der Darmwand, der Wandstruktur, der Lumenweite und der Haustrierung. Aufgrund der unterschiedlichen sonographischen Morphologie können beide Erkrankungen häufig voneinander differenziert werden. Eine exakte Differentialdiagnose ist inbesondere dann erforderlich, wenn eine ileoanale Pouchoperation geplant ist. Durch die Hydrokolonsonographie können des weiteren Stenosen, wie sie im Rahmen chronisch-entzündlicher Darmerkrankungen auftreten, gezielt diagnostiziert und charakterisert werden. Dies ist für die chirurgische und lokale endoskopische Dilatation von Bedeutung.

Invasive Untersuchungsverfahren wie Endoskopie oder mit einer Strahlenbelastung verbundene Verfahren können in der Diagnostik und Verlaufsbeobachtung chronisch-entzündlicher Dickdarmerkrankungen nicht uneingeschränkt eingesetzt werden. Insbesondere bei Kindern sind deshalb die diagnostischen Möglichkeiten deutlich eingeschränkt. Die radiologischen Untersuchungsverfahren scheiden wegen der hohen Strahlenbelastungen bei Kindern aus; die endoskopische Untersuchung des Kolons wird von den Kindern nicht ausreichend gut toleriert. Da die Hydrokolonsonographie von den Patienten als nicht belastend empfunden wird, kann diese Methode, insbesondere auch bei Kindern, als ein neues diagnostisches Verfahren in der Diagnostik und der Verlaufskontrolle chronisch-entzündlicher Darmerkrankungen Eingang finden.

Die Darminvagination kann bereits im Rahmen der konventionellen Abdominalsonographie erkannt werden. Die Hydrokolonsonographie ermöglicht eine hydrostatische Reposition des Invaginats. Der Vorteil des Verfahrens ist die fehlende Strahlenbelastung und die Kontrolle des Repositionsvorganges durch die Real-time-Sonographie.

Durch die Hydrokolonsonographie ist eine gezielte Diagnostik von Kolonkarzinomen und Polypen mit großer Sensitivität möglich. Untersuchungen an Kindern zeigten, daß sie ohne Belastung für die Patienten bei der Diagnostik der unteren gastrointestinalen Blutung eingesetzt werden kann. Durch die Hydrokolonsonographie ist die Diagnose von Kolonpolypen bei Kindern mit einer Sensitivität von fast 100% möglich. Dadurch ist dieses Verfahren insbesondere als Alternative zu den für die Kinder stark belastenden Untersuchungsverfahren wie Koloskopie und Röntgenuntersuchung anzusehen.

Das Staging von Kolonkarzinomen gewinnt durch die Einführung der laparoskopischen Kolektomie bei Karzinomen zunehmende klinische Bedeutung. Sie kann in Abhängigkeit vom T-Stadium durchgeführt werden. Das T-Staging der Karzinome kann mit einer Genauigkeit von 86–92% bestimmt werden. Auch bei stenosierenden Karzinomen ist eine Beurteilung des Tumors und der proximalen Kolonabschnitte möglich. Hierdurch ist die Hydrokolonsonographie der Endosonographie des Kolons überlegen.

Durch die Hydrokolonsonographie können Polypen >7 mm mit einer Sensitivität von 91% und Karzinome mit einer Sensitivität von 96–100% diagnostiziert werden. Bisher steht für die Untersuchung asymptomatischer Patienten und für das Screening des Kolonkarzinoms kein effektives morphologisches Untersuchungsverfahren zur Verfügung. Die Koloskopie, die das sensitivste Verfahren für die Diagnose von Kolontumoren darstellt, ist aufgrund der Invasivität, der fehlenden generellen Akzeptanz durch die Patienten und der limitierten Untersuchungszahlen nicht für ein Screening geeignet. Der Test auf okkultes Blut im Stuhl weist eine geringe Sensitivität und Spezifität auf. Es bleibt zu untersuchen, ob die Hydrokolonsonographie als morphologisches Screeningverfahren für die Diagnose von Kolontumoren geeignet ist. Submuköse Tumoren sind endoskopisch als Vorwölbungen der Darmwand bei intakter Schleimhautoberfläche charakterisiert. Durch die Hydrokolonsonographie kann die Wandinfiltration des Tumors und seine Beziehung zu den Wandschichten näher bestimmt werden.

Endosonographie

17 Einleitung

Für die Diagnostik von Erkrankungen des oberen und unteren Gastrointestinaltrakts ist die Endoskopie das sensitivste Verfahren und die Methode der ersten Wahl. Im Rahmen der Endoskopie sind jedoch nur Veränderungen der Schleimhautoberfläche zu beurteilen. Eine Beurteilung der intramuralen Ausdehnung eines pathologischen Prozesses oder eine Beurteilung des umgebenden Gewebes der untersuchten Organe ist im Rahmen der konventionellen Endoskopie jedoch nicht möglich.

Die Endosonographie dagegen ermöglicht eine detaillierte Beurteilung der Darmwandschichten, von intra- und extramuralen Veränderungen und von anderen dem Darm direkt benachbarten Organen. Die Endosonographie ist als Kombination von simultaner Endoskopie und Sonographie eine wesentliche Erweiterung der Diagnostik und wird in der Regel erst nach anderen Voruntersuchungen gezielt eingesetzt, um die intra- und extramurale Ausdehnung eines pathologischen Befundes festzustellen. Endoskopie und Sonographie sind keine konkurrierenden, sondern sich ergänzende Verfahren, da sie unterschiedliche Aspekte eines Organs oder eines pathologischen Befundes darstellen.

Die Endosonographie hat ein hohes Auflösungsvermögen bei relativ geringer Eindringtiefe (maximal 5–6 cm). Im Rahmen des Tumorstagings sind deshalb nur die lokale Tumorausdehnung (T-Stadium) und die regionäre Lymphknotenmetastasierung (N-Stadium) beurteilbar. Eine Aussage über Fernmetastasen (M-Stadium) ist nicht möglich.

Die klinische Relevanz eines lokalen Tumorstagings ist immer dann gegeben, wenn verschiedene Tumorstadien unterschiedliche Therapiekonzepte nach sich ziehen. Dies gilt z. B. für Operation vs. Palliation, für lokale vs. radikale Resektion oder für eine Vorbehandlung durch Radiochemotherapie vs. Primäroperation. Des weiteren kommt der endosonographisch gesteuerten Feinnadelpunktion eine zunehmende Bedeutung bei der Abklärung von intestinalen und extraintestinalen Raumforderungen zu.

18 Methodik und Untersuchungstechnik

Bei der Endosonographie werden zwei verschiedene Prinzipien der kombinierten endoskopischen und sonographischen Untersuchung angewendet:
▶ Bei den zur Zeit gebräuchlichsten Sonden für die Endosonographie des oberen Gastrointestinaltrakts ist der Ultraschalltransducer fest in die Spitze eines Endoskops mit Seitblickoptik integriert. Der mechanische Rotationsscanner (Fa. Olympus, Hamburg) liefert ein 360°-Sektorbild, das senkrecht zur Geräteachse steht (Abb. 165).
▶ Bei dem zweiten bisher zur Verfügung stehenden Gerätetyp handelt es sich um einen elektronischen Sektorscanner (Fa. Echoscan, Wiesbaden), der ein 120°-Sektorbild in der Längsachse des Endoskops darstellt; dadurch ist die Ausdehnung eines pathologischen Befundes in der Längsachse des Geräts besser darstellbar (Abb. 166).

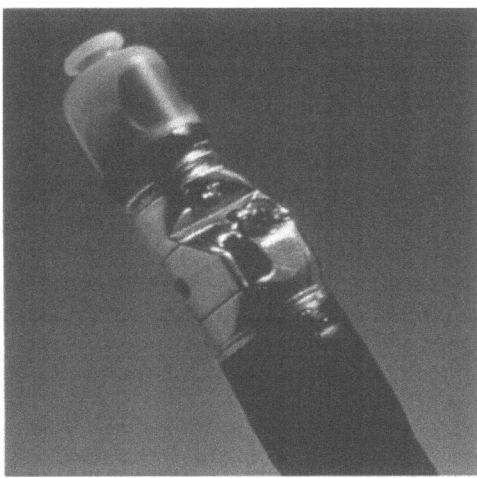

Abb. 165. Rotationsscanner. Der 360°-Rotationsschallkopf ist an der Spitze des Endoskops angebracht. Die Punktionsebene steht senkrecht zur Schallebene

Aufgrund des begrenzten Bildausschnittes in der zweiten Bildebene senkrecht zur Längsachse sind bei letztgenannter Sonde für die Beurteilung der gesamten Zirkumferenz eines untersuchten Darmabschnitts zusätzliche Drehbewegungen des Gerätes um die Längsachse erforderlich (Schema 27). Der Vorteil des elektronischen Scanners ist jedoch die gleichzeitig mögliche Kombination der endosonographischen B-Bilddiagnostik mit der Farbduplexsonographie. Dadurch ist

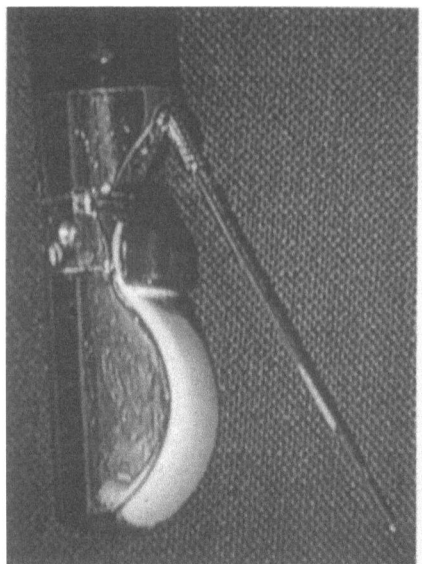
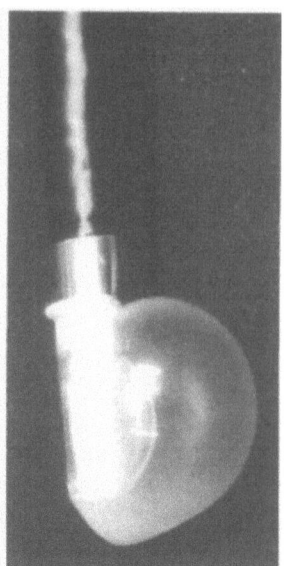

Abb. 166. Linearscanner. a Die Schnittebene des Sectorscanners liegt in der Verlängerung der Geräteachse. Die Punktionsnadel kann unter ständiger sonographischer Kontrolle vorgeführt werden, da Schallebene und Punktionsebene parallel verlaufen. b Gefüllter Ballon an der Spitze der Endosonographiesonde. Durch den wassergefüllten Ballon wird die Schalleitung verbessert

eine Darstellung und detaillierte Analyse von Gefäßveränderungen und eine Beurteilung des Vaskularisationsgrads von pathologischen Prozessen möglich.

Überdies kann mit diesem Gerät unter endosonographischer Kontrolle gezielt punktiert werden. Pathologische Darmwandveränderungen und extramural gelegene Raumforderungen können damit zytologisch weiter abgeklärt werden (s. Schema 27). Ein weiterer Vorteil des elektronischen Sektorscanners ist sein deutlich geringerer Preis im Vergleich zum 360°-Scanner; der elektronische Scanner kann außerdem an ein Sonographiegerät angeschlossen werden, das für die gesamte sonographische Diagnostik einsetzbar ist.

Daneben stehen miniaturisierte Ultraschallsonden, die über den Biopsiekanal des Endoskops bis an die zu untersuchende Struktur vorgeführt werden, zur Verfügung (Fa. Aloka, 40670 Meerbusch). Dadurch ist auch im Rahmen der konventionellen Endoskopie eine gleichzeitige endosonographische Untersuchung suspekter Läsionen möglich. Die Eindringtiefe und die Auflösung dieser Sonden ist bisher jedoch noch sehr begrenzt (Abb 167).

Für die endosonographische Diagnostik des Rektums stehen ein Radialscanner und ein elektronischer Sektorscanner zur Verfügung, die an der Spitze eines starren Rektoskops befestigt sind. Vor- und Nachteile dieser unterschiedlichen Darstellungsverfahren sind ähnlich wie bei der Endosonographie des oberen Gastrointestinaltrakts.

Der Vorteil des elektronischen Sektorscanners bei der Endosonographie des Rektums ist die biplane Darstellung eines pathologischen Befundes (Schema 28). Durch Umschalten der Endosonographiesonde können zwei Ebenen, die horizon-

Methodik und Untersuchungstechnik

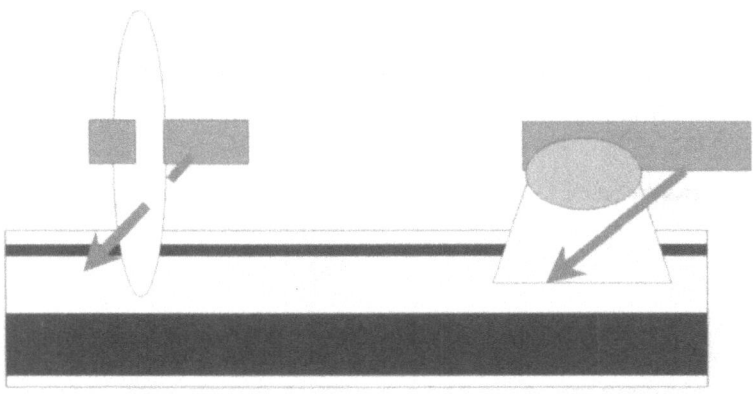

Schema 27. Untersuchungs- und Punktionstechnik mit einem Radial- und einem Sectorscanner.
Endosonographisch sind 5 Wandschichten wechselnder Echogenität und unterschiedlicher Dicke innerhalb der Darmwand erkennbar. *Untersuchungstechnik mit einem Radialscanner:* Die Endosonographiesonde wird bis zu dem zu untersuchenden Darmabschnitt vorgeführt und dann zurückgezogen. Der Scanner liefert ein 360°-Bild, das senkrecht zur Geräteachse steht. *Untersuchungstechnik mit einem Sectorscanner:* Die Endosonographiesonde wird bis zu dem zu untersuchenden Darmabschnitt vorgeführt. Der Scanner bildet einen sektorförmigen 120°-Bildausschnitt ab, der in Richtung der Geräteachse verläuft. Für die vollständige Erfassung der Wandinfiltration senkrecht zur Schallrichtung ist eine zusätzliche Drehung der Sonde um die Längsachse erforderlich. *Endosonographisch gesteuerte Punktion:* Die Punktionsrichtung (Pfeil) verläuft in der Längsachse des Sectorscanners, dadurch ist die Punktionsnadel während des gesamten Punktionsvorgangs sonographisch sichtbar. Bei Punktion mit dem Radialscanner ist die genaue Lage der Nadelspitze nicht feststellbar, da Bildebene und Punktionsebene senkrecht aufeinander stehen

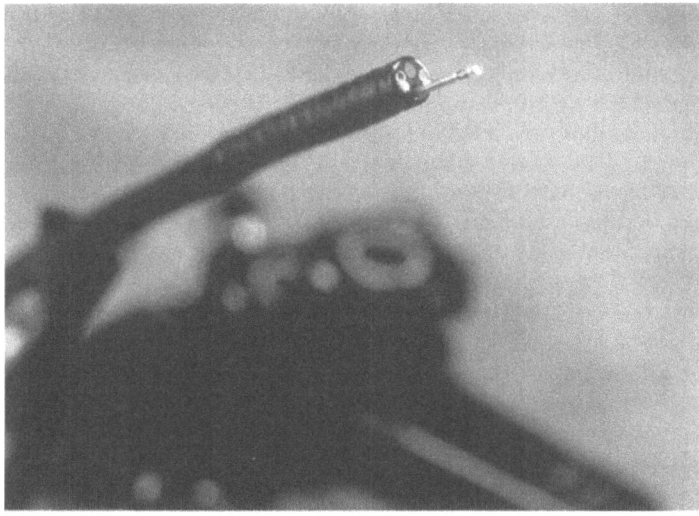

Abb. 167. Miniaturisierte Sonde. Die Endosonographiesonde wird durch den Arbeitskanal des Endoskops an die zu untersuchende Struktur herangeführt

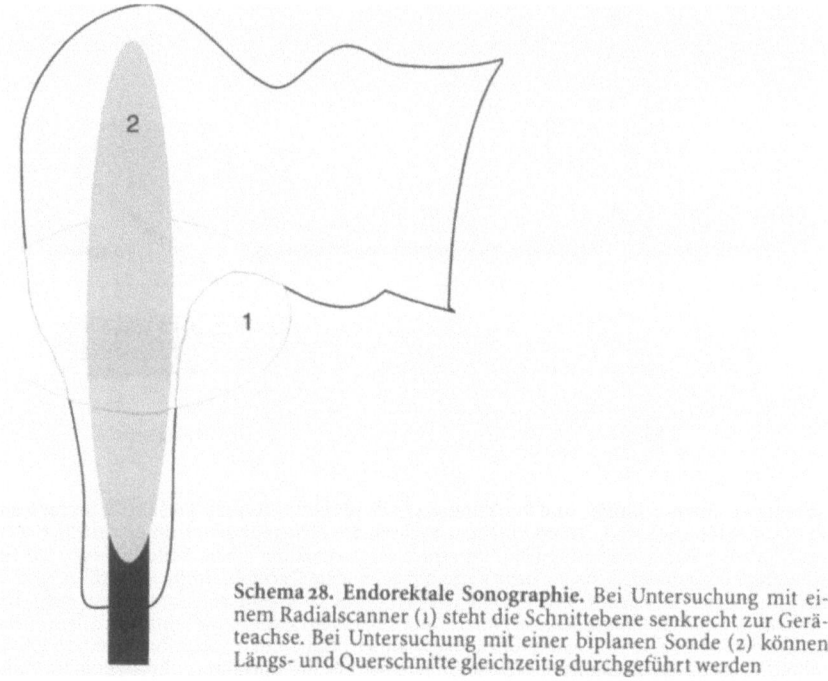

Schema 28. **Endorektale Sonographie.** Bei Untersuchung mit einem Radialscanner (1) steht die Schnittebene senkrecht zur Geräteachse. Bei Untersuchung mit einer biplanen Sonde (2) können Längs- und Querschnitte gleichzeitig durchgeführt werden

tale und die vertikale, gleichzeitig während der Untersuchung dargestellt werden. Dies ermöglicht eine bessere Beurteilung der Tiefen- und der Längsausdehnung einer Wandveränderung. Mit dem elektronischen Scanner ist in der Regel auch eine Farbduplexsonographie und eine endosonographisch gesteuerte Punktion möglich. Der Nachteil der elektronischen Scannertypen ist auch hier die bisher fehlende Darstellung der gesamten Zirkumferenz des Rektums.

Für die Beurteilung der proximal des Rektums gelegenen Kolonabschnitte steht bisher nur eine Endosonographiesonde zur Verfügung: Ein mechanischer 320°-Radialscanner ist an der Spitze eines konventionellen Koloskops befestigt. Im Gegensatz zu den Scannern, die bei der Sonographie des oberen Gastrointestinaltrakts verwendet werden, liegt hierbei der Ultraschalltransducer jedoch proximal der optischen Einheit, so daß die exakte Lokalisation des Ultraschalltransducers nicht direkt festgestellt werden kann.

Um die Darmwandschichten detailliert beurteilen zu können, werden in der Regel 5- bis 12-MHz-Transducer verwendet. Wegen der hochfrequenten Schallköpfe ist die Eindringtiefe des Ultraschallstrahls deshalb auf ca. 5 cm limitiert.

Da die miniaturisierten Sonden mit Frequenzen von 10–20 MHz arbeiten, ist die Eindringtiefe auf 1–2,5 cm reduziert.

Voraussetzung für eine gute Darstellung der Darmwandschichten ist ihre Positionierung in den optimalen Fokusbereich des Transducers. Da im direkten Nahfeld die Auflösung schlechter ist, wird ein wassergefüllter Ballon, der sich an der Spitze des Endoskops befindet, als Wasservorlaufstrecke benutzt. Durch Füllen des Ballons mit 10 ml entgasten Wassers wird erreicht, daß die Darmwandstruktu-

Methodik und Untersuchungstechnik 175

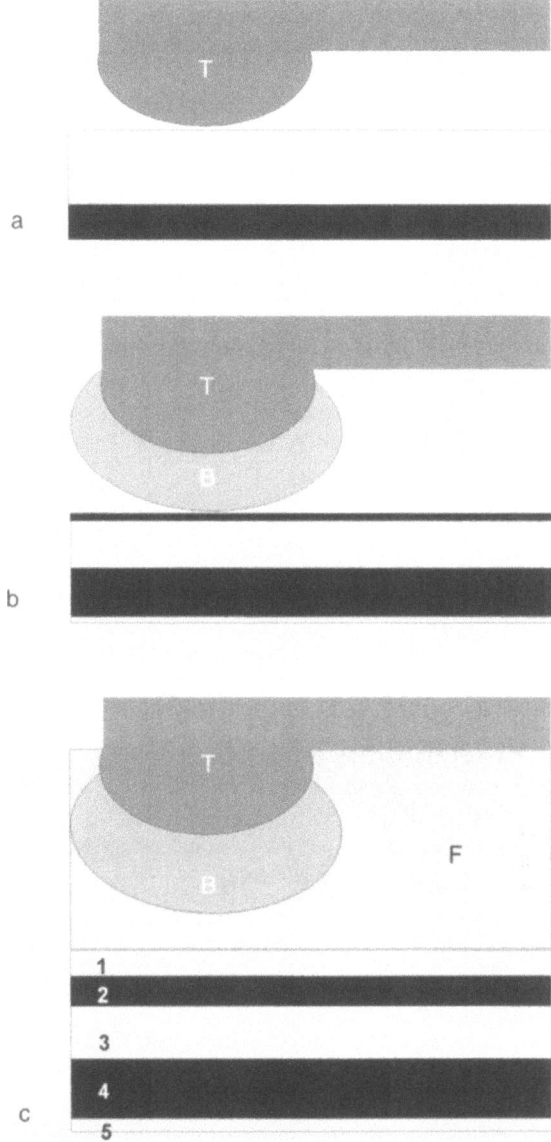

Schema 29 a–c. Endosonographische Darstellung der Darmwandschichten — Prinzip der endosonographischen Untersuchung mit der Wasservorlaufstrecke. a Untersuchung ohne gefüllten Ballon. Der Transducer (T) liegt direkt der Darmwand an. Die Wand liegt nicht im optimalen Fokusbereich des Transducers. Die Auflösung ist dehalb reduziert, die 5 Wandschichten sind nicht darstellbar, insbesondere die Wandschichten 1 und 2 sind nicht abgrenzbar. b Untersuchung mit gefülltem Ballon. Der Transducer (T) und der gefüllte Ballon (B) werden mit erhöhtem Auflagedruck an die Darmwand gelegt (z. B. Ösophagus). Durch den verstärkten Auflagedruck wird die Mukosa komprimiert und läßt sich von dem Austrittsreflex des Ballons nicht eindeutig abgrenzen. c Untersuchung mit gefülltem Ballon und gleichzeitiger intraluminaler Flüssigkeitsinstillation (F). Die Darmwand befindet sich im Fokus des Transducers; die Auflösung ist hier optimal. Wegen der zusätzlichen berührungsfreien Untersuchungstechnik sind alle 5 Wandschichten optimal erkennbar ren sich im optimalen Fokusbereich des Transducers befinden und die Schallleitung zwischen Transducer und Schleimhautoberfläche verbessert wird (Schema 29 und Abb. 168–170).

Werden jedoch der Transducer und der gefüllte Ballon mit zu starkem Druck an die Darmwand gelegt, so kann durch die Kompression der Mukosa die Darstellung der Schichten 1 und 2 verschlechtert werden. Eine optimale Darstellung der 5 Wandschichten wird erreicht, wenn zusätzlich noch Flüssigkeit in das Darmlumen instilliert wird. Dadurch ist eine berührungsfreie Untersuchung der Darmwand möglich.

Die miniaturisierte Sonde verfügt nicht über einen zusätzlichen mit Wasser füllbaren Ballon an der Spitze. Dadurch wird die Ankopplung der Sonde an die zu untersuchende Struktur erschwert. Inbesondere im Ösophagus ist deshalb die Untersuchung limitiert.

Allgemeine diagnostische Möglichkeiten der Endosonographie

- Darstellung und Beurteilung der Darmwandschichten
- Diagnostik intra- und extramuraler Raumforderungen
- Tumorstaging (T-Stadium)
- Diagnostik regionär vergrößerter Lymphknoten (N-Stadium)
- Diagnostik entzündlicher Darmwandveränderungen
- Diagnostik extraintestinaler benachbarter Organe (z. B. Pankreas, Mediastinum, Harnblase, Prostata, Uterus, Ovarien)
- Farbduplexsonographie pathologischer Befunde (Vaskularisation, Gefäßinfiltration)
- Endosonographisch gezielte Punktion

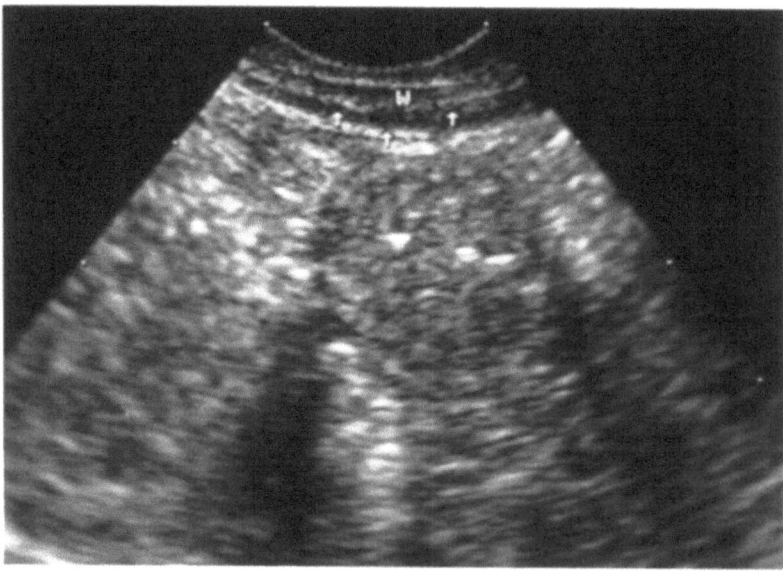

Abb. 168. Normale Darmwand. Der Transducer liegt ohne Füllung des Wasserballons direkt der Magenwand an. Die Auflösung der Wandstrukturen ist gering, da die Wand (W) nicht in der Fokuszone des Transducers liegt. Als Leitstruktur sind nur die Muscularis propria (Pfeile) und die Submukosa erkennbar. Unzureichende Darstellung der Wandschichten

Methodik und Untersuchungstechnik

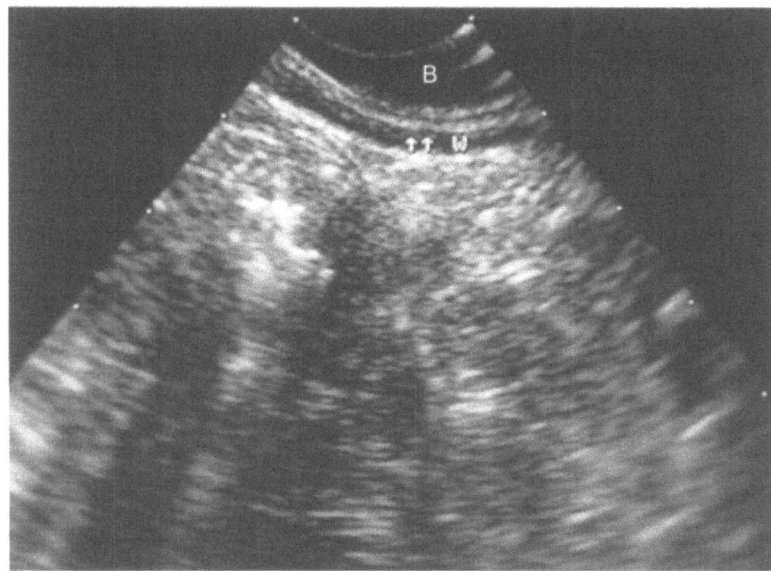

Abb. 169. Normale Darmwand. Der Wasserballon (B) an der Spitze der Sonde ist gefüllt, er stellt sich echofrei dar. Der Ballon liegt direkt der Magenwand (W) an. Die Wandschichten 1 und 2 sind nicht optimal dargestellt, die Wandschichten 3–5 sind gut erkennbar (Pfeile). Suboptimale Darstellung

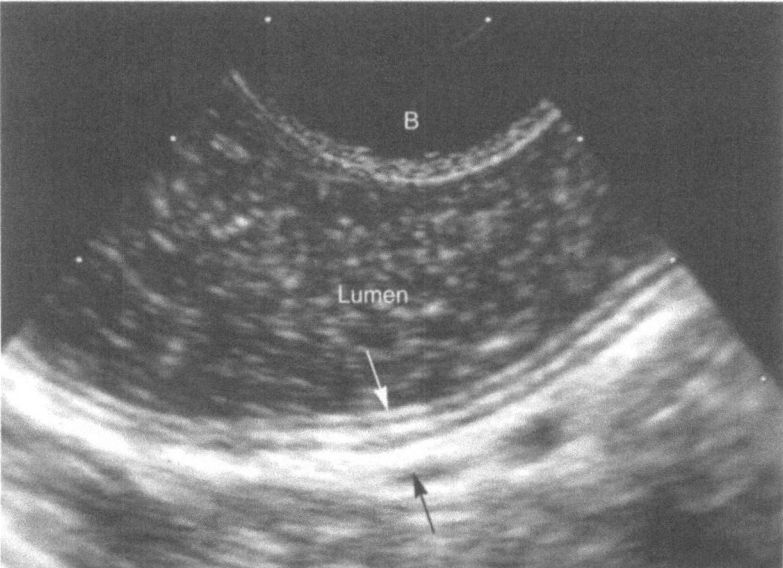

Abb. 170. Normale Darmwand. Der Wasserballon (B) ist gefüllt, zusätzlich ist Flüssigkeit in den Magen instilliert worden. Innerhalb des flüssigkeitsgefüllten Lumens sind Luftblasen und Schleimreste als echoreiche Reflexe erkennbar. Die Darmwand liegt im Bereich der Fokuszone des Transducers, dadurch sind alle 5 Wandschichten gut erkennbar (Pfeile). Gute Darstellung

Aufgrund der technischen Möglichkeiten der Endosonographiegeräte ist die Beurteilung unterschiedlicher Aspekte eines pathologischen Befundes möglich (s. Übersicht, S. 176).

18.1 Endosonographie des oberen Gastrointestinaltrakts

Da die Endosonographie zeitaufwendiger und belastender für den Patienten ist als die konventionelle Gastroskopie, ist eine Prämedikation mit einem Sedativum (5–10 mg Midazolam) erforderlich. Beim Einführen des Endoskops liegt der Patient in Linksseitenlage. Das Endoskop wird unter Sicht in den Ösophagus eingeführt und dann in die distal gelegenen Abschnitte des oberen Gastrointestinaltraktes vorgeführt.

Bei der Untersuchung des Ösophagus kann es manchmal erforderlich sein, den Ballon an der Spitze des Endoskops nur partiell zu füllen, um oberflächennah gelegene Strukturen, wie z. B. Mukosa und Ösophagusvarizen, nicht durch den zu starken Druck des vollständig gefüllten Ballons zu komprimieren. Um eine bessere Darstellung gerade dieser oberflächennahen Strukturen zu erreichen, ist es dann notwendig, zusätzlich über den Spülkanal Flüssigkeit in das Lumen zu instillieren, um eine berührungs- und damit kompressionsfreie Untersuchung zu ermöglichen (s. Schema 29) und die Schalleitung und Positionierung der untersuchten Struktur in den Fokus zu optimieren.

Auch im Bereich des Magens kann die Darstellung der Magenwandschichten durch zusätzliche Instillation von bis zu 500 ml einer entgasten Flüssigkeit (z. B. physiologische Kochsalzlösung) in den Magen deutlich verbessert werden (s. Abb. 168–170). Durch Zusatz eines Entschäumers können störende Gasblasen und Reflexe, die von Sekret hervorgerufen werden, weitgehend beseitigt werden. Bei der alleinigen endosonographischen Untersuchung des Magens kann die Injektion von Buscopan als Spasmolytikum notwendig werden, um die Motilität der Magenwand aufzuheben.

18.2 Endosonographie des Rektums und des Kolons

Für die Endosonographie des Rektums werden starre Endosonographiesonden verwendet, die blind in das Rektum bis zu einer Tiefe von 15 cm eingeführt werden. Nach Füllen des ebenfalls sich an der Spitze der Endosonographiesonde befindenden Ballons wird dann die Sonde langsam zurückgezogen. Bei Verwendung eines Sectorscanners sind zusätzliche Umdrehungen um die Längsachse erforderlich, um alle Darmabschnitte zu beurteilen.

Die Endosonographie des Kolons wird mit einem Koloskop durchgeführt, an dessen Spitze sich ein 320°-Scanner befindet. Die Ultraschallsonde ist proximal der optischen Einheit lokalisiert. Nach endoskopischer Lokalisation des pathologischen Befundes wird die Endosongraphie während einer Vor - und Rückwärtsbewegung des Geräts durchgeführt.

19 Normale Schnittbildanatomie

Endosonographisch sind 5 Schichten wechselnder Echogenität innerhalb der Darmwand des oberen und unteren Gastrointestinaltrakts zu erkennen, die den anatomischen Strukturen der Wand weitgehend entsprechen (s. Schema 27 und Tabelle 8). Bei direkter Auflage des Transducers an die Wand bzw. Kompression der Mukosa durch den gefüllten Ballon sind jedoch die Schichten 1 und 2 häufig nicht eindeutig voneinander abzugrenzen. Die für das Tumorstaging wichtigsten beiden Schichten, die dritte, echoreiche Schicht (Submukosa), und die vierte, echoarme Schicht (Muscularis propria) sind jedoch endosonographisch immer gut darstellbar.

Tabelle 8. Korrelation des endosonographischen mit dem histologischen Bild der Darmwand

Endosonographie	Histologie
Erste, echoreiche Schicht	Eintrittsreflex, Mukosa,
Zweite, echoarme Schicht	Mukosa
Dritte, echoreiche Schicht	Submukosa
Vierte, echoarme Schicht	Muscularis propria
Fünfte, echoreiche Schicht	Subseröses Fettgewebe, Serosa, Austrittsreflex

Die sonographische Dicke einzelner Wandschichten wird durch Interfaceechos mitbeeinflußt. Generell entstehen Echos an Grenzflächen zwischen zwei Schichten unterschiedlicher akustischer Impedanzen. Die Dicke dieser Grenzflächenechos hängt dabei von der axialen Auflösung des verwendeten Transducers ab. Das echoreiche Grenzflächenecho, das an der Grenze zwischen einer echoarmen und echoreichen Schicht entsteht, verschmilzt mit dem Echo der echoreichen Gewebeschicht zu einem homogenen Echo. Die Kombination des Grenzflächenechos mit dem Echo, das durch die eigentliche Gewebeschicht hervorgerufen wird, bestimmt somit die Dicke der sonographisch dargestellten Schicht.

Bei Passage des Ultraschalls durch die Darmwand können an theoretisch sechs Grenzflächen Interfaceechos entstehen:
▶ Das erste, echoreiche Interfaceecho entsteht an der Oberfläche der Mukosa zwischen dem flüssigkeitsgefüllten Lumen des Kolons und der Darmwand. Das Interfaceecho ist somit für die erste, echoreiche Schicht der Darmwandstruktur mit verantwortlich. Die Mukosa selbst verursacht nur geringe Echos und stellt sich deshalb als echoarme zweite Darmwandschicht dar.

▶ Das zweite potentielle Interfaceecho kann zwischen der Mukosa und der Muscularis mucosae auftreten. Dieses Interfaceecho ist größer als die Dicke der Muscularis mucosae, so daß es mit der Oberfläche der dritten, echoreichen Schicht, der Submukosa verschmilzt. Die Muscularis mucosae stellt sich deshalb nicht als eine isolierte Darmwandstruktur dar.
▶ Das dritte Interfaceecho, das zwischen der Muscularis mucosae und der Submukosa entstehen kann, verschmilzt ebenfalls mit dem Echo, das durch die eigentlich echoreich sich darstellende Submukosa hervorgerufen wird.
▶ Das vierte Interfaceecho, das an der Grenzfläche zwischen der Submukosa und der Muscularis propria erzeugt wird, verschmilzt ebenfalls mit den Echos, die von der Submukosa hervorgerufen werden. Aufgrund dieser physikalischen Phänomene erscheint die Submukosa dicker, als es ihrer eigentlichen anatomischen Dicke entspricht. Die vierte, echoarme Schicht, die der Muscularis propria entspricht, erscheint jedoch aufgrund der Interfaceechos dünner, als es der eigentlichen anatomischen Dicke entspricht.
▶ Interfaceechos an der fünften Grenzfläche zwischen der Muscularis propria und dem subserösen Fett verschmelzen mit den Echos, die durch Fett innerhalb des subserösen Gewebes hervorgerufen werden.
▶ Das sechste mögliche Interfaceecho entsteht dann zwischen der Serosa und dem umgebenden Bindegewebe; in der Regel verschmilzt dieses Echo mit dem sich echoreich darstellenden Bindegewebe.

Diese physikalischen Phänomene sind bei der Interpretation der Dicke der Wandschichten des Gastrointestinaltrakts zu berücksichtigen. Klinische Untersuchungen zeigten jedoch, daß die artifizielle Dickenzunahme der Submukosa und die geringe Abnahme der Wanddicke der Muscularis propria als Folge dieser Interfaceechos keine wesentliche Rolle spielen. Für die Analyse von pathologischen Wandveränderungen werden durch die Sonographie die Wandschichten mit ausreichender Genauigkeit dargestellt.

20 Sonomorphologie maligner Tumoren

Die malignen Tumoren des Ösophagus, des Magens, des Rektums und des Kolons haben eine vergleichbare Sonomorphologie (s. Übersicht). Die Kriterien für die Diagnose und die Bestimmung des T-Stadiums im Rahmen des Stagings sind deshalb weitgehend identisch (Schema 30).

Sonomorphologie maligner Tumoren
- Echoarmer Tumor
- Irreguläre Außenkontur
- Inhomogene Binnenstruktur
- Wandschichten entsprechend der Infiltrationstiefe des Tumors (T-Stadium) zerstört
- Reduzierte Lumenweite
- Vergrößerte regionäre Lymphknoten
- Infiltration in benachbarte Organe und Gefäße

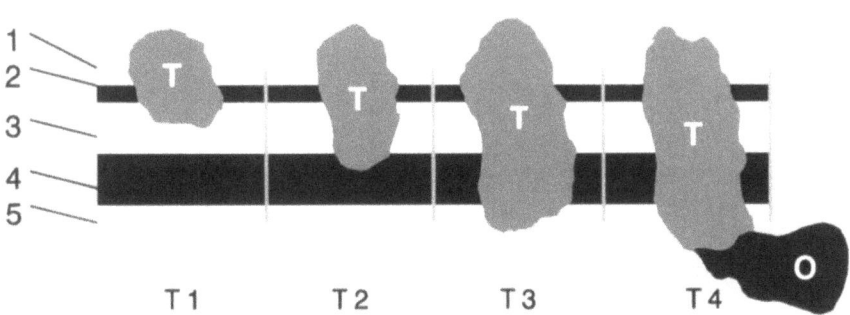

Schema 30. **Endosonographisches Tumorstaging (T-Stadium).** T1- Stadium: Der Tumor hat die innere echoreiche Schicht und die innere echoarme Schicht durchbrochen, er infiltriert die Submukosa. T2-Stadium: Der Tumor hat die innere echoreiche, die innere echoarme und die mittlere echoreiche Schicht durchbrochen, er infiltriert die Muscularis propria. T3-Stadium: Der Tumor hat die innere echoreiche, die innere echoarme, die mittlere echoreiche, die äußere echoarme und die äußere echoreiche Schicht durchbrochen. T4-Stadium: Der Tumor hat alle sonographischen Wandschichten unterbrochen und infiltriert benachbarte Organe (O)

Das Staging maligner Tumoren wird entsprechend den TNM-Kriterien durchgeführt (Tabelle 9). In Abhängigkeit von der Infiltrationstiefe des Tumors sind die Wandschichten zerstört. Bei der Endosonographie wird deshalb die fehlende Erkennbarkeit der Wandschichten als Hinweis für eine Tumorinfiltration bis in diese Wandschicht gewertet.

Fehler können beim endosonographischen Tumorstaging durch ein Overstaging oder ein Understaging auftreten (Schema 31). Insbesondere bei T1- und T2-Stadien ist die Fehleinschätzung durch die Endosonographie meistens durch ein Overstaging bedingt. Dieses wird durch peritumoröse entzündliche und fibröse Veränderungen verursacht. Entzündliche Veränderungen stellen sich endosonographisch ebenfalls echoarm dar und können nicht eindeutig von der gleichfalls echoarmen Tumorinfiltration abgegrenzt werden. Die begleitende peritumoröse entzündliche Infiltration wird somit fälschlicherweise ebenfalls als Tumorinfiltration gewertet. Daraus resultiert dann ein Overstaging. – Ein Understaging wird durch eine nur mikroskopisch erkennbare Infiltration tieferer Wandschichten verursacht. Diese ist durch die Endosonographie nicht zu erfassen. Wegen der begrenzten Eindringtiefe des Ultraschalls kann weiterhin die exakte Bestimmung der Infiltration benachbarter Organe (T4-Stadium) schwierig sein.

Tabelle 9. Histologisches TNM-Staging maligner Tumoren des Ösophagus, des Magens und des Kolons

T – Primärtumor	
T1	Tumor infiltriert Mukosa oder Submukosa
T2	Tumor infiltriert Muscularis propria
T3	Tumor infiltriert Adventitia
T4	Tumor infiltriert Nachbarstrukturen und Organe
N – Regionäre Lymphknoten	
Ösophagus	
NX	Regionäre Lymphknoten können nicht beurteilt werden
N0	Keine regionären Lymphknotenmetastasen
N1	Regionäre Lymphknotenmetastasen
Magen	
NX	Regionäre LK können nicht beurteilt werden
N0	Keine regionären Lymphknotenmetastasen
N1	Metastasen in perigastrischen LK innerhalb von 3 cm vom Rand des Primärtumors
N2	Metastasen in perigastrischen LK weiter als 3 cm vom Rand des Primärtumors oder in LK entlang den Aa. gastrica sinistra, hepatica communis, lienalis oder des Truncus coeliacus
Rektum/Kolon	
NX	Regionäre LK können nicht beurteilt werden
N0	Keine regionären LK Metastasen
N1	Metastasen in 1–3 perikolischen bzw. perirektalen LK
N2	Metastasen in 4 oder mehr perikolischen bzw. perirektalen LK
N3	Metastasen in LK entlang eines benannten Gefäßstamms
M – Fernmetastasen	
MX	Das Vorliegen von Fernmetastasen kann nicht beurteilt werden
M0	Keine Fernmetastasen
M1	Fernmetastasen

Sonomorphologie maligner Tumoren

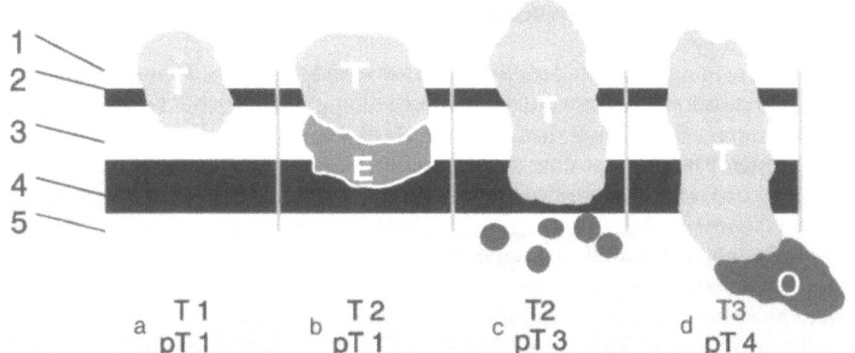

Schema 31 a–d. Fehlermöglichkeiten des endosonographischen Tumorstagings. *a Korrektes Tumorstaging.* T1-Karzinom, die Tumorinfiltration reicht bis in die Submukosa. Histologisches Stadium (pT) und endosonographisches Stadium (T) stimmen überein. *b Overstaging.* Die peritumorale Entzündung (E) erscheint wie der Tumor (T) echoarm und wird fälschlicherweise als Tumorinfiltration gewertet. Endosonographisch T2-Tumor, histologisch pT1-Tumor. *c Understaging.* Endosonographisch T2-Tumor, die Infiltration ist nur bis in die Muscularis propria endosonographisch nachweisbar; histologisch transmurale Tumorinfiltration (T3-Tumor). *d Understaging.* Wegen der begrenzten Eindringtiefe des Ultraschalls ist die Tumorinfiltration in benachbarte Organe (O) nicht erkennbar. Endosonographisch T3-Tumor, histologisch T4-Tumor

Bei den Tumoren des Ösophagus, des Magens, des Kolons und des Rektums werden einheitliche Kriterien zur Festlegung des T-Stadiums verwandt. Für die Bestimmung des N-Stadiums werden jedoch unterschiedliche Kriterien benutzt (s. Tabelle 9).

Vergrößerte regionäre Lymphknoten stellen sich endosonographisch als echoarme, der Darmwand benachbarte Raumforderungen dar. Als sonographische Kriterien für eine Lymphknotenmetastase werden vergrößerte, scharf begrenzte, runde und echoarme Lymphknoten angesehen. Allein aufgrund dieser sonomorphologischen Kriterien ist jedoch eine sichere Unterscheidung zwischen reaktiv-entzündlich veränderten und vergrößerten Lymphknoten im Abflußgebiet eines malignen Tumors und Lymphknotenmetastasen nicht möglich (s. Übersicht).

Als klinisch praktikable Regel hat sich erwiesen, Lymphknoten, die größer als 1 cm sind, als maligne befallen anzusehen. Weiter zeigte sich, daß mit Zunahme des T-Stadiums insbesondere bei T3- und T4-Tumoren die endosonographisch nachweisbaren Lymphknoten in der Regel auch metastatisch befallen sind. Die

---

Differentialdiagnostische Probleme bei der Endosonographie

▶ Peritumoröse entzündliche Veränderungen vs. Tumorinfiltration
▶ Reaktiv vergrößerte Lymphknoten vs. Lymphknotenmetastasen
▶ Postoperative entzündliche und narbige Veränderungen (Anastomose) vs. Lokalrezidiv
▶ Entzündliche Veränderungen bei Ulcus ventriculi vs. Tumorinfiltration bei exulzeriertem Magenkarzinom
▶ Differentialdiagnose durch endosonographisch gezielte Feinnadelpunktion

eingeschränkte Differenzierungsmöglichkeit zwischen entzündlich veränderten Lymphknoten und Lymphknotenmetastasen stellt noch ein wesentliches Problem der Endosonographie dar.

Die endosonographisch gezielte Punktion ermöglicht eine weitere Abklärung unklarer Raumforderungen und vergrößerter Lymphknoten. Bei Verwendung des Sectorscanners kann unter direkter sonographischer Kontrolle die Läsion punktiert werden. Dadurch ist eine zytologische Diagnose und Differentialdiagnose von vergrößerten Lymphknoten (Sensitivität 92%, Spezifität 93%), pathologischen Darmwandveränderungen (Sensitivität 61%, Spezifität 79%) und von extraintestinalen Raumforderungen (Sensitivität 88%, Spezifität 95%) möglich. Insbesondere die Diagnostik des Non-Hodgkin-Lymphoms des Magens kann bei negativer endoskopisch gewonnener Histologie durch die endosonographisch gezielte Punktion der Magenwand verbessert werden. Um die Differentialdiagnose zwischen entzündlichen und tumorbedingten Wandinfiltrationen (z. B. benignes-malignes Magenulkus) zu verbessern, sollte neben der intramuralen Punktion der pathologischen Darmwandverdickung immer auch ein benachbarter vergrößerter Lymphknoten punktiert werden. Der Nachweis von Tumorzellen im Lymphknoten sichert die Diagnose. Die Komplikationsrate der Punktion ist mit 0,5% gering.

Durch die Endosonographie kann die Beziehung zwischen dem Tumor und den umgebenden Gefäßen detailliert dargestellt werden. Für die Beurteilung einer Tumorinfiltration in das Gefäß werden verschiedene Kriterien herangezogen (s. Übersicht). Endosonographisch kann von einer Tumorinfiltration in das Gefäß bzw. in die Gefäßwand gesprochen werden, wenn:

▶ zwischen Tumor und Gefäßlumen eine eindeutig definierte Abgrenzung nicht mehr vorhanden ist und das echoreiche Grenzecho zwischen Gefäß und umgebendem Gewebe nicht mehr nachzuweisen ist;
▶ eine irreguläre Kontur zwischen dem Tumor und dem Gefäß besteht oder ein direkter Tumoreinbruch in das Gefäß erkennbar ist (ein direkter Tumoreinbruch in das Gefäßlumen oder ein kompletter Verschluß des Gefäßes tritt in der Regel nur bei den Venen auf. Die Arterien werden häufig nur vom Tumor ummauert, ohne daß endosonographisch eine eindeutige Tumorinfiltration in das Gefäßlumen bzw. ein Verschluß des Gefäßes vorliegt);
▶ eine komplette Obstruktion des Gefäßlumens durch den Tumor oder durch eine begleitende Thrombose gegeben ist;
▶ venöse Kollateralen im Bereich des Abstromgebiets eines Tumors als indirekter Hinweis für eine Tumorinfiltration und Thrombose vorliegen.

Sonographische Kriterien der Tumorinfiltration in Gefäße

▶ Echoreiche Grenzlamelle zwischen Tumor und Gefäß aufgehoben
▶ Irreguläre Kontur an der Grenze Tumor/Gefäß
▶ Direkter Tumoreinbruch in ein Gefäß
▶ Partielle oder vollständige Thrombose eines Gefäßes (Farbduplexsonographie)
▶ Venöse Kollateralen (indirektes Zeichen für eine Thrombose im Abstromgebiet des Tumors)

21 Sonomorphologie benigner Tumoren

Gemeinsames wichtiges Kennzeichen aller benignen Tumoren ist die fehlende Infiltration und Destruktion der benachbarten Wandschichten. Im Bereich der Basis eines Polypen ist die Wandstruktur erhalten. Eine Infiltration benachbarter Organstrukturen ist nicht nachweisbar. (s. Übersicht).

Sonomorphologie benigner Tumore

- ▶ fehlende Infiltration und Destruktion der benachbarten Wandschichten
- ▶ Häufig homogene Binnenstruktur
- ▶ Glatte Außenkontur
- ▶ Tumor von einer definierten Wandschicht ausgehend
- ▶ Keine Infiltration benachbarter Strukturen
- ▶ Keine vergrößerten regionären Lymphknoten

Benigne submuköse Tumoren sind durch ein intramurales Tumorwachstum gekennzeichnet. In Abhängigkeit vom Tumortyp kann die Raumforderung in unterschiedlichen Wandschichten gelegen sein.(Schema 32). Lipome erscheinen als echoreiche Strukturen, die ihren Ausgang von der 3. Wandschicht, die der Sub-

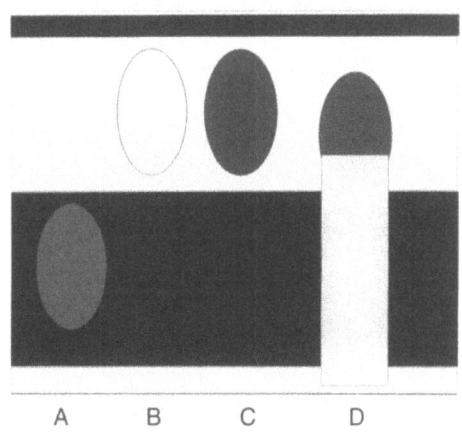

Schema 32. **Sonomorphologie submuköser Raumforderungen.** A: Leiomyom. Echoarmer, glatt begrenzter Tumor, ausgehend von der Muscularis mucosae (1./2. Wandschicht) oder der Muscularis propria (4. Wandschicht) (DD: Leiomyosarkom). B: Lipom, Fibrom. Echoreicher, glatt begrenzter Tumor mit homogener Binnenstruktur ausgehend von der Submukosa (3. Wandschicht). C: Neurinom. Echoarmer, glatt begrenzter Tumor, ausgehend von der Submukosa (3. echoreiche Wandschicht). D: Zyste. Echofreie, glatt begrenzte Raumforderung mit dorsaler Schallverstärkung, Lokalisation in der Submukosa. Intramurale Varizen: Echofreie Struktur in der Submukosa; Nachweis des Blutflusses durch die Farbduplexsonographie

mukosa entspricht, nehmen. Leiomyome können ihren Ausgang von der 2. sonographischen Wandschicht, der Mukosa oder der 4. Wandschicht der Lamina muscularis propria nehmen. Entsteht das Leiomyom im Bereich der Mukosa, so erscheinen die 2. Wandschicht zirkumskript verdickt und die übrigen Wandschichten intakt. Nimmt das Leiomyom seinen Ausgang von der Lamina muscularis propria, so erscheint die 4. dickere echoarme Wandschicht verdickt. Auch hier ist die übrige Wandstruktur erhalten. Neurinome gehen von der Submukosa aus.

Die Bestimmung der Lokalisation des submukösen Tumors innerhalb der unterschiedlichen Wandschichten läßt zwar einen indirekten Schluß auf die mögliche Tumorart zu, jedoch kann die Endosonographie die notwendige histologische Klärung nicht ersetzen. Insbesondere ist eine sichere Differentialdiagnose zwischen einem benignen Leiomyom und einem Leiomyosarkom durch die Endosonographie allein nicht möglich, da fokale maligne Entartungen durch die Sonographie nicht erkannt werden. Für die Malignität Tumors spricht die Größe des Prozesses, eine inhomogene Binnenstruktur und der Nachweis von zentralen echoarm bis echofrei sich darstellenden Arealen.

Ein endoskopisch vermuteter submuköser Tumor kann auch durch eine umschriebene Impression der Darmwand von außen, durch eine extramurale Raumforderung oder ein benachbartes Organ vorgetäuscht werden (z. B. Impression der Magenwand durch Milz, Pankreas oder oberen Nierenpol) (Abb 171). Dies kann durch die Endosonographie exakt differenziert werden. Bei einer Impression von außen ist endosonographisch eine extramural gelegene Raumforderung oder ein direkt benachbartes Organ nachweisbar, die Wandstruktur im Bereich der Impression ist intakt.

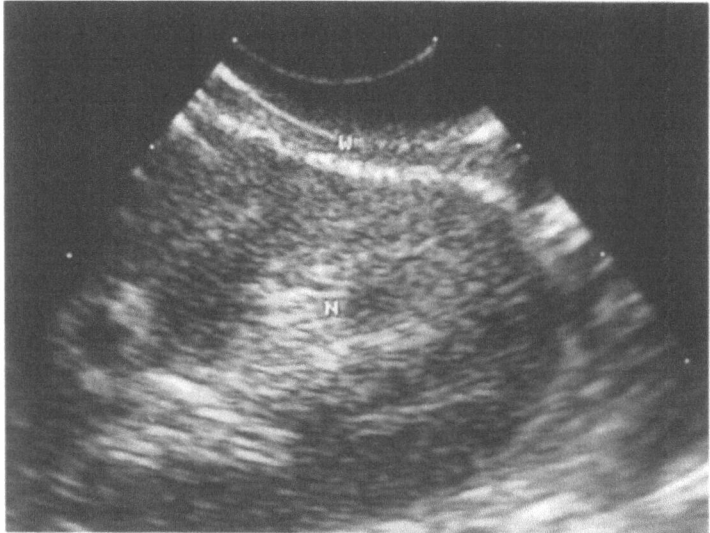

Abb. 171. Impression der Magenwand durch den kranialen rechten Nierenpol. Der Nierenpol (N) imprimiert die Magenwand (W) von dorsal; endoskopisch imponierte der Befund wie eine submuköse Raumforderung

22 Endosonographie des Ösophagus

22.1 Untersuchungstechnik

Voraussetzung für die Endosonographie des Ösophagus ist die vorherige endoskopische Untersuchung. Im Rahmen der Tumordiagnostik ist die Endosonographie des Ösophagus als ein additives Verfahren für ein genaueres Staging eines Tumors oder für die Differentialdiagnose umschriebener Wandveränderungen anzusehen. Die endosonographische Untersuchung des Ösophagus ist sowohl bei Verwendung des 360°-Scanners als auch bei Verwendung des elektronischen Sektorscanners problemlos möglich. Generell ist das Tumorstaging mit beiden Geräten mit vergleichbarer Genauigkeit möglich.

Bei der Endosonographie des Ösophagus kann die erforderliche unterschiedliche Untersuchungstechnik mit beiden Sonden gut demonstriert werden. Bei beiden Sondentypen wird die Sonde bis zur endoskopisch sichtbaren Läsion vorgeführt. Durch Vor- und Zurückbewegen der Sonde werden die proximal und distal der Läsion gelegenen Abschnitte untersucht. Dies ist erforderlich, um die submuköse Ausdehnung eines Prozesses und weiter entfernt liegende Lymphknoten erkennen zu können.

Bei Verwendung des 360°-Scanners ist jeweils die gesamte Zirkumferenz des Ösophagus darstellbar, ebenso ist eine Beurteilung der benachbarten Organe (Herz, linker Vorhof, Aorta, V. azygos, V. cava) und der paraösophageal gelegenen Lymphknoten möglich.

Bei der Endosonographie mit dem elektronischen Sektorscanner ist aufgrund des begrenzten sektorförmigen Bildausschnitts und der longitudinalen Schnittebene eine zusätzliche Drehung des Geräts um die Längsachse erforderlich, um die gesamte Ösophaguswand und die benachbarten Organstrukturen zu untersuchen (Schema 33). Die Verwendung des Sektorschallkopfs in Verbindung mit einem Farbdopplersystem erlaubt eine zusätzliche Beurteilung von Gefäßstrukturen und eine Quantifizierung hämodynamischer Veränderungen.

22.2 Ösophagustumor

Ösophaguskarzinome stellen sich endosonographisch als echoarme Tumoren dar, die in Abhängigkeit vom T-Stadium die Wandschichten infiltrieren und zerstören (Abb 172–178).

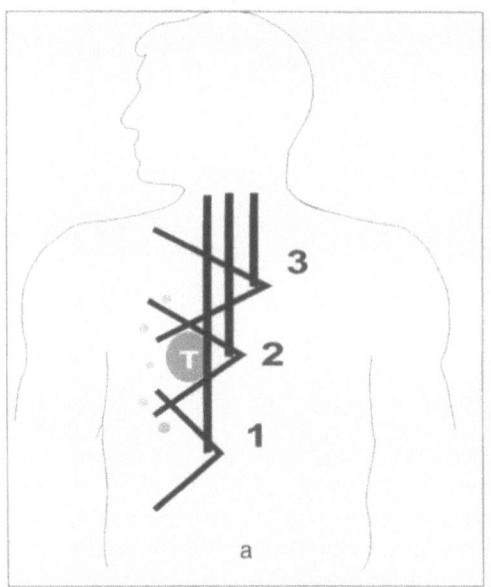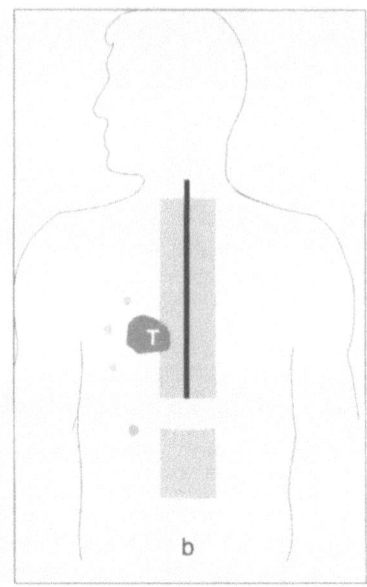

Schema 33 a, b. Endosonographie des Ösophagus und des Mediastinums. *a Untersuchung mit dem Sectorscanner.* Für eine vollständige Untersuchung des Tumors (T) und seiner vergrößerten regionären Lymphknoten wird die Sonde stufenweise (Schritte 1–3) zurückgezogen und in der jeweiligen Postition entsprechend dem zu untersuchenden Organabschnitt um die Längsachse gedreht. Die untersuchten Abschnitte müssen sich überlappen, um eine vollständige Untersuchung sicherzustellen. *b Untersuchung mit dem Radialscanner.* Die Sonde wird bis in den Magenfundus vorgeführt und anschließend zurückgezogen. Während der Untersuchung wird der Ösophagus und das Mediastinum in der gesamten Zirkumferenz dargestellt

Tabelle 10. Staging des Ösophaguskarzinoms durch Endosonographie und Computertomographie

Stadium	Endosonographie [%]	Computertomographie [%]
T	88	59
N	74	54

Durch die Endosonographie kann das T-Stadium des Ösophaguskarzinoms in 88% der Fälle richtig bestimmt werden. T1- und T2-Stadium werden durch die Endosonographie in 85% bzw. 80% der Fälle richtig festgelegt, das T3-Stadium wird in 92% und das T4-Stadium in 91% der Fälle richtig eingeschätzt. Da die Endosonographie die einzelnen Wandschichten exakt darstellen kann, ist sie der Computertomographie bei der Festlegung des T-Stadiums deutlich überlegen (Tabelle 10).

Deutlich eingeschränkt ist die endosonographische Diagnostik bei stenosierenden Karzinomen, die mit der Sonde nicht mehr passiert werden können. Eine inkomplette Tumorpassage wird in der Literatur mit 26–62% der untersuchten

Ösophagustumor

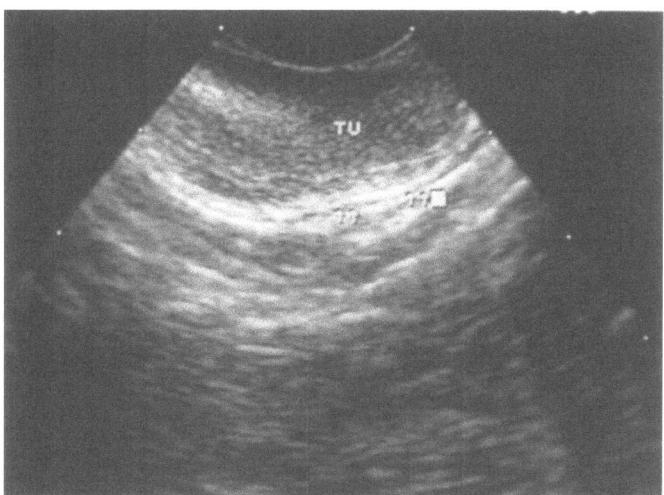

Abb. 172. Ösopharguskarzinom (T1-Tumor). Der Tumor stellt sich echoarm dar. Die Wandinfiltration ist auf die Submucosa beschränkt. Die Muscularis propria (Pfeile) ist als erhaltende Wandschicht im Bereich der gesamten Tumorbasis nachweisbar. Kein Nachweis von vergrößerten regionären Lymphknoten.

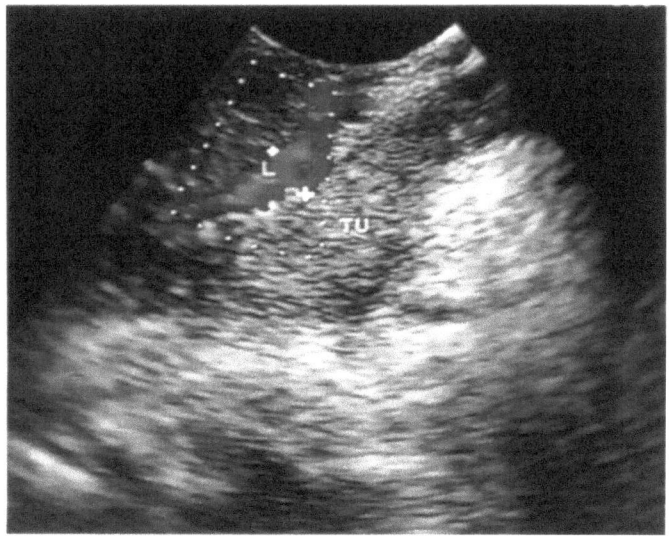

Abb. 173. Ösophaguskarzinom (T3-Tumor). Stenosierendes Ösophaguskarzinom; der echoarme Tumor (TU) hat sämtliche Wandschichten infiltriert, eine Passage der Stenose ist nicht möglich. Das Lumen (L) ist filiform stenosiert; nach Instillation von Flüssigkeit kann es durch die Farbduplexsonographie besser dargestellt werden. Im Rahmen des Stagings kann nur der proximale Anteil der Tumorinfiltration beurteilt werden

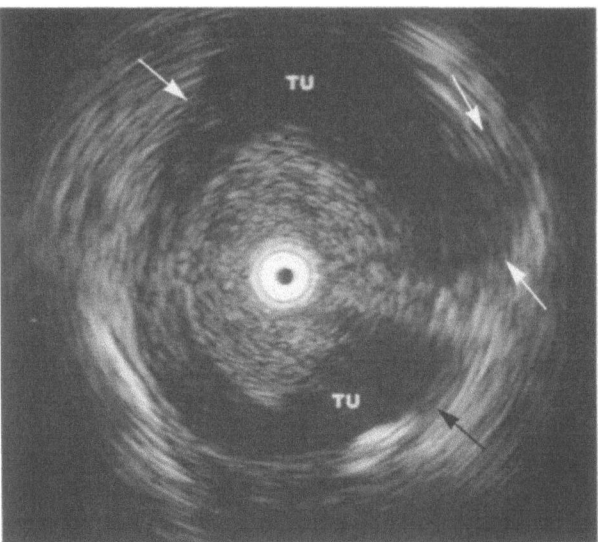

Abb. 174. Ösophaguskarzinom (T3-Tumor). Endosonographische Untersuchung mit der Miniatursonde. Das Karzinom stellt sich echoarm dar, der Tumor hat fast die gesamte Zirkumferenz sowie sämtliche Wandschichten und das umgebende Gewebe infiltriert (Pfeile)

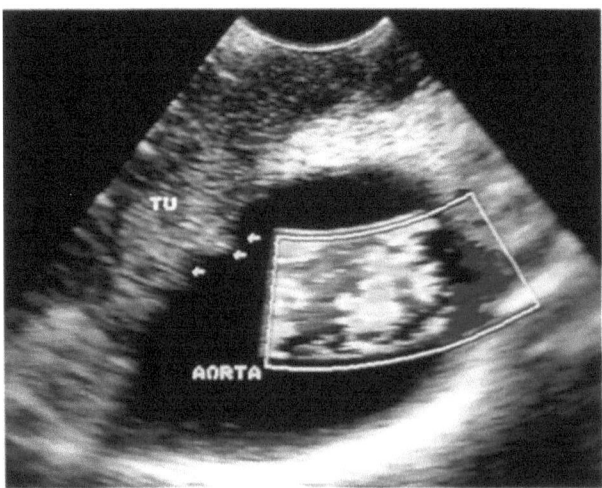

Abb. 175. Ösophaguskarzinom (T4-Tumor). Der echoarme Tumor (TU) hat sämtliche Wandschichten durchbrochen und infiltriert die benachbarte Aorta. Im Bereich der Gefäßinfiltration ist die Grenzlamelle der Aorta zerstört; die intravasale Tumorinfiltration ist deutlich erkennbar (Pfeile)

Ösophagustumor

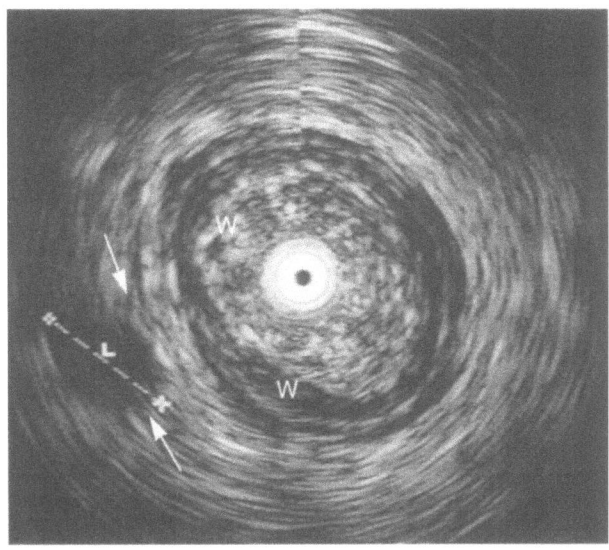

Abb. 176. Ösopaguskarzinom, lokoregionäre Lymphknoten. Im periösophagealen Gewebe stellt sich ein vergrößerter echoarmer regionärer Lymphknoten (L, Pfeile) dar

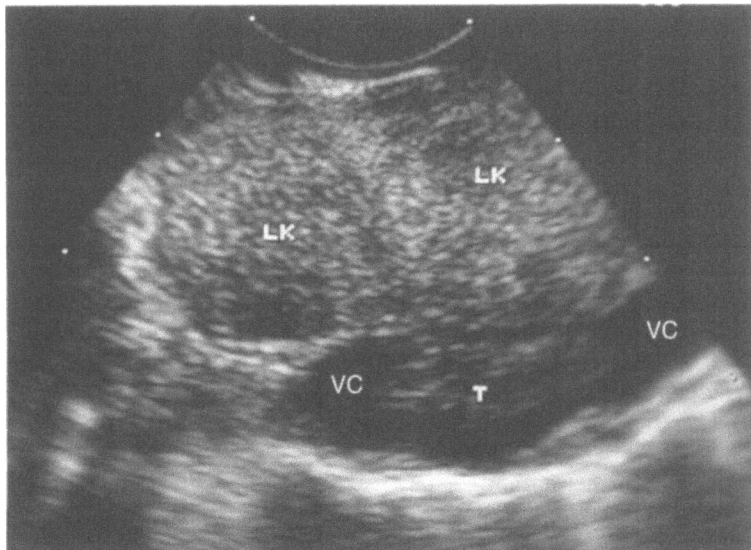

Abb. 177. Ösophaguskarzinom, lokoregionäre Lymphknoten und Gefäßinfiltration. Paraösophageal sind deutlich vergrößerte regionäre Lymphknoten (LK) erkennbar. Der metastatisch befallene Lymphknoten (T) infiltriert die benachbarte V. cava (VC)

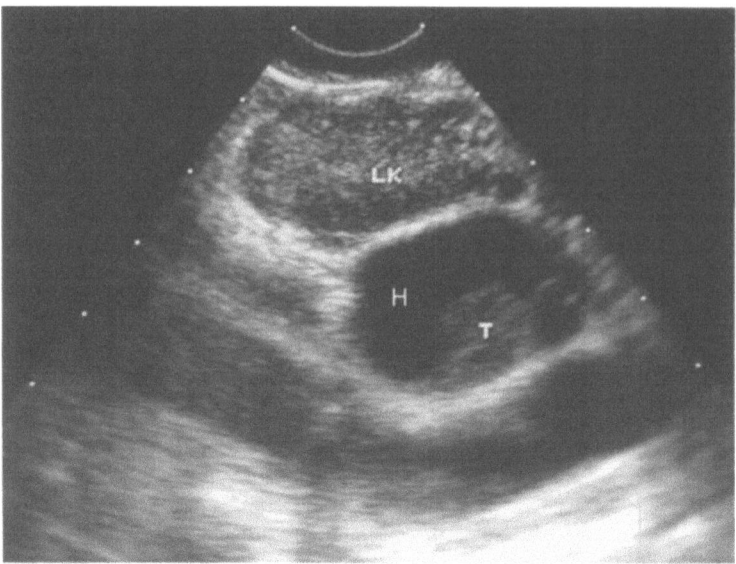

Abb. 178. Deutlich vergrößerter regionärer Lymphknoten bei einem Ösophaguskarzinom. Aufgrund der Größe des Lymphknotens ist ein metastatischer Befall anzunehmen. Als Komplikation ist ein Thrombus (T) im rechten Vorhof des Herzens (H) erkennbar

Fälle angegeben. Die endosonographische Untersuchung kann sich dann in dieser Situation nur auf die Beurteilung des proximalen Stenoserands beschränken. Die weiter distal gelegenen Tumorabschnitte sind aufgrund der begrenzten Eindringtiefe der hochfrequenten Schallköpfe nicht beurteilbar. Insbesondere bei dieser Patientengruppe ist deshalb ein genaues Staging wegen der fehlenden Passagemöglichkeit des stenosierenden Karzinoms nicht möglich. In der Regel handelt es sich hier jedoch um fortgeschrittene Tumoren (T3/T4).

Neben dem primären Staging des Ösophaguskarzinoms kann die Endosonographie auch zur Erkennung eines lokalen Rezidivs nach Tumorresektion eingesetzt werden. Die Treffsicherheit wird hier mit ca. 60% angegeben. Die Grenzen der endosonographischen Diagnostik des Rezidivs sind jedoch dadurch gegeben, daß entzündliche oder narbige Veränderungen endosonographisch ähnlich wie das Lokalrezidiv ebenfalls echoarm erscheinen und auch eine Aufhebung der Wandschichten in diesem Bereich nachweisbar ist.

Eine sichere Differenzierung zwischen narbig-entzündlichen Veränderungen oder einem lokalen Tumorrezidiv ist deshalb durch die Endosonographie nicht mit letzter Sicherheit möglich. Ob hier durch die endosonographisch gesteuerte Punktion eine Verbesserung der Diagnostik zu erzielen ist, muß weiter untersucht werden.

22.3 Benigne Ösophaguserkrankungen

Die Endosonographie des Ösophagus ist weiterhin indiziert bei der Abklärung einer unklaren Dysphagie, da durch die Endosonographie auch submuköse Veränderungen erfaßt werden, die einer endoskopischen Untersuchung eher entgehen.

Insbesondere bei der Diagnose und Differentialdiagnose zwischen einem vorwiegend submukös wachsenden Ösophaguskarzinom und der Achalasie kann die Endosonographie einen entscheidenden diagnostischen Beitrag leisten. Bei der Achalasie ist die Muscularis propria gleichförmig verdickt (Abb. 179), während bei der malignen Ösophagusstenose ein exzentrisches Tumorwachstum und eine exzentrische Aufhebung der Wandstruktur vorliegt.

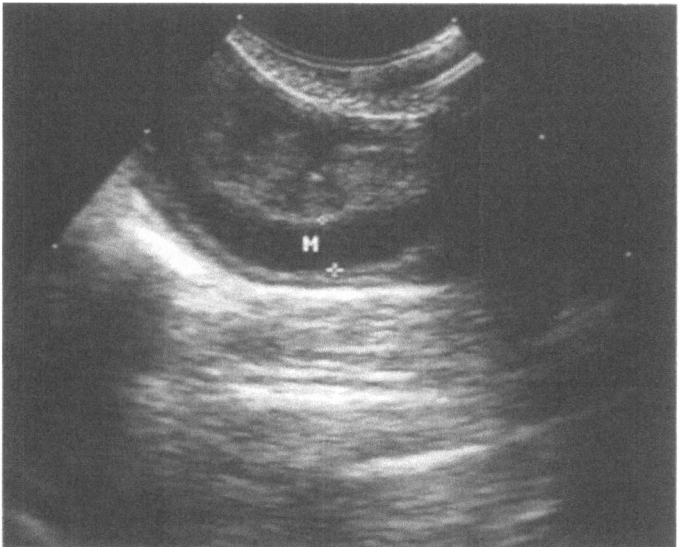

Abb. 179. **Achalasie.** Endoskopischer Nachweis einer Stenose mit intakter Schleimhautoberfläche. Die deutlich verdickte echoarme Muscularis propria (M) ist gut erkennbar. Im Gegensatz zu einem Tumor findet sich kein wand- und schichtübergreifendes Wachstum

Benigne submuköse Tumoren stellen sich sonographisch echoarm oder echoreich dar; im Gegensatz zum Karzinom respektieren sie die umgebende Wandschichtung. Bei den Leiomyomen, den häufigsten benignen submukösen Tumoren im Bereich des Ösophagus, ist eine umschriebene Verdickung der Muscularis propria zu erkennen.

22.4 Endosonographie bei portaler Hypertension

Durch die Endosonographie des Ösophagus können Fundus- und Ösophagusvarizen dargestellt werden. Die intramuralen Varizen sind in der Submukosa und

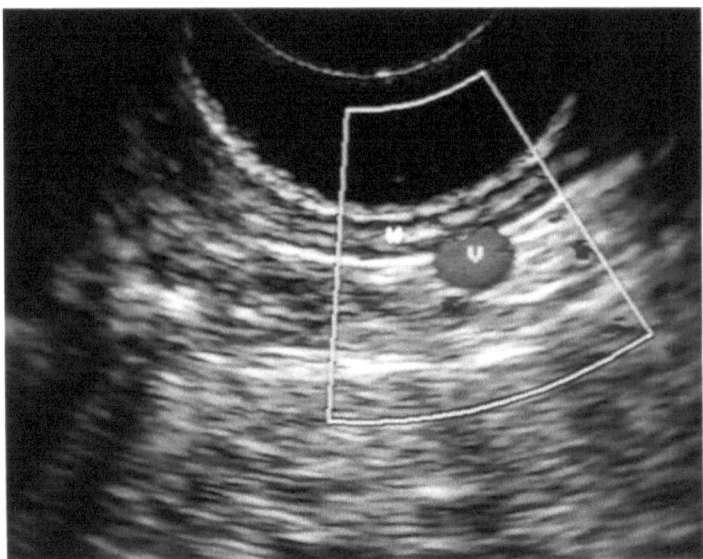

Abb. 180. Beginnende Varizen. Außerhalb der Magenwand (W) ist eine beginnende Varize (V) nachweisbar. Durch die Farbduplexsonographie sind auch beginnende Varizen gut erkennbar

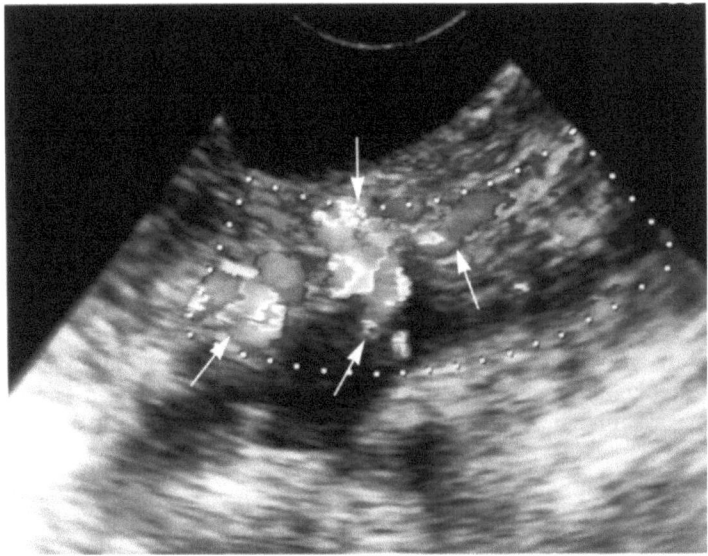

Abb. 181. Fundusvarizen. Innerhalb und außerhalb der Magenwand sind ausgeprägte konfluierende Varizen durch die Farbduplexsonographie nachweisbar (Pfeile). Der Befund entspricht ausgeprägten Fundusvarizen

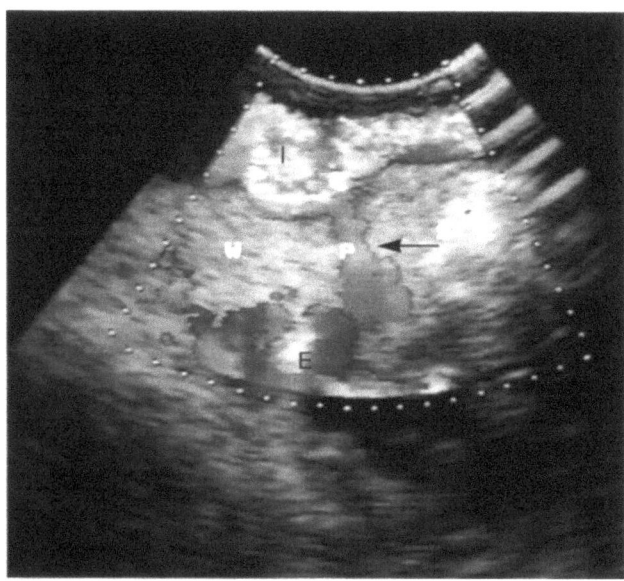

Abb. 182. Ösophagusvarizen und offene Perforansvene. Endosonographische Untersuchung der Kardia bei einem Patienten mit portaler Hypertension. Farbduplexsonographischer Nachweis ausgeprägter intramuraler (I) und extramuraler (E) Varizen, die über eine Perforansvene (P) miteinander kommunizieren. W: Wand

die paraösophagealen Varizen außerhalb der Ösophaguswand im paraösophagealen Bindegewebe lokalisiert (Abb 180–182). Die intra-und extramuralen Varizen sind als echofreie Strukturen erkennbar; bei Schallrichtung quer zur Gefäßachse erscheinen sie als runde und bei Schallrichtung in Längsrichtung der Gefäßachse als längliche, gewunden verlaufende Strukturen.

Die exakte Diagnostik der oberflächlich gelegenen submukösen Varizen ist jedoch schwierig, da durch den gefüllten Ballon die Mukosa und die in der Wand gelegenen Venen teilweise komprimiert werden. Um diese Varizen besser darstellen zu können, sollte der Ballon nur partiell gefüllt sein und über den Arbeitskanal des Endoskops Flüssigkeit direkt in den Ösophagus gegeben werden, um insbesondere auch die transducernahen Wandschichten endosonographisch ausreichend gut darstellen zu können. Nach einer größeren Studie können nur in 50% der Fälle die endoskopisch nachgewiesenen Ösophagusvarizen auch im Rahmen der Endosonographie diagnostiziert werden.

Der Vorteil der Endosonographie liegt jedoch in der Beurteilung der paraösophageal gelegenen Gefäßstrukturen, die der Endoskopie nicht zugänglich sind. Diese paraösophagealen Kollateralen sind um den Ösophagus im distalen Anteil lokalisiert und reichen vom Beginn der Kardia 7–9 cm nach kranial. Mit Zunahme der endoskopisch nachgewiesenen Varizen nimmt auch die Zahl der paraösophageal gelegenen Kollateralen zu.

Durch die Kombination der Endosonographie mit der Farbduplexsonographie ergeben sich für die Diagnose und die Beurteilung der hämodynamischen Änderungen zusätzliche interessante Perspektiven. Durch die Farbduplexsonographie sind die Varizen insbesondere im Bereich des periösophagealen Gewebes und die Perforansvenen sonographisch gut darstellbar. Über dieses Venensystem stehen die intramuralen und die extramuralen Varizen untereinander in Verbindung. Die Bestimmung der Blutströmungsgeschwindigkeit im Bereich der V. azygos, die als wichtiges Kollateralgefäß bei Patienten mit Ösophagusvarizen dient, erlaubt eine quantitative Analyse der hämodynamischen Veränderungen. So konnte gezeigt werden, daß bei Patienten mit portaler Hypertension die Strömungsgeschwindigkeit im Bereich der V. azygos im Vergleich zu Kontrollpersonen deutlich erhöht ist und mit dem portalvenösen Druck korreliert. Nach Durchführung einer Sklerosierung der Varizen ist die Wand verdickt und ein weitgehendes Verschwinden der submukös gelegenen Venen nachweisbar.

Die klinische Bedeutung der Farbduplexsonographie bei Patienten mit Leberzirrhose und Ösophagusvarizen ist zum gegenwärtigen Zeitpunkt aufgrund fehlender größerer klinischer Studien noch nicht klar. Mögliche Konsequenzen könnten sich jedoch aus einer Vorhersage des Blutungsrisikos aufgrund endosonographisch-dopplersonographischer Befunde ergeben. Weiter muß untersucht werden, ob durch die endosonographische Dopplersonographie die hämodynamischen Veränderungen von Pharmaka, die zur Senkung des portalvenösen Drucks eingesetzt werden, quantitativ erfaßt werden könnnen.

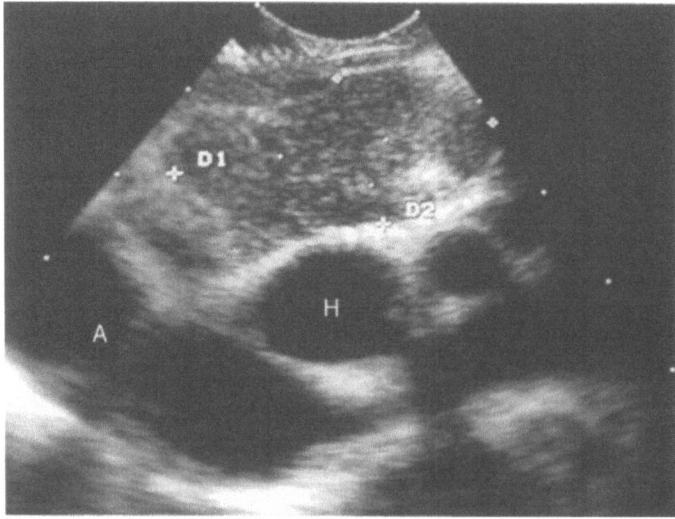

Abb. 183. Mediastinale Lymphknoten bei Morbus Hodgkin. Endosonographie des Mediastinums in Höhe der Aortenbifurkation. Direkt der Ösophaguswand und den großen Gefäßen benachbart findet sich ein großes Lymphom von 2,8×1,3 cm (D1/D2). Eine Infiltration in benachbarte Organstrukturen ist nicht nachweisbar. A: Aorta, H: Herz

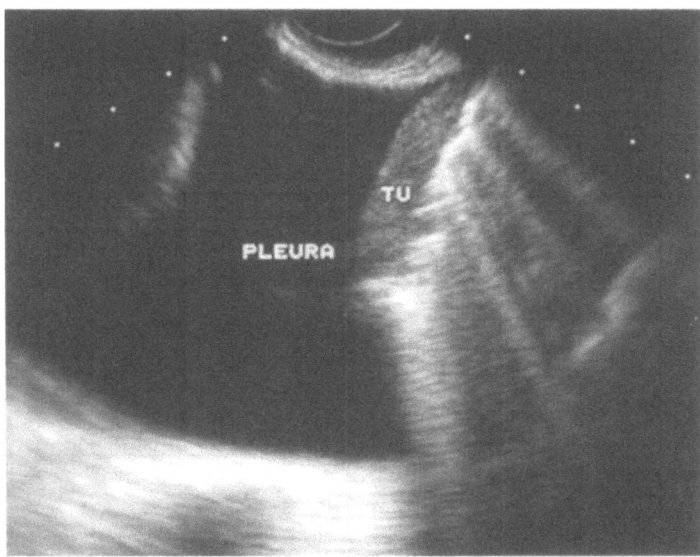

Abb. 184. **Pleuraerguß und Pleurametastase bei Mammakarzinom.** Der Pleuraerguß erscheint echoarm. Auf der Pleura parietalis der Lunge ist die Metastase als echoarmer Tumor (TU) erkennbar

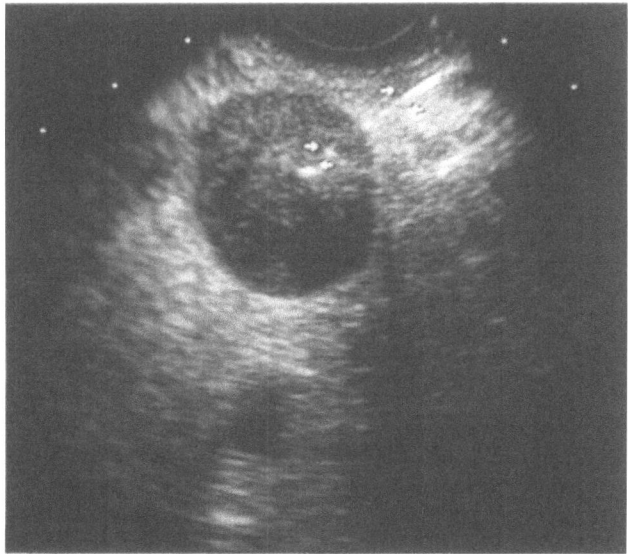

Abb. 185. **Endosonographisch gesteuerte Punktion eines vergrößerten mediastinalen Lymphknotens.** Unter endosonographischer Kontrolle wird der echoarme Lymphknoten (L) gezielt punktiert. Die echoreiche Nadel ist gut erkennbar; die Nadelspitze (Pfeile) liegt im Zentrum des Lymphknotens

> **Indikationen zur Endosonographie des Ösophagus**
>
> - Staging von Tumoren
> - Differentialdiagnose submuköser Raumforderungen
> - Unklare Stenose
> - Dysphagie (z. B. Achalasie)
> - Portale Hypertension (Farbduplexsonographie)
> - Sonographie des Mediastinums (Lymphome, mediastinale Raumforderungen, Aortenaneurysma)
> - Endosonographisch gezielte Punktion

Indikation für die Endosonographie des Ösophagus ist neben dem Tumorstaging die Differentialdiagnose benigner Veränderungen und die Endosonographie des Mediastinums (s. Übersicht und Abb 183, 184). Durch die endosonographisch gezielte Punktion ist eine zytologische Differentialdiagnose mediastinaler Raumforderungen möglich (Abb. 185).

23 Endosonographie des Magens

23.1 Untersuchungstechnik

Die Endosonographie des Magens wird zunächst in Linksseitenlage des Patienten begonnen. Beim direkten Anlegen des Transducers und des gefüllten Ballons an die Magenwand können die Wandschichten häufig nicht ausreichend gut beurteilt werden, da sich die Magenwand dann nicht in der Fokuszone des Transducers befindet.

Um eine bessere Beurteilung der Magenwandschichten zu erreichen, ist deshalb eine zusätzliche Flüssigkeitsinstillation von bis zu 500 ml Wasser in den Magen notwendig. Da sich in dieser Position die in den Magen instillierte Flüssigkeit vorwiegend im Korpus- und Fundusbereich lokalisiert, ist für die Untersuchung des Antrums und des distalen Korpus eine Lageänderung des Patienten erforderlich. Der Patient wird deshalb in Rückenlage oder u. U. auch in Rechtsseitenlage gelagert. Bei der Lagerung des sedierten Patienten in die Rückenlage ist auf die Vermeidung einer Aspiration zu achten.

Bei Verwendung eines 360°-Scanners wird nach endoskopischer Lokalisation der suspekten Läsion der Transducer in Längsrichtung über das zu untersuchende Areal geführt. Wird mit einem elektronischen Sectorscanner untersucht, so ist aufgrund des geringeren Bildausschnitts neben der Längsbewegung des Geräts auch eine Rotation um die Längsachse erforderlich, um das Ausmaß der Infiltration in allen Ebenen zu erfassen.

23.2 Maligne Magentumoren

23.2.1 Karzinom

Exophytisch wachsende Magenkarzinome stellen sich endosonographisch als echoarme Raumforderungen dar, die sich in das Lumen vorwölben. In Abhängigkeit von der Wandinfiltration sind die Wandschichten im Bereich der Tumorbasis nicht mehr erkennbar (Abb. 186–189). Bei einem vorwiegend submukös wachsenden zirrhösen Karzinom ist die Magenwand langstreckig deutlich verdickt, die Binnenstruktur erscheint inhomogen und die typische Wandschichtung ist nicht mehr nachzuweisen (Abb. 190).

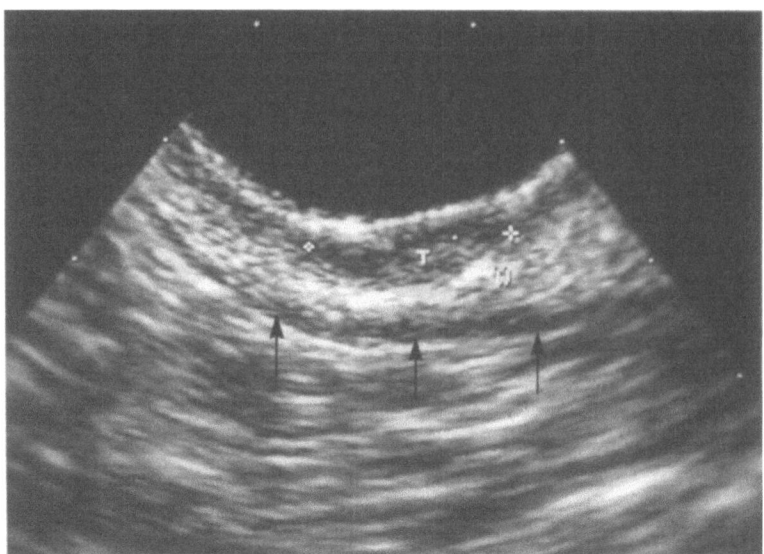

Abb. 186. Magenkarzinom (T1-Tumor). Der Tumor (T) ist echoarm, die Tumorinfiltration ist auf die Submukosa begrenzt, die Muscularis propria (Pfeile) ist als intakte Wandschicht erkennbar (W: Magenwand)

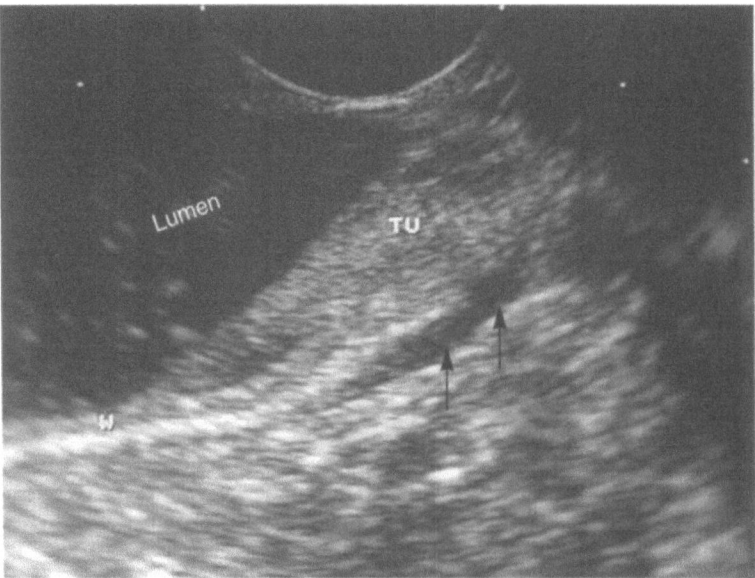

Abb. 187. Magenkarzinom (T2-Tumor). Der Tumor (TU) ist echoärmer als die echoreiche Submukosa, im Bereich der Tumorinfiltration sind die Wandschichten 1–3 destruiert. Der Tumor infiltriert gerade die Muscularis propria (Pfeile). (W: normale Wand, erhaltene Wandschichten)

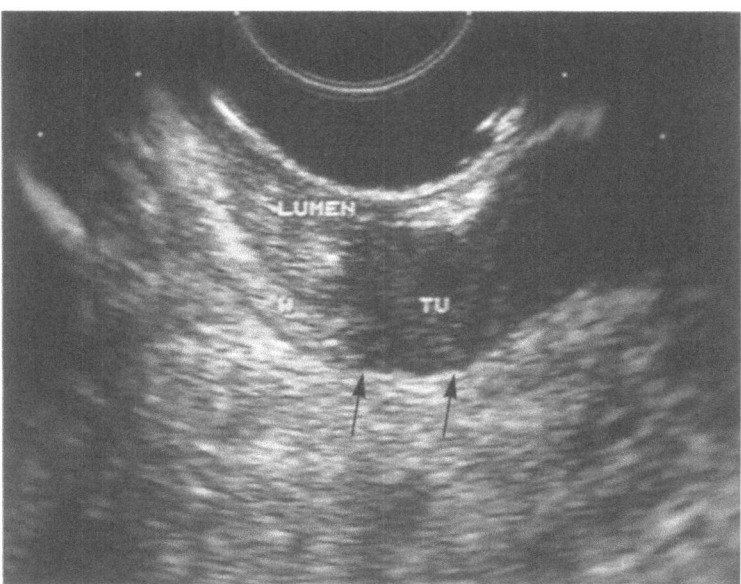

Abb. 188. Magenkarzinom (T3-Tumor). Der echoarme Tumor (TU) hat sämtliche Wandschichten durchbrochen und infiltriert das umgebende Gewebe (Pfeile). Im Bereich der Tumorinfiltration sind sämtliche Wandschichten zerstört. W: normale Wand, intakte Wandschichten

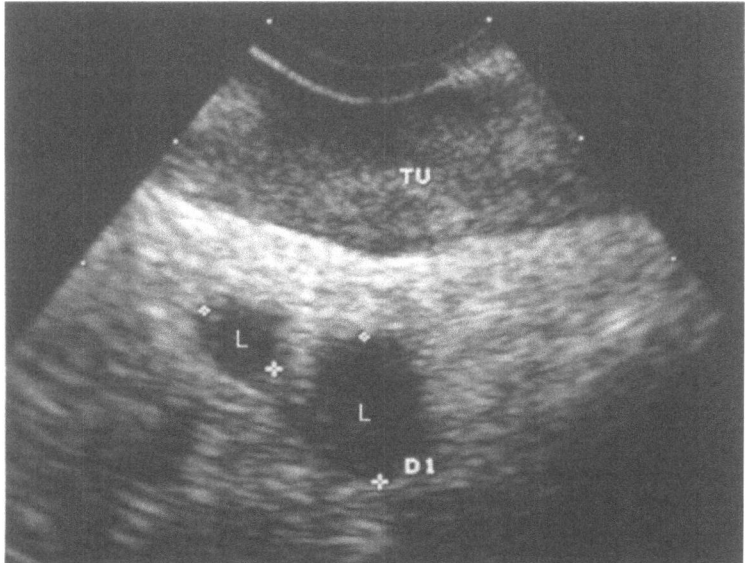

Abb. 189. Vergrößerte regionäre mesenteriale Lymphknoten (L) bei einem Magenkarzinom (T3-Tumor). Im Bereich der Tumorinfiltration (TU) sind sämtliche Wandschichten zerstört. Im echoreichen Mesenterium sind die vergrößerten echoarmen Lymphknoten besonders deutlich erkennbar. D1, +...+: Durchmesser der Lymphknoten

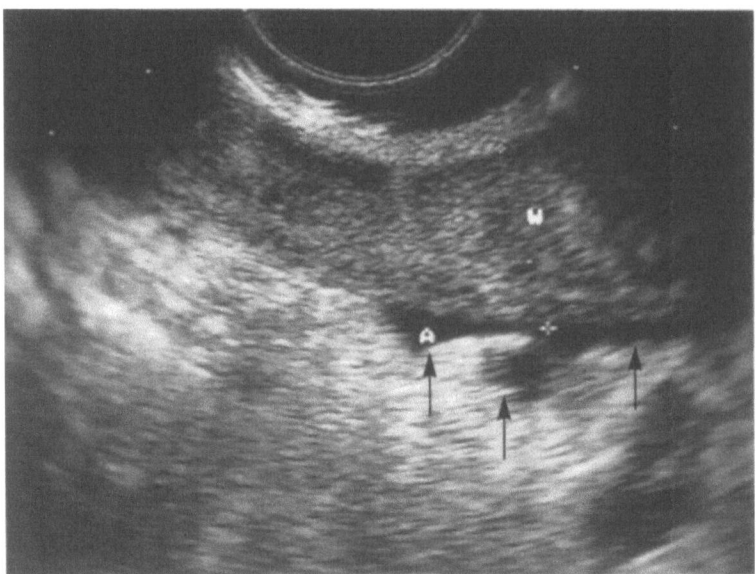

Abb. 190. Zirrhöses Magenkarzinom. Die Magenwand (W) ist gleichförmig und langstreckig durch den Tumor infiltriert. Die Wand ist deutlich verdickt +...+, eine Wandschichtung ist nicht mehr erkennbar. Es findet sich ein kleiner Aszites (A, Pfeile)

Tabelle 11. Staging des Magenkarzinoms durch Endosonographie und Computertomographie

Stadium	Endosonographie [%]	Computertomographie [%]
T	85	45
N	79	60

Das endosonographische Tumorstaging orientiert sich am TNM-System (s. Tabelle 9, S. 182). Die Endosonographie ist bei der Festlegung des T- und des N-Stadiums der Computertomographie überlegen (Tabelle 11).

Die Fehlermöglichkeiten des Stagings maligner Tumoren sind entweder auf ein Understaging oder auf ein Overstaging zurückzuführen (s. Schema 31, S. 183). Bei der Beurteilung der perigastral vergrößerten Lymphknoten ergibt sich die gleiche Problemstellung wie bei den Lymphknotenvergrößerungen bei anderen Tumoren des Gastrointestinaltrakts. Allein aufgrund der Echomorphologie ist eine sichere Unterscheidung zwischen benignen, reaktiv entzündlich veränderten Lymphknoten und einer malignen Lymphknoteninfiltration nicht sicher zu treffen; Lymphknoten >1 cm werden als metastatisch befallen angesehen.

Bei Patienten mit einem benignen Ulcus ventriculi ist ebenfalls endosonographisch eine echoarme Wandverdickung und eine Aufhebung der Wandschichten im Bereich der Ulkusbasis nachzuweisen (Abb. 191 und 192). Diese Veränderungen gleichen somit denen, wie sie auch bei malignen Veränderungen gefunden werden.

Maligne Magentumoren

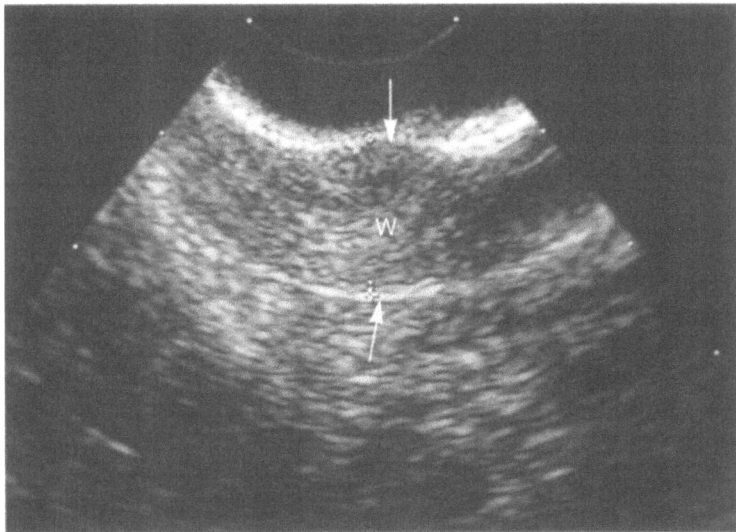

Abb. 191. Ulcus ventriculi. Die Magenwand (W) ist echoarm und verdickt (Pfeile), die Wandschichtung ist aufgehoben. Die Außenkontur ist glatt, kein wandüberschreitendes Wachstum. Der sonographische Befund gleicht dem Befund wie bei einem Karzinom. Aufgrund der sonographischen Morphologie ist eine Unterscheidung zwischen einem Karzinom und einem benignen Ulkus nicht möglich

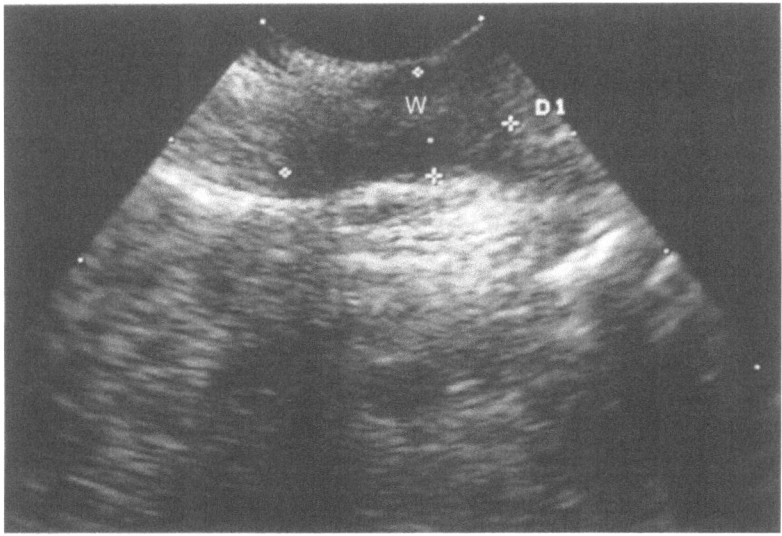

Abb. 192. Ulcus ventriculi. Die Magenwand (W) ist zirkumskript verdickt (D1) und fokal echoarm. Kein Nachweis eines wandüberschreitenden Wachstums

Zusätzlich können bei ca. 50% der Patienten mit benignen Ulzera vergrößerte perigastrale Lymphknoten nachgewiesen werden. Da somit benigne Veränderungen als auch Karzinome zu endosonographisch vergleichbaren Wandveränderungen führen können, ist eine sichere Differentialdiagnose zwischen einem benignen und einem malignen Ulkus mit Hilfe der Endosonographie nicht möglich.

23.2.2 Lymphom

Das Magenlymphom weist einige endoskopische und endosonographische Besonderheiten auf (s. Übersicht). Endoskopisch kann sich das Magenlymphom als exophytisch wachsender polypoider Tumor, als Ulkus oder als verdickte Magenfalten mit intakter Schleimhautoberfläche darstellen. Entsprechend können auch die endosonographischen Befunde in Abhängigkeit vom Stadium variieren (Abb. 193-196).

Sonomorphologie des malignen Lymphoms

- Diffuse oder fokale echoarme Wandverdickung
- Verdickung der Mukosa; Schicht 1 und 2 echoarm, verdickt (Mukosainfiltration)
- Wand echoarm, verdickt, Schichten 1-3 homogen, echoarm (Infiltration der Submukosa)
- Infiltration der gesamten Wand; Wand verdickt, homogen echoarm, Wandschichtung aufgehoben, Außenkontur meistens glatt
- Unterschiedliche Ausprägung der Wandveränderungen in den einzelnen infiltrierten Magenabschnitten
- Umschriebene echoarme Raumforderung
- Multiple regionäre vergrößerte Lymphknoten

Tabelle 12. Stadieneinteilung primärer Magenlymphome

Stadium EI1	Lymphom beschränkt auf die Mukosa und Submukosa. Uni- oder multilokulärer Magenbefall ohne Lymphknotenbeteiligung und andere Organinfiltration per continuitatem
Stadium EI2	Wie EI1, jedoch überschreitet das Lymphom die Submukosa; es infiltriert die Muscularis propria oder die Serosa oder per continuitatem ein benachbartes Organ
Stadium EII	Uni- oder multilokulärer Magenbefall, weiterer Organbefall per continuitatem oder lokalisierter Befall eines anderen Organs unterhalb des Zwerchfells
Stadium EII1	Magenbefall einschließlich der regionären Lymphknoten (Kompartment 1-2)
Stadium EII2	Magen- und Lymphknotenbefall, der über die regionären Lymphknoten hinausgeht, unter Einschluß eines weiteren Organbefalls unterhalb des Zwerchfells
Stadium EIII	Befall des Magen und der Lymphknoten ober- und unterhalb des Zwerchfells und eines weiteren Organs ober- oder unterhalb des Zwerchfells
Stadium EIV	Befall des Magens und der Lymphknoten sowie diffuser oder disseminierter Befall eines oder mehrere extragastraler Organe

Maligne Magentumoren

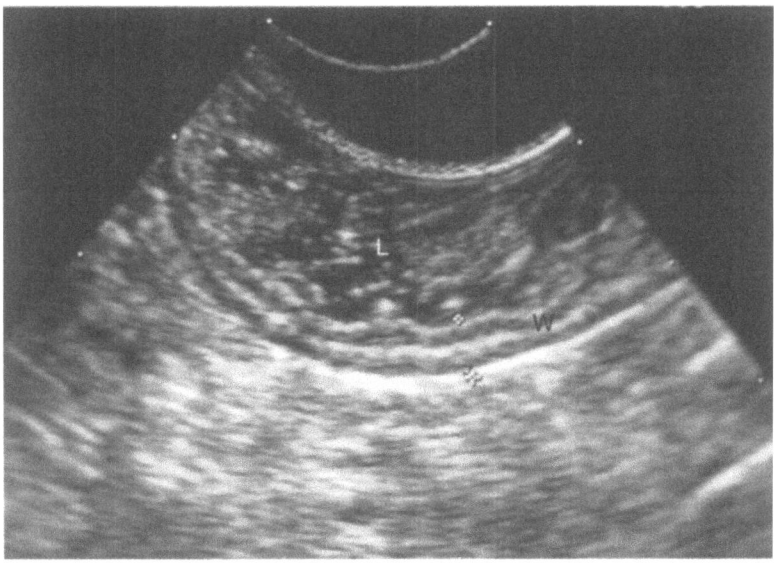

Abb. 193. Magenlymphom (MALT-Lymphom). Die Wandschichten 1 und 2 sind verdickt und besonders deutlich erkennbar. Eine Destruktion der Wandschichten liegt nicht vor. Histologisch MALT-Lymphom mit auf die Mukosa beschränkter Infiltration. W: Wand, L: Lumen

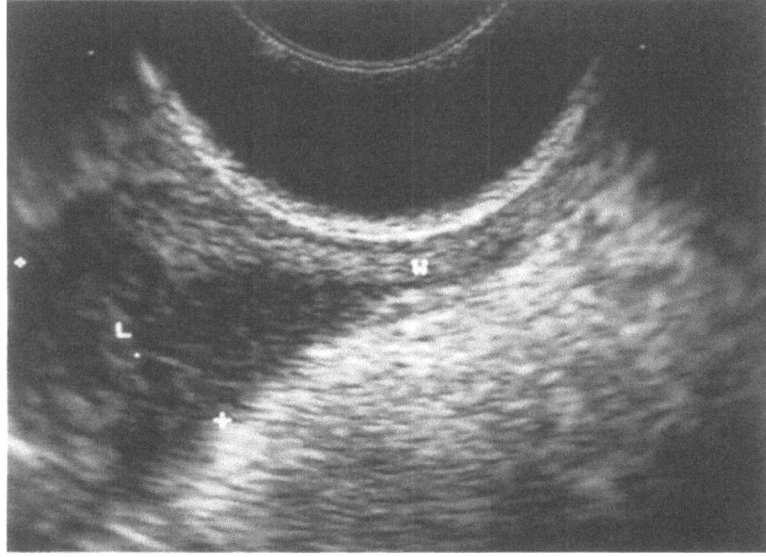

Abb. 194. Magenlymphom. Die Magenwand ist fokal erheblich verdickt (+...+), sämtliche Wandschichten sind als Folge der Lymphominfiltration (L) zerstört. W: normale Wand

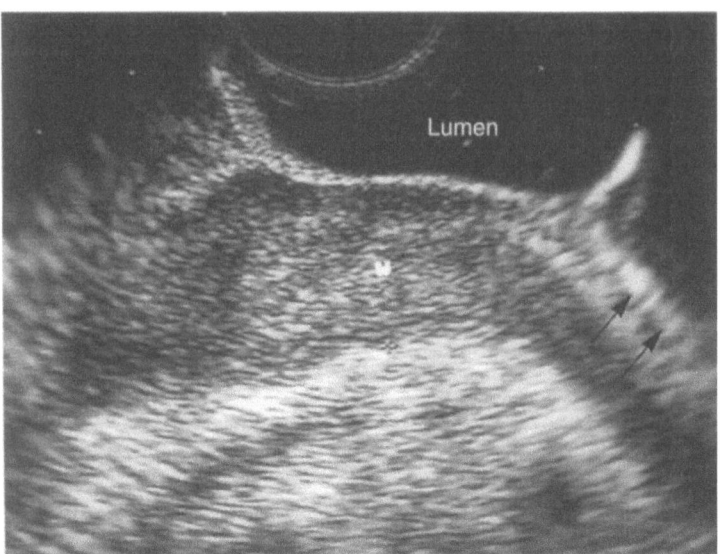

Abb. 195. Magenlymphom. Diffuse Wandinfiltration, Übergang zwischen transmuraler und nur auf die Submukosa/Muscularis propria begrenzter Infiltration. Im Übergangsbereich ist die Mukosa als intakte Struktur erkennbar (Pfeile)

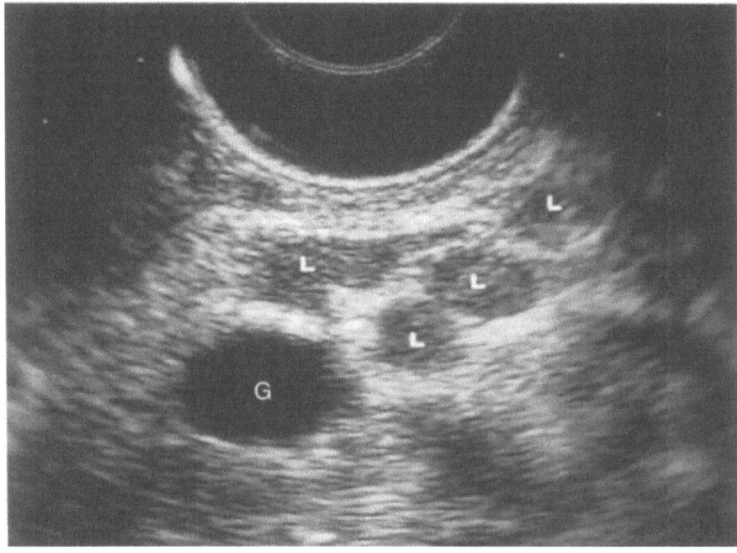

Abb. 196. Zahlreiche vergrößerte echoarme regionäre Lymphknoten (L) bei einem Magenlymphom. Die große Zahl der vergrößerten Lymphknoten spricht für das Lymphom. G: Gefäßabschnitt

Maligne Magentumoren

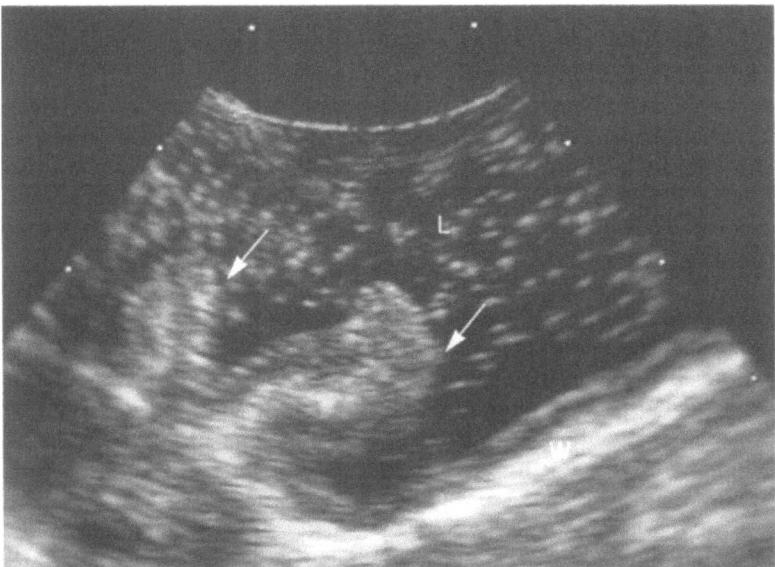

Abb. 197. Morbus Ménétrier. Die Magenfalten sind deutlich verdickt (Pfeile), insbesondere die Mukosa ist verbreitert. Kein Nachweis eines intramuralen oder transmuralen Tumorwachstums. L: Lumen, W: Wand

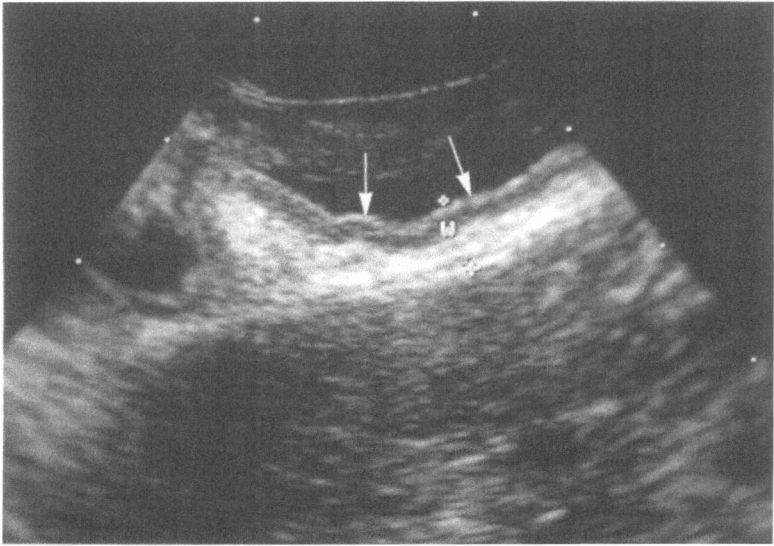

Abb. 198. Morbus Ménétrier. Auffallend ist die deutlich verdickte Mukosa (Pfeile) bei sonst erhaltener Wandstruktur (W)

Die Stadieneinteilung primärer Magenlymphome erfolgt aufgrund der unterschiedlichen Wandinfiltration und der Beteiligung anderer abdominaler Organe (Tabelle 12). Häufig findet sich beim Magenlymphom eine diffuse oder lokalisierte echoarme Infiltration der 1., 2. und auch der 3. Wandschicht; bei ausgedehnten Lymphomen ist jedoch auch ein transmurales und ein extramurales infiltrierendes Tumorwachstum nachzuweisen. In Abhängigkeit von der Wandinfiltration können bei einem Lymphom, das im wesentlichen nur die Mukosa infiltriert, besonders die Wandschichten 1 und 2 verdickt sein; diese sind dann besonders deutlich abzugrenzen.

Mit zunehmender Infiltration auch der Submukosa ist die 3. echoreiche Wandschicht nicht mehr nachzuweisen. Bei einem vollständigen transmuralen Wachstum erscheint die gesamte Wand echoarm und homogen. Die Veränderungen können in den einzelnen Wandabschnitten unterschiedlich stark in Abhängigkeit vom Ausmaß der lymphomatösen Infiltration ausgeprägt sein. – Perigastral lassen sich beim Magenlymphom multiple Lymphome nachweisen. Für das Staging des Magenlymphoms und die Verlaufuntersuchung unter einer Therapie ist die Endosonographie die sensitivste Methode.

Differentialdiagnostisch ist bei verdickten Magenfalten neben einem Lymphom ein Morbus Ménétrier auszuschließen (Abb. 197 und 198). Der M. Ménétrier ist durch eine Verdickung der ersten beiden Wandschichten, die der Mukosa entsprechen, charakterisiert; die Submukosa und die Muscularis propria haben eine normale Dicke und Echogenität.

23.3 Benigne Magentumoren

Benigne Magenpolypen stellen sich sonographisch als echoreiche Raumforderungen dar, die von der Wandschicht 1 und 2 (Mukosa) ausgehen. Im Bereich der Tumorbasis ist im Gegensatz zu den Karzinomen eine Infiltration in die tiefergelegenen Wandschichten nicht nachzuweisen (Abb. 199 und 200).

Probleme bei der Beurteilung der Wandstruktur im Bereich der Basis eines Polypen können durch die Kompression des Polypen und der Schleimhaut durch den gefüllten Ballon der Endosonographiesonde auftreten. Durch die Kompression der transducernahen Schleimhautstrukturen ist eine Differenzierung der Wandschichten in diesem Bereich nicht eindeutig möglich. Dadurch ist die Möglichkeit eines Overstagings gegeben. Voraussetzung für eine exakte Beurteilung der Wandstruktur im Bereich der Polypenbasis ist eine möglichst berührungsfreie endosonographische Darstellung des interessierenden Areals nach Flüssigkeitsfüllung des Magens.

Submuköse Tumoren sind endosonographisch als intramurale, echoarme oder echoreiche Raumforderungen nachweisbar (Abb. 201–203). Sie nehmen ihren Ausgang von einer definierten Wandschicht, ohne die anderen Wandschichten zu infiltrieren (s. Schema 32, S. 185).

Differentialdiagnostische Probleme können Fundusvarizen, intramurale Varizen und submukös gelegene Zysten machen. Diese Strukturen stellen sich im Rahmen der B-Bild-Sonographie als echoarme/-freie intramural gelegene Raumforderungen dar. Durch die Farbduplexsonographie kann die Differenzierung

Benigne Magentumoren

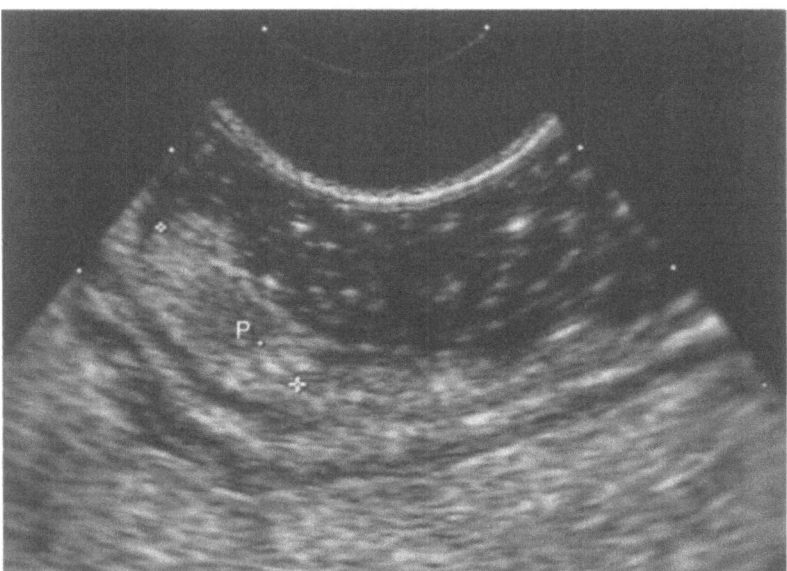

Abb. 199. Magenpolyp. Der wandständige Polyp (P, +...+) projiziert sich in das Lumen. Im Bereich der Basis des Polypen sind die Wandschichten erhalten

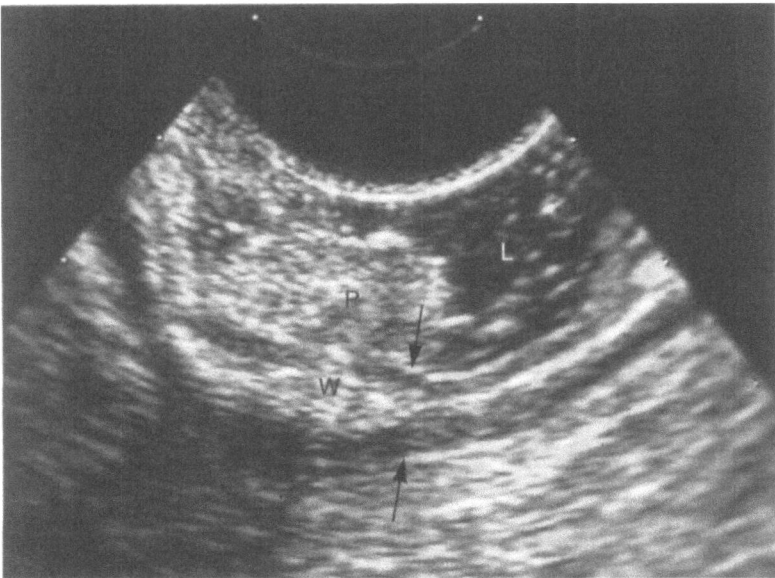

Abb. 200. Magenpolyp. Intraluminale, wandständige Raumforderung. Im Bereich der Basis des Polypen (P) sind die 5 Wandschichten (W, Pfeile) gut erkennbar. Der Befund spricht gegen ein infiltrierendes Wachstum. L: Lumen

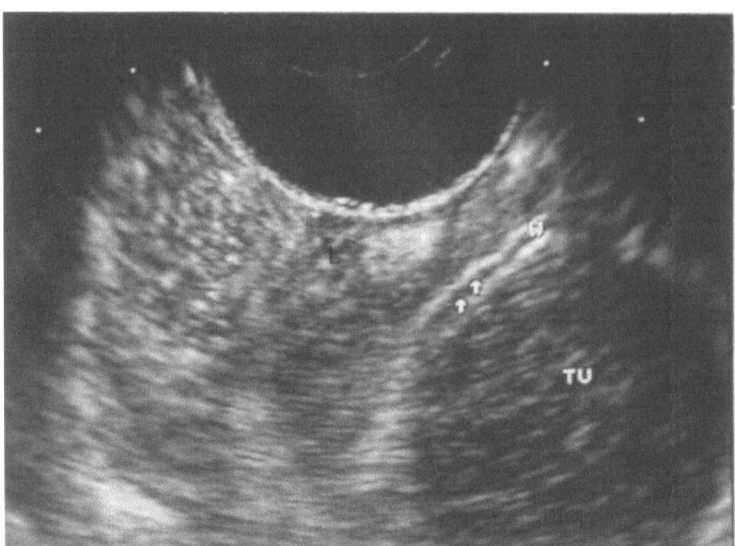

Abb. 201. Leiomyom des Magen. Das Lumen des Magens (L) ist mit Sekret gefüllt, deshalb erscheint es nicht echofrei. Der echoarme Tumor (TU) nimmt seinen Ausgang von der 4. Wandschicht. Die Wandschichten 1–3 sind intakt (W, Pfeile). Aufgrund der Echogenität und der topographischen Zuordnung spricht der Befund für ein Leiomyom

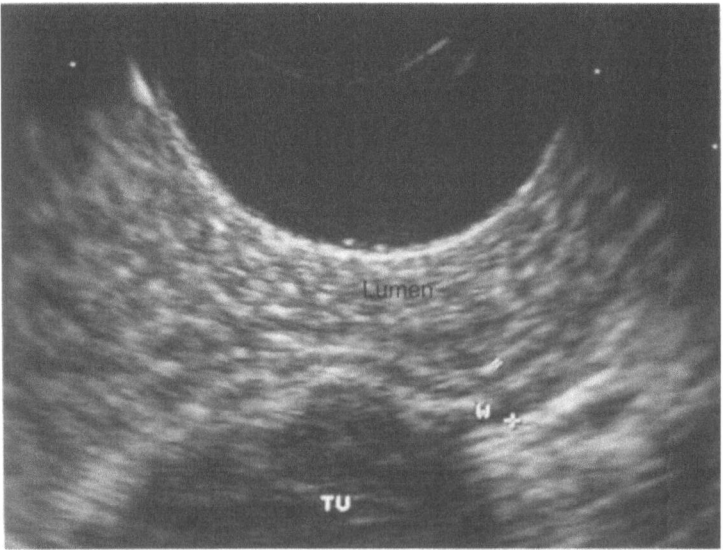

Abb. 202. Leiomyom des Magens. Der Tumor (TU) ist echoarm und nimmt seinen Ausgang von der Muscularis propria. Die Wandschichten 1, 2 und 3 sind intakt (W). Endoskopisch Nachweis einer submukösen Raumforderung. Das Lumen ist mit Magensekret gefüllt und hat deshalb eine Binnenstruktur

Benigne Magentumoren

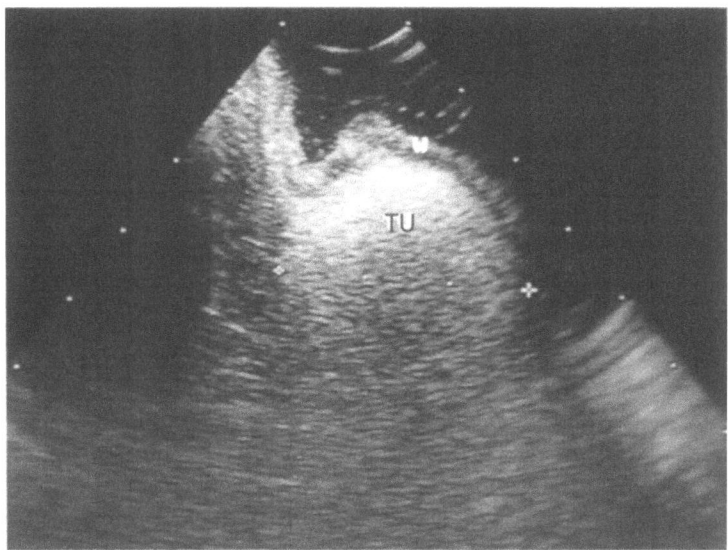

Abb. 203. Lipom des Magen. Intramural gelegene echoreiche Raumforderung (TU) mit homogener Binnenstruktur. Der Tumor nimmt seinen Ausgang von der 3. echoreichen Wandschicht, die der Submukosa entspricht. Aufgrund der Echogenität und der Lokalisation handelt es sich um ein Lipom. W: Wand

zwischen Varizen und einem soliden submukösen Tumor problemlos erfolgen. Bei der Farbduplexsonographie ist innerhalb der submukös gelegenen Varizen ein deutliches venöses Strömungssignal ableitbar.

Indikation für die Endosonographie des Magen ist im wesentlichen die Differentialdiagnose von Tumoren und das Tumorstaging (s. Übersicht)

Indikationen zur Endosonographie des Magens

▶ Staging des Magenkarzinoms und des Magenlymphoms
▶ Diagnose und Differentialdiagnose von submukösen Tumoren
▶ Differentialdiagnose von Magenwandimpressionen durch extragastrale Raumforderungen
▶ Differentialdiagnose von prominenten Magenfalten unklarer Dignität

24 Endosonographie des Pankreas

24.1 Untersuchungstechnik

Die Endosonographie des Pankreas (Indikationen s. Übersicht) ist integraler Bestandteil der Endosonographie des oberen Gastrointestinaltrakts. Insbesondere bei der Untersuchung des Magens ist die gleichzeitige Untersuchung des Pankreas erforderlich, um die Beziehung einer Läsion zum Pankreas festzustellen. Deshalb wird die Endosonographie des Pankreas und der Gallenwege mit dargestellt.

> **Indikationen zur Endosonographie des Pankreas**
>
> ▶ Staging des Pankreas- und Papillenkarzinoms
> ▶ Diagnostik der Gefäßinfiltration durch einen Tumor
> ▶ Diagnostik kleiner Pankreaskarzinome
> ▶ Diagnostik endokriner Pankreastumoren
> ▶ Diagnostik der chronischen Pankreatitis
> ▶ Differentialdiagnose von Pankreasgangveränderungen
> ▶ Differentialdiagnose submuköser Magentumoren bzw. Magenwandimpressionen

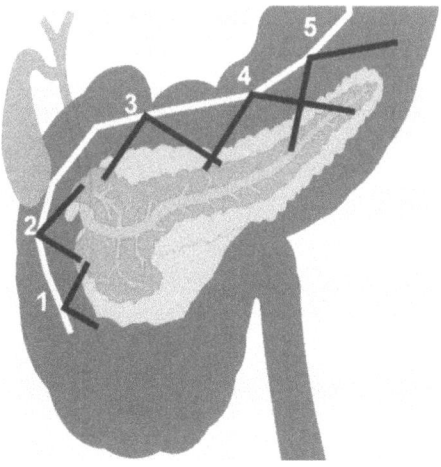

Schema 34. Endosonographie des Pankreas. Untersuchung des Pankreaskopfes und des distalen D. choledochus (Position 1 und 2). Darstellung des Pankreaskopfes und des Caput-Korpus-Übergangs (Position 2 und 3). Darstellung des Pancreaskorpus (Position 3 und 4). Darstellung des Pankreasschwanzes (Position 4 und 5). Bei Verwendung des Sectorscanners ist eine zusätzliche Rotation des Geräts um die Längsachse in den verschiedenen Gerätepositionen erforderlich

Endosonographisch kann das Pankreas aus unterschiedlichen Positionen untersucht werden (Schema 34). Für die endosonographische Darstellung des Pankreaskopfs ist die Positionierung der Endosonographiesonde in das Duodenum vorteilhaft. Nach Füllen des Ballons liegt dieser direkt der medialen Duodenalwand an; aus dieser Position können der Pankreaskopf, die Ampulla Vateri, der retropankreatisch verlaufende Anteil des Ductus choledochus und der im Kopf verlaufende Anteil des Ductus pancreaticus beurteilt werden. Die Gabe eines relaxierenden Präparates wie Buscopan ist in dieser Untersuchungsposition von Nachteil, da durch die Relaxation des Duodenums der direkte Kontakt des Ballons mit der Duodenalwand eher erschwert wird.

Bei Verwendung des 360°-Scanners wird das Gerät nach Positionierung der Ultraschallsonde in das distale Duodenum langsam zurückgezogen. Verwendet man den elektronischen Sektorscanner, so ist neben dem Zurückziehen eine zusätzliche Rotation des Geräts um seine Längsachse erforderlich, um die einzelnen Abschnitte des Pankreas darstellen zu können. Durch die gleichzeitig mögliche Farbduplexsonographie ist eine sichere Unterscheidung zwischen tubulären Strukturen (z. B. Pankreasgang, erweiterter Ductus choledochus) und Gefäßen möglich.

Zur Beurteilung des Pankreaskopf-Korpus-Übergangs, des Pankreaskorpus und des Pankreasschwanzes wird die Endosonographiesonde dann in den Magen zurückgezogen. Durch eine Flüssigkeitsfüllung des Magens wird ein optimales Schallfenster erreicht, um aus dieser Position das Pankreas untersuchen zu können.

Das Pankreas liegt direkt der Duodenal- und Magenhinterwand an und stellt sich als eine homogene Struktur mittlerer Echogenität dar, die der Echogenität

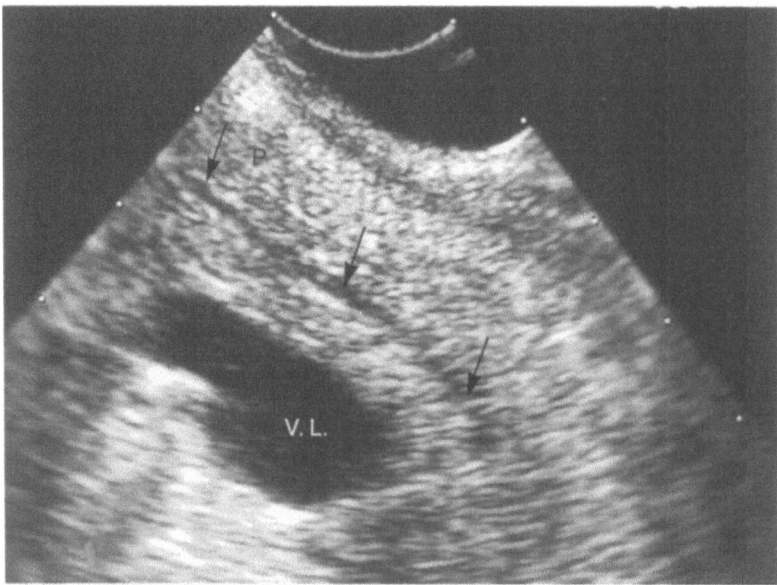

Abb. 204. Normales Pankreas. Das Parenchym (P) ist homogen echoreich, der Ductus pancreaticus ist langstreckig erkennbar, er hat eine normale Weite und weist keine Kaliberschwankungen auf (Pfeile). VL: V. lienalis

der normalen Leber vergleichbar ist. Bei älteren Patienten kann, bedingt durch die Pankreaslipomatose, das Pankreas echoreicher erscheinen. Der Ductus pankreaticus ist in der Regel als eine schmale tubuläre, glatt begrenzte Struktur zu erkennen, der ein typisches echoreiches Eintritts- und Austrittsecho aufweist. Die mittlere Weite beträgt 2–3 mm (Abb. 204).

24.2 Pankreastumor

Pankreaskarzinome stellen sich als echoarme Tumoren dar (s. Übersicht und Abb. 205–207). Tumoren < 3 cm haben häufig eine homogene Binnenstruktur. Mit

Sonomorphologie des Pankreaskarzinoms

- Tumor überwiegend echoarm (echoreicher Tumor selten)
- Inhomogene Binnenstruktur
- Nachweis von echofreien Anteilen (Nekrose)
- Zirkumskripte echoreiche Anteile (Verkalkungen)
- Irreguläre Außenkontur
- Unscharfe Begrenzung
- Infiltration benachbarter Organstrukturen (z. B. Gefäße, D. choledochus)
- Dilatation von D. choledochus und pancreaticus
- Nachweis vergrößerter regionärer Lymphknoten

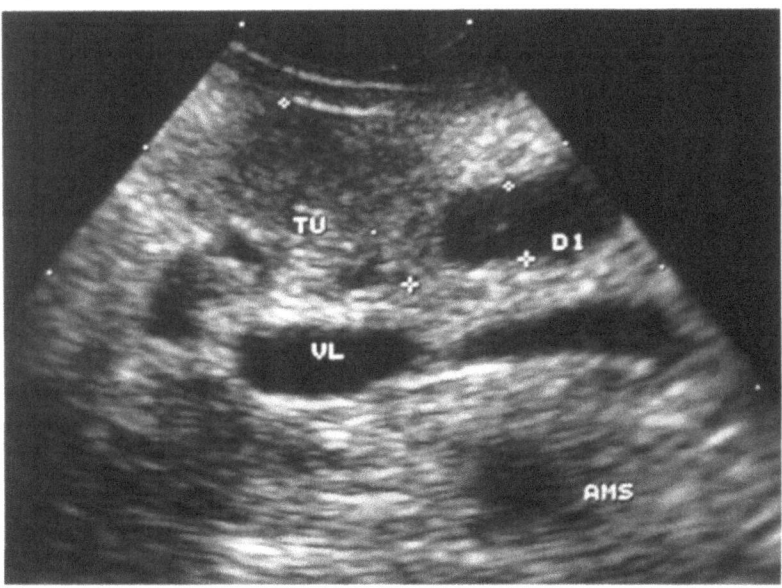

Abb. 205. Pankreaskarzinom. Der Tumor stellt sich echoarm dar. Er hat eine irreguläre Außenkontur, infiltriert aber die benachbarten Gefäße nicht. Die echoreiche Grenzlamelle zwischen Tumor und Gefäßwand ist intakt. Der Ductus pancreaticus ist mit 4,8 mm (D1) dilatiert. VL: V. lienalis, AMS: A. mesenterica superior

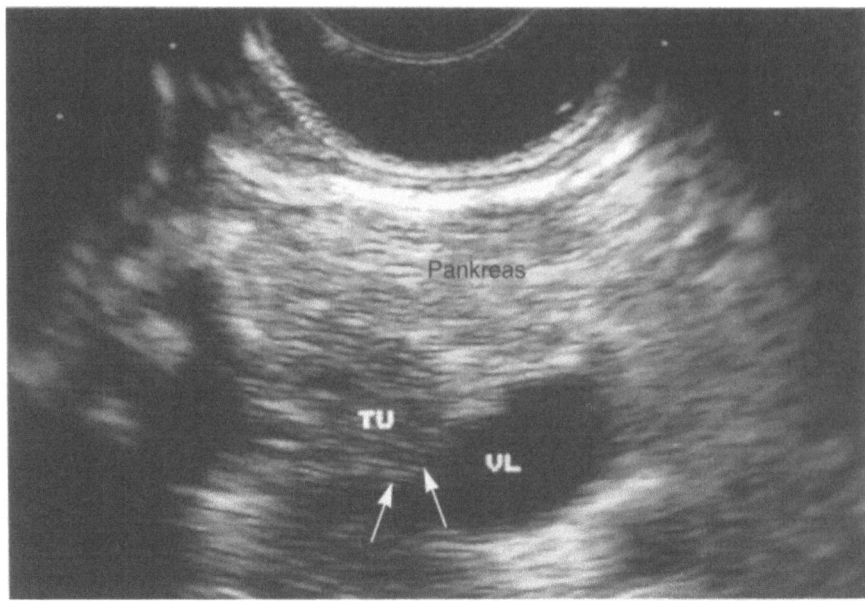

Abb. 206. 1,5 cm großes Pankreakarzinom (TU). Der Tumor ist echoarm; er infiltriert die V. lienalis (VL, Pfeile). Die Grenzlamelle zwischen Tumor und Gefäß ist durchbrochen

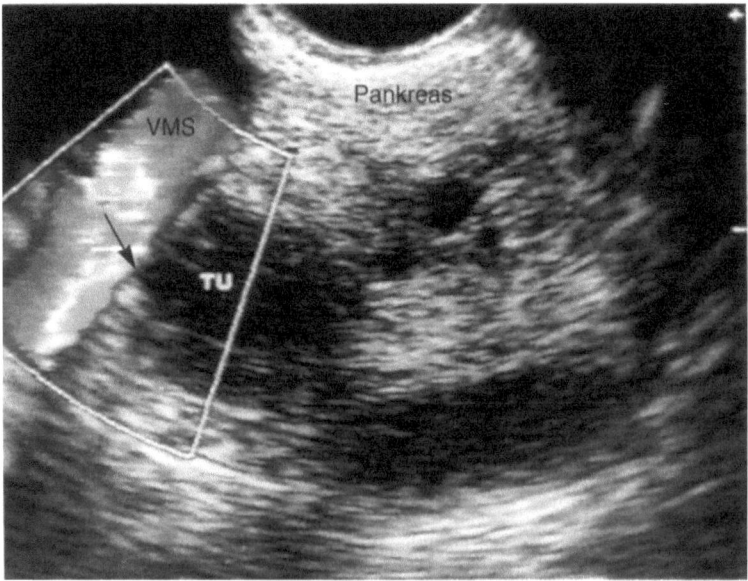

Abb. 207. Pankreaskarzinom, Gefäßinfiltration. Der echoarme Tumor (TU) reicht bis an die V. mesenterica superior (VMS). Die Grenzlamelle zwischen dem Gefäß und dem Tumor ist nicht mehr erkennbar (Pfeil). Der Befund spricht für eine beginnende Gefäßinfiltration

der Größenzunahme der Tumoren wird die Binnenstruktur jedoch zunehmend inhomogener, d. h., echoarme und zum Teil echofreie Anteile liegen dicht beieinander, wobei die echofreien Anteile als beginnende Nekrosen interpretiert werden. Zusätzlich können Verkalkungen als Folge regressiver Veränderungen innerhalb des Tumors auftreten, die sich endosonographisch als umschriebene, fleckförmige, echoreiche Veränderungen mit dorsalem Schallschatten erkennen lassen.

Die äußere Begrenzung des Tumors ist irregulär. In Abhängigkeit vom Tumorstadium ist eine Infiltration in das umgebende Gewebe oder benachbarte Organe nachweisbar. Zystische Tumoren wie das Zystadenom oder das Zystadenokarzinom stellen sich als Raumforderungen mit multiplen Zysten dar, die von solidem Tumoranteil umgeben sind. Eine Differenzierung zwischen einem Zystadenom und einem Zystadenokarzinom ist jedoch durch die Endosonographie nicht möglich.

Größere Tumoren können durch die konventionelle Sonographie und Computertomographie bereits mit einer Sensitivität von bis zu 90% diagnostiziert werden. Einen hohen klinischen Stellenwert hat die Endosonographie bei der Diagnostik kleiner Pankreaskarzinome. Diese kleineren Tumoren zeigen in der ERCP oft nur eine geringe Veränderung des Ductus pancreaticus. Die Sensitivität der konventionellen Abdominalsonographie und der Computertomographie ist jedoch bei diesen kleinen Karzinomen gering, so daß die endgültige diagnostische Klärung in der Regel nur durch die Endosonographie und die ERCP zu erzielen ist (Tabelle 13).

Tabelle 13. Diagnostik kleiner Pankreaskarzinome (Tumor < 3 cm)

Methode	Sensitivität [%]
Endosonographie	94
Sonographie	78
Computertomographie	65
ERCP	90

Durch die Endosonographie ist ein Staging des Pankreaskarzinoms entsprechend dem TNM-System möglich (Tabelle 14). Die Endosonographie ist der Computertomographie beim Staging des Pankreaskarzinoms deutlich überlegen (Tabelle 15).

Das TNM-System ist jedoch nicht geeignet, um die Resektabilität des Pankreaskarzinoms festzulegen. T3-Karzinome können einmal nur in den Magen oder in die Milz infiltrierend wachsen; hier ist prinzipiell eine resektable Situation gegeben. Ein T3-Tumor kann aber auch die großen abdominalen Gefäße infiltrieren. Für die Beurteilung der Resektabilität eines Tumors ist die Beziehung des Tumors zu den umgebenden Strukturen wie Ductus choledochus und den großen abdominalen Gefäßen jedoch von entscheidender Bedeutung. Der Tumor ist nicht mehr kurativ resektabel bei einem Tumoreinbruch in die V. portae, in die V. mesenterica superior oder in den Truncus coeliacus.

Tabelle 14. TNM-Klassifikation des Pankreaskarzinoms

T – Primärtumor	
T1	Tumor begrenzt auf Pankreas T1a Tumor < 2 cm T1b Tumor > 2cm
T2	Tumor breitet sich direkt in das Duodenum, den Gallengang und/oder peripankreatisches Gewebe aus
T3	Tumor breitet sich direkt in Magen, Milz, Kolon und/oder benachbarte Gefäße aus
N – Regionäre Lymphknoten	
NX	Regionäre Lymphknoten können nicht beurteilt werden
N0	Keine regionären Lymphknoten
N1	Regionäre Lymphknotenmetastasen
M – Fernmetastasen	
MX	Das Vorliegen von Fernmetastasen kann nicht beurteilt werden
M0	Keine Fernmetastasen
M1	Fernmetastasen

Tabelle 15. Staging des Pankreaskarzinoms

Stadium	Endosonographie [%]	Computertomographie [%]
T	94	65
N	77	51

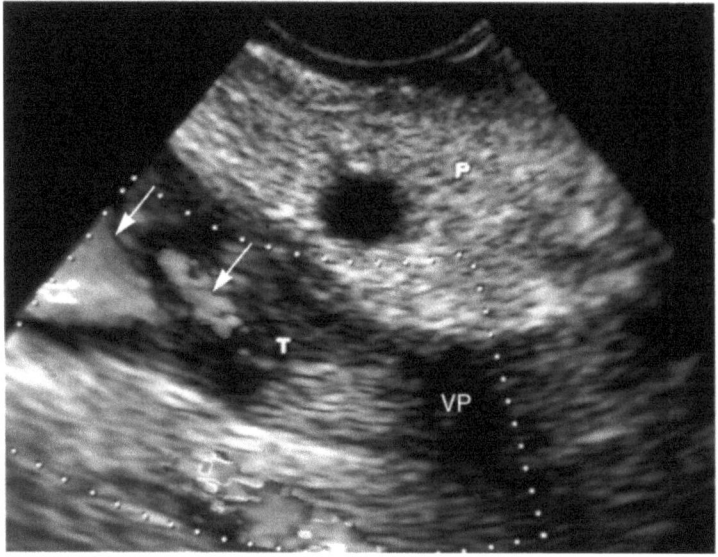

Abb. 208. Pankreaskarzinom, begleitende Thrombose (T) der V. portae (VP). Das Gefäßlumen ist durch echoarmes thrombotisches Material weitgehend verschlossen; farbdopplersonographisch noch Nachweis einer geringen Restperfusion (Pfeile)

Die Thrombose der V. lienealis oder V. portae und der V. mesenterica ist endosonographisch direkt diagnostizierbar (Abb. 208). Der Nachweis von venösen Kollateralen im Duodenum oder der Nachweis intramural gelegener Varizen im Magen ist ein indirektes Zeichen für einen partiellen oder kompletten Verschluß der V. portae durch den Tumor mit der daraus resultierenden Folge einer portalen Hypertension. Insbesondere bei der Beurteilung der Beziehung des Tumors zum Gefäßsystem ist die Endosonographie allen anderen diagnostischen Verfahren deutlich überlegen (Tabelle 16).

Tabelle 16. Pankreaskarzinom: Diagnostik der Gefäßinfiltration

Methode	Sensitivität [%]
Endosonographie	95
Sonographie	55
Computertomographie	75
Angiographie	85

Da die Beziehung des Tumors zum Gefäßsystem ein wichtiges Kriterium für die Beurteilung der Resektabilität des Pankreaskarzinoms darstellt, ist heute die Endosonographie für diese Fragestellung die Methode der Wahl.

Einen hohen Stellenwert hat die Endosonographie auch bei der präoperativen Diagnostik endokriner Pankreastumoren. In der Regel sind diese Tumoren zu dem Zeitpunkt, da sie eine klinische Symptomatik verursachen, klein und durch die konventionellen bildgebenden Verfahren wie Computertomographie und konventionelle Abdominalsonographie nicht zu diagnostizieren (Tabelle 17). Endosonographisch sind diese Tumoren häufig klein, mit echoarmer, homogener Binnenstruktur und glatter Außenkontur. Nur in selteneren Fällen ist der Tumor echoreich oder weist eine inhomogene Binnenstruktur auf.

Tabelle 17. Diagnostik endokriner Pankreastumoren

Methode	Sensitivität [%]
Endosonographie	92
Sonographie	44
Computertomographie	38

24.3 Chronische Pankreatitis

Die sonographisch nachweisbaren Veränderungen variieren in Abhängigkeit vom Ausmaß der chronischen Pankreatitis. Die Organgröße kann erheblich variieren, das Organ kann vergrößert, normal groß oder geschrumpft sein; es können diffuse oder zirkumskripte Veränderungen vorliegen.

Bei einer fokalen Pankreatitis ist der chronisch-entzündlich veränderte Anteil als echoarme Raumforderung vom umgebenden Gewebe abzugrenzen. In der Regel weist diese Raumforderung eine irreguläre inhomogene Binnenstruktur als Folge von Fibrosierungen oder zirkumskripten Verkalkungen auf (Abb. 209). Pseudozysten sind als echofreie Strukturen zu erkennen.

Der Ductus pancreaticus zeigt bei fortgeschrittenen Formen der chronischen Pankreatitis eine deutliche Dilatation und Kaliberschwankung (Abb. 210 und 211). Endosonographisch läßt sich zum Teil eine sägezahnartige Begrenzung nachweisen, die Folge von chronisch-entzündlichen fibrotischen Veränderungen in der Umgebung des Ductus pancreaticus ist. Intraduktal gelegene Konkremente stellen sich sonographisch als echoreiche, zirkumskripte Strukturen mit dorsalem Schallschatten dar.

Für die Diagnose „chronische Pankreatitis" spricht neben einer inhomogenen Binnenstruktur der Nachweis von Gangveränderungen, zirkumskripten Verkalkungen, von narbigen Veränderungen innerhalb des Parenchyms und eine unregelmäßige Außenkontur des Restorgans. Referenzmethode für die Diagnose der chronischen Pankreatitis ist die ERCP; die Diagnose kann durch die Endosonographie mit vergleichbarer Genauigkeit gestellt werden. Der Vorteil der Endosonographie ist jedoch die neben den Gangveränderungen mögliche detaillierte Beurteilung des Parenchyms.

Eine sichere Unterscheidung zwischen einer fokalen chronischen Pankreatitis und einem Karzinom ist jedoch durch die Endosonographie nicht möglich. Es bleibt zu untersuchen, ob durch die endosonographisch gesteuerte Feinnadelpunktion die Differentialdiagnose verbessert werden kann.

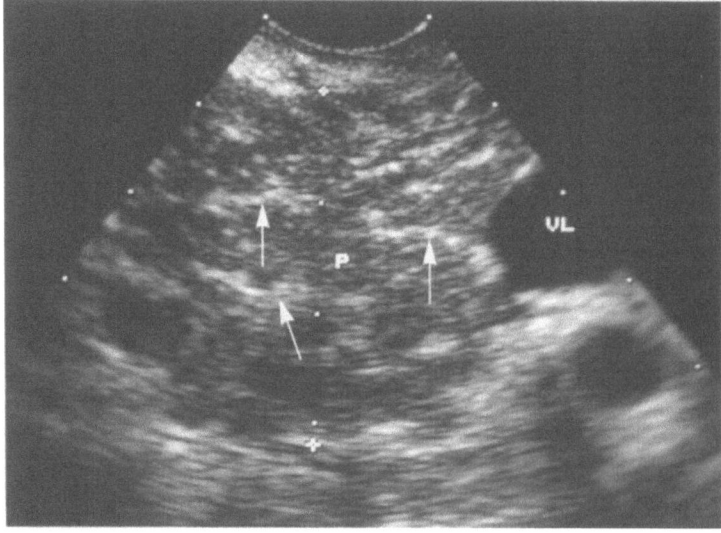

Abb. 209. Chronische Pankreatitis. Die Binnenstruktur des Parenchyms ist inhomogen. Es finden sich multiple zirkumskripte echoreiche Reflexe innerhalb des Parenchyms, die kleinen narbigen Veränderungen entsprechen (Pfeile). VL: V. lienalis; P: Pankreaskopf

Chronische Pankreatitis

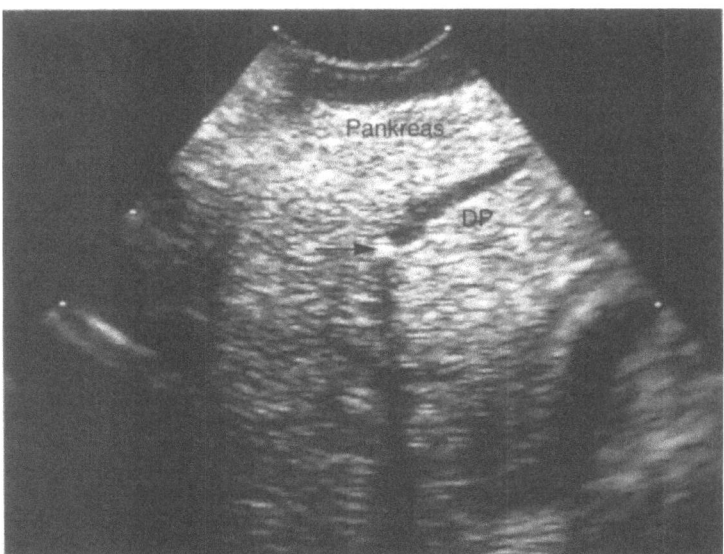

Abb. 210. Chronische Pankreatitis. Der Ductus pancreaticus (DP) ist gering dilatiert, intraluminal ist ein kleines Konkrement mit typischem dorsalem Schallschatten erkennbar (Pfeil)

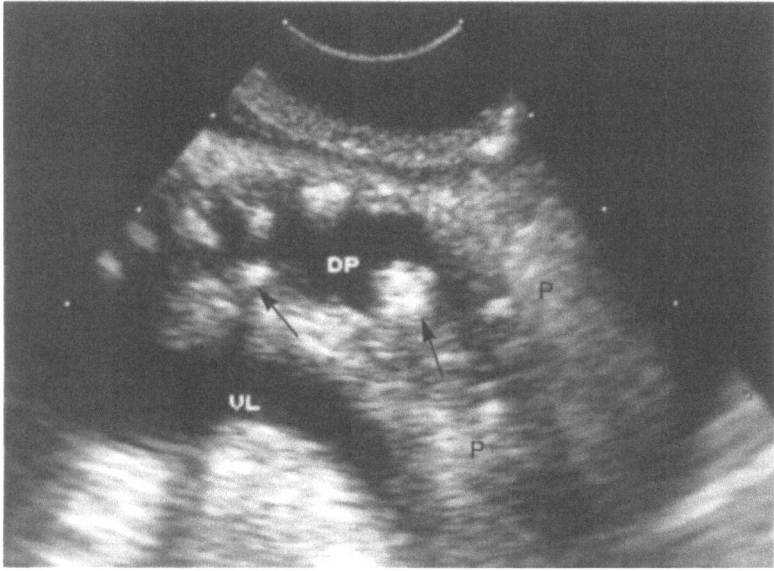

Abb. 211. Ausgeprägte Gangveränderungen bei chronischer Pankreatitis. Der Ductus pancreaticus (DP) ist dilatiert und weist eine unregelmäßige Außenkontur auf. Innerhalb des Gangs Nachweis von Konkrementen (Pfeile) mit dorsalem Schallschatten. VL: V. lienalis, P: Pankreas

25 Gallenwegtumoren

25.1 Untersuchungstechnik

Für die endosonographische Untersuchung des Gallenwegsystems wird die Endosonographiesonde bis in das distale Duodenum auf Papillenhöhe vorgeführt. Bei Verwendung des 360°-Scanners können dann der distale Duktus choledochus und auch die hilusnahen Anteile des Gallenwegsystems sowie die Gallenblase nach Zurückziehen des Geräts dargestellt werden. Bei Verwendung des elektronischen Sektorscanners ist neben einem Rückziehen des Geräts eine Rotation der Sonde um die Längsachse erforderlich, um auch die hilusnahen Anteile und die Gallenblase endosonographisch darzustellen.

25.2 Tumor

Tumoren des Gallenwegsystems stellen sich ähnlich wie die übrigen Tumoren im Bereich des Gastrointestinaltrakts als echoarme lokalisierte Raumforderung dar, die entlang eines Gallengangabschnittes in das Lumen hineinwachsen, aber sich auch infiltrativ in die Umgebung ausdehnen können (Abb. 212).

Proximal gelegene, hilusnahe Gallenwegtumoren (Klatskin-Tumor) sind endosonographisch wegen der begrenzten Eindringtiefe der hochfrequenten Schallköpfe nur bedingt diagnostizierbar. Die bisher vorliegenden Studien zeigen, daß durch die Endosonographie das T-Stadium in 87% der Fälle richtig bestimmt wird; die Sensitivität für den Nachweis des N1-Stadiums liegt jedoch zwischen 54 und 72%. Insbesondere bei kleineren Tumoren (Tumorgröße <3 cm) ist die Endosonographie der ERCP gleichwertig und der konventionellen Abdominalsonographie und der Computertomographie überlegen.

Aufgrund der guten Beurteilbarkeit der Gallenblase bei der konventionellen Abdominalsonographie hat die Endosonographie bei der Diagnose von Gallenblasentumoren keine wesentliche Bedeutung, da diese Tumoren bei der externen Untersuchung in der Regel ausreichend gut darzustellen sind. Das Gallenblasenkarzinom stellt sich endosonographisch als echoarme Raumforderung dar; die Dreierschichtung der Gallenblasenwand ist destruiert. Der Tumor ist polyzyklisch begrenzt, wächst in das Gallenblasenlumen und infiltriert das umgebende Bindegewebe. Es ist bisher offen, ob durch die Endosonographie eine sichere Abgrenzung maligner Neoplasien von entzündlichen Veränderungen bei einer chronischen Cholezystitis oder einer Adenomyomatose sicher möglich ist.

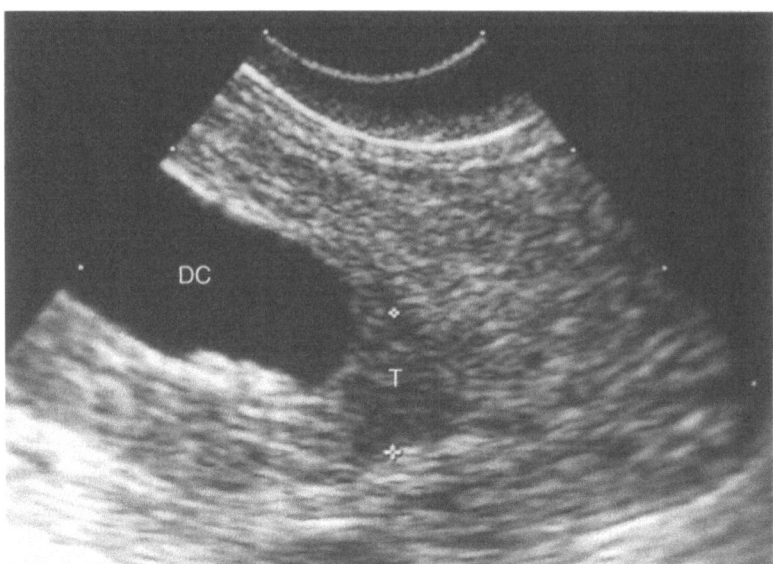

Abb. 212. 0,95 cm großes Choledochuskarzinom (+...+). Der kleine echoarme Tumor (T) hat zu einer Dilatation des Ductus choledochus (DC) geführt. Kein Nachweis vergrößerter regionärer Lymphknoten

Bei der Diagnostik der Choledocholithiasis weist die Endosonographie nach der ERC mit 92% eine hohe Sensitivität auf. Für die Diagnose der Choledocholithiasis stellt die ERC jedoch immer noch die Methode der ersten Wahl dar, insbesondere weil durch die gleichzeitig mögliche Papillotomie auch eine Therapie des Steinleidens möglich ist. Die Endosonographie kommt jedoch als diagnostisches Verfahren in Frage, wenn eine Darstellung der Gallenwege durch die ERC nicht gelingt oder aufgrund einer Operation (B-II-Resektion mit Roux-Y-Anastomose) technisch nicht möglich ist.

26 Endorektale Sonographie

26.1 Untersuchungstechnik

Für die endorektale Sonographie werden starre Sonographiesonden verwendet. Der Schallkopf ist an der Spitze eines 15 cm langen, einem Rektoskop vergleichbaren Instruments montiert. Ähnlich wie bei der Endosonographie des oberen Gastrointestinaltrakts befindet sich an der Spitze der Sonde ein Ballon, der während der Untersuchung mit gasfreiem Wasser gefüllt wird.

Bei Prozessen, die bis 10 cm Höhe ab ano lokalisiert sind, wird die Sonde in der Regel blind eingeführt. Bei Befunden, die proximal von 10 cm lokalisiert sind, kann zunächst unter Sicht ein Rektoskop eingeführt und dann durch den Rektoskopieschaft die Ultraschallsonde plaziert werden.

Für die Untersuchung werden Schallköpfe mit Frequenzen von 7,5 MHz verwendet. Bei 360°-Scannern wird die Sonde kontinuierlich zurückgezogen und dabei die Darmwand und das umgebende perirektale Bindegewebe beurteilt. Bei Verwendung von elektronischen Sektorscannern ist neben dem Zurückziehen des Geräts gleichzeitig eine Rotationsbewegung um die Längsachse erforderlich, um alle Abschnitte des Rektums darstellen zu können.

Die neueren elektronischen Sektorscanner erlauben eine biplane Darstellung, d. h., der untersuchte Abschnitt kann sowohl im Transversal- als auch im Längsschnitt dargestellt werden. Durch diese beiden Schnittebenen, die um 90° versetzt sind, können die Längs- und Tiefeninfiltration bei einem pathologischen Befund bestimmt werden.

Ähnlich wie bei der Endosonographie des proximalen Gastrointestinaltrakts lassen sich 5 Darmwandschichten wechselnder Echogenität darstellen, die den anatomischen Schichten weitgehend zuzuordnen sind. Bei geringerer Füllung des Wasserballons kann der Analkanal endosonographisch beurteilt werden. Als Leitstruktur der Darmwand ist die echoarme Muscularis porpria erkennbar. Der M. sphincter ani internus ist ebenfalls echoarm und durch Bindegewebe von der Darmwand getrennt. Der M. sphincter ani externus stellt sich aufgrund eines höheren Bindegewebeanteils echoreicher dar. Der M. sphincter ani internus hat eine mittlere Dicke von 2 mm und der M. sphincter ani externus eine mittlere Dicke von 6–7 mm. Am Übergang vom Analkanal zum Rektum sind der M. levator ani und der M. obturatorius internus erkennbar. Die knöchernen Strukturen des Ramus ossis pubis und das Sakrum stellen sich als echoreiche Strukturen mit dorsalem Schallschatten dar.

26.2 Tumoren

Rektumkarzinome stellen sich als echoarme, in der Darmwand gelegene Raumforderung dar, die in Abhängigkeit vom Tumorstadium zu einer Destruktion der endosonographisch erkennbaren Wandschichten führen (Abb. 213–217). Bei einem T4-Karzinom ist eine zusätzliche Infiltration in benachbarte Organe wie Harnblase, Vaginalwand und Uterus nachzuweisen.

Lymphknoten erscheinen sonographisch als echoarme, innerhalb des perirektalen Gewebes liegende Raumforderungen. Bei Karzinomen können die regionären Lymphknoten unspezifisch entzündet sein oder Metastasen entsprechen. Bei Lymphknoten <1 cm ist eine sichere Unterscheidung zwischen einem benigne oder maligne veränderten Lymphknoten nicht möglich, Lymphknoten >1 cm werden als metastatisch befallen angesehen. In zahlreichen Studien konnte belegt werden, daß die Enodsonographie das genaueste Verfahren zur Bestimmung des T- und N-Stadiums ist (Tabelle 18).

Tabelle 18. Staging des Rektumkarzinoms durch Endosonographie und Computertomographie

Stadium	Endosonographie [%]	Computertomographie [%]
T	84	68
N	84	60

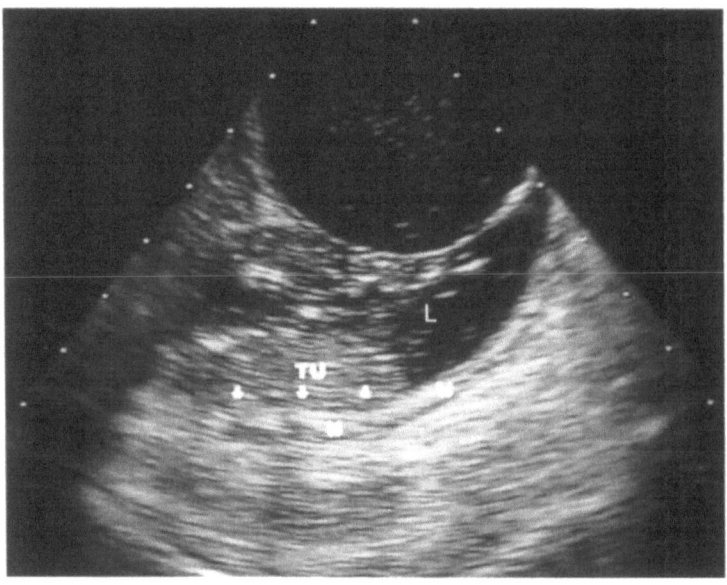

Abb. 213. Rektumkarzinom (T1-Tumor). Die Infiltration des echoarmen Tumors (TU) ist auf die Submukosa begrenzt (Pfeile), die Muscularis propria ist als intakte Wandschicht erkennbar. W: Wand, L: Lumen

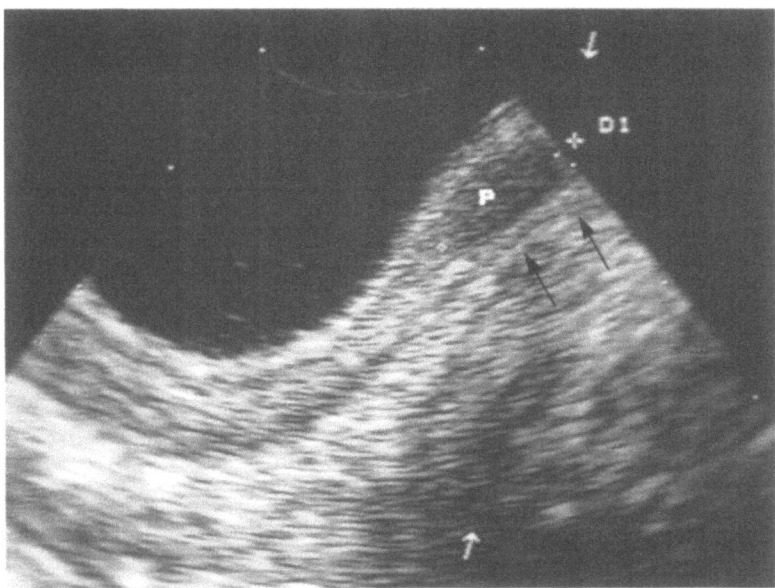

Abb. 214. Rektumpolyp. Im Bereich der Basis des Polypen (P) ist die Wandstruktur intakt; kein Nachweis einer Infiltration (schwarze Pfeile)

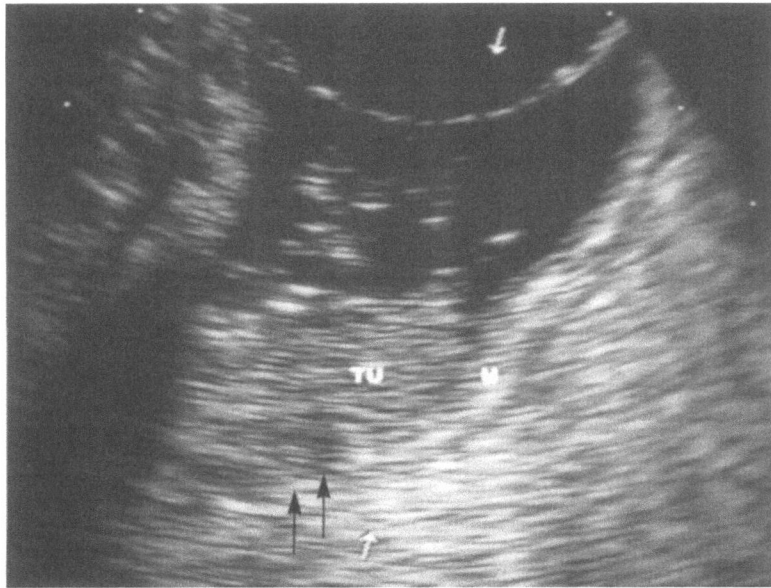

Abb. 215. Rektumkarzinom (T2-Tumor). Der echoarme Tumor (TU) infiltriert die Submukosa; insbesondere im Übergangsbereich zwischen Tumor und normaler Submukosa ist die beginnende Infiltration erkennbar (schwarze Pfeile). Die Muscularis propria ist intakt. W: Wand

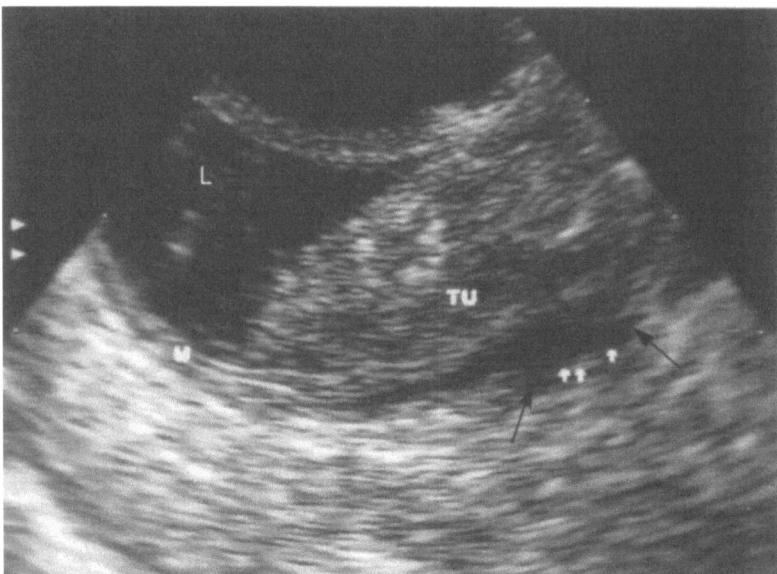

Abb. 216. Rektumkarzinom (T3-Tumor). Der Tumor (TU) hat sämtliche Wandschichten destruiert und infiltriert das umgebende Gewebe (Pfeile). W: intakte Wand. L: Lumen

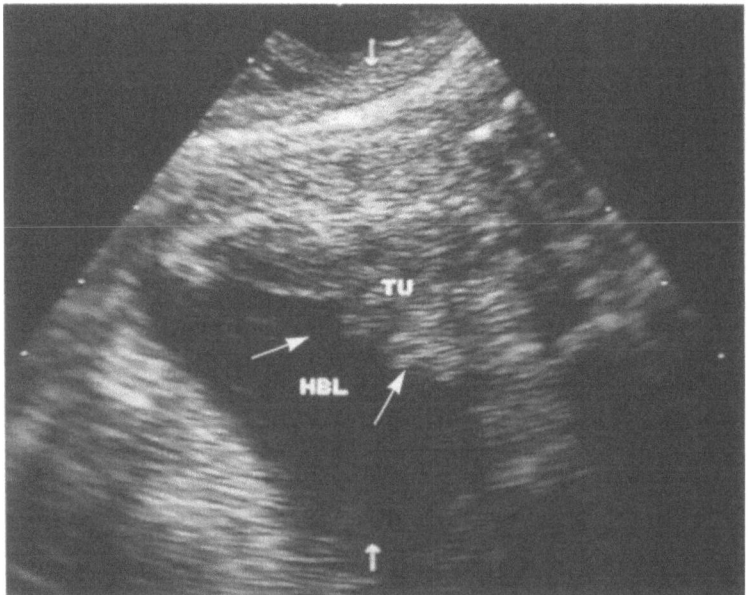

Abb. 217. Rektumkarzinom (T4-Tumor). Der Tumor (TU) reicht bis an die Harnblase (HBL) und infiltriert die Blasenwand (große Pfeile)

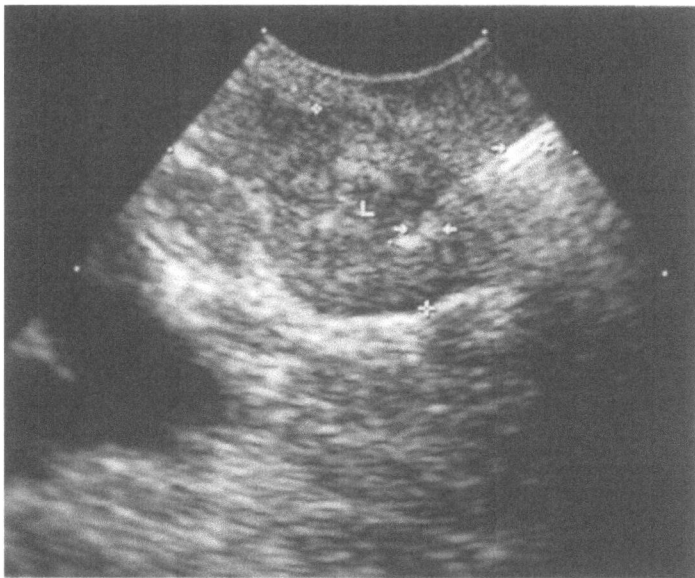

Abb. 218. Extramural gelegenes Lokalrezidiv bei einem Rektumkarzinom. Extramural gelegene echoarme Raumforderung (L) im kleinen Becken. Zytologische Sicherung des Rezidivs durch endosonographisch gesteuerte Feinnadelpunktion. Die Nadel ist an ihrem echoreichen Doppelreflex gut zu erkennen (Pfeile). Endoskopisch kein pathologischer Befund

Lokalrezidive nach einer Tumorresektion stellen sich bei der Endosonographie ähnlich wie das Karzinom als echoarme Strukturen dar. Die lokalen Rezidive können nicht nur intramural, sondern auch extramural gelegen sein, so daß sie bei der alleinigen endoskopischen Untersuchung nicht nachgewiesen werden können (Abb. 218). Bei der Diagnose des Lokalrezidives besteht jedoch die Schwierigkeit, sicher zwischen einem Tumorrezidiv und narbigen bzw. entzündlichen Veränderungen im Bereich der Anastomose zu unterscheiden. Zuverlässige endosonographische Kriterien zur Differenzierung existieren bisher nicht. Ob durch eine gleichzeitig mögliche Feinnadelpunktion des suspekten Areals die diagnostische Sicherheit verbessert werden kann, bleibt zu untersuchen.

26.3 Entzündliche Erkrankungen

Klinische Bedeutung hat die endorektale Sonographie zunehmend bei der Diagnostik pararektaler Abszesse und Fisteln, die beim Morbus Crohn gehäuft auftreten. Pararektale Abszeße stellen sich als echoarme Raumforderungen mit zum Teil inhomogener Binnenstruktur dar (Abb. 219). In Abhängigkeit vom Abszeßinhalt, Gehalt an Zelldetritus, Fibrin und gasbildenden Bakterien kann der Abszeß echoarme neben echoreichen Anteilen aufweisen.

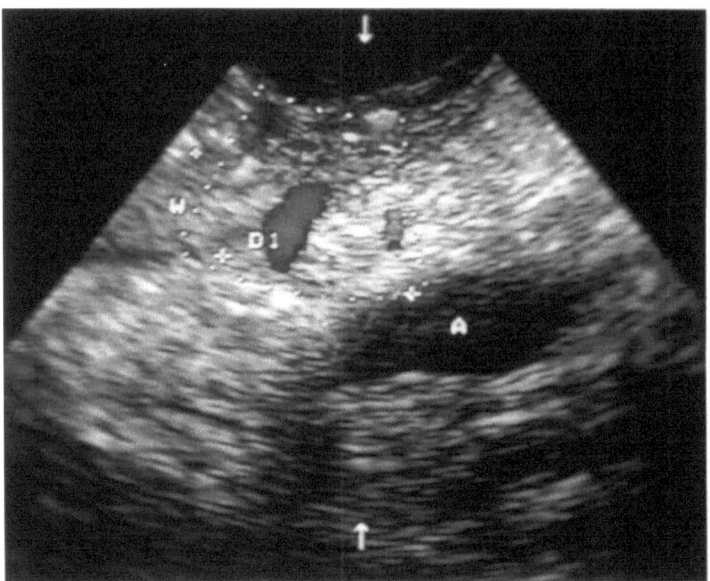

Abb. 219. Periproktitischer Abszeß bei Morbus Crohn. Die Darmwand (W) ist echoarm und verdickt. Farbduplexsonographisch ist eine vermehrte Vaskularisation innerhalb der Darmwand nachweisbar. Extramural stellt sich der periproktitische Abszeß (A) echoarm dar

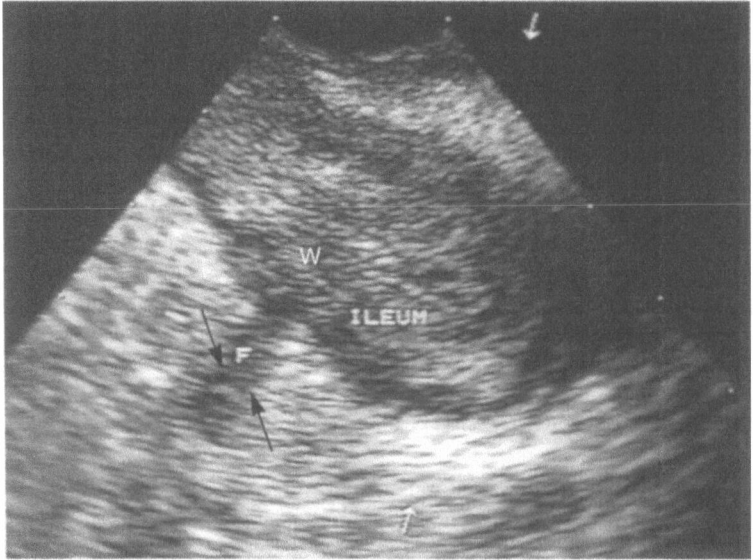

Abb. 220. Fistel bei Morbus Crohn. Die Wand des terminalen Ileums ist als Folge der Entzündung echoarm und verdickt. Die von der Darmwand (W) ausgehende Fistel (F, schwarze Pfeile) erscheint als eine echoarme tubuläre Struktur

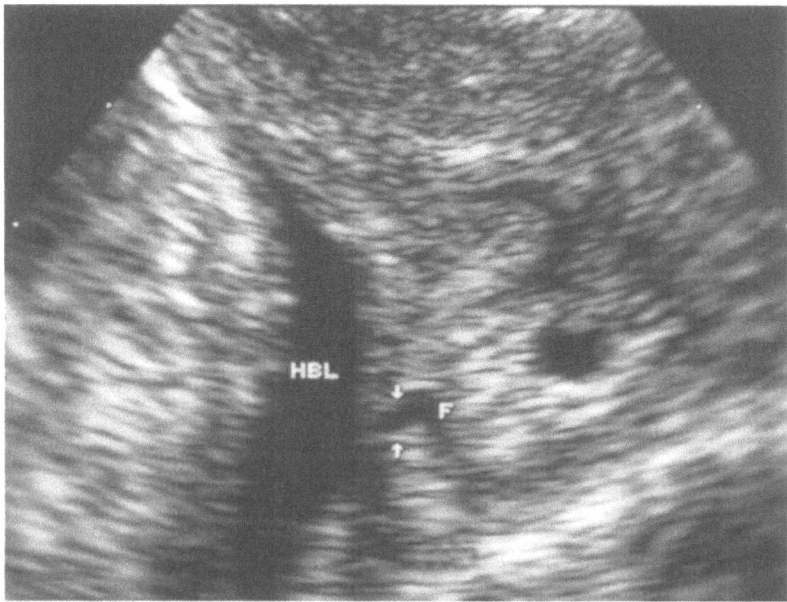

Abb. 221. **Blasenfistel bei Morbus Crohn.** In direkter Beziehung zur Harnblase (HBL) stellt sich die Fistel (F) als echoarme Struktur mit offener Verbindung zur Harnblase dar (Pfeile). Während der Endosonographie ist ein Austreten kleiner Luftblasen aus der Fistelöffnung erkennbar und sichert somit die Diagnose

Fisteln sind Gangstrukturen, die von einem entzündeten Darmabschnitt ausgehen, im pararektalen Gewebe verlaufen und Verbindung zu benachbarten Organen (Harnblase, Vagina) oder der Hautoberfläche aufweisen können (Abb. 220 und 221). Die Fistelgänge können echoarm oder auch echoreich erscheinen. Stellen sie sich echoreich dar, dann sind innerhalb des Fistelganges multiple, perlschnurartig aneinandergereihte echoreiche Reflexe mit zum Teil angedeutetem Schallschatten zu erkennen; diese werden durch die Luft in den Fistelgängen hervorgerufen.

Durch die endorektale Sonographie können pararektale Abszesse mit einer Sensitivität von 86% und Fisteln mit einer Sensitivität von 92% diagnostiziert werden. Aufgrund der fehlenden Strahlenbelastung ist deshalb die endorektale Sonographie besonders auch für die Verlaufskontrolle unter einer Therapie geeignet.

Bei der Diagnostik der Inkontinenz stellt die Endosonographie eine wichtige diagnostische Bereicherung dar. Insbesondere können Sphinkterdefekte als Ursache für eine Inkontinenz, die postpartal oder posttraumatisch auftreten kann, diagnostiziert werden. Durch die genaue topographische Lokalisation des Defekts ist eine genauere Operationsplanung möglich.

Durch die endosonographische Koloskopie können die proximal des Rektums gelegenen Anteile des Kolons endosonographisch untersucht werden. Die damit möglichen Aussagen sind denen vergleichbar, wie sie durch die nichtinvasive und kostengünstigere Hydrokolonsonographie erhoben werden können. Die klinische Bedeutung der endosonographischen Untersuchung des Kolons ist deshalb begrenzt.

Der klinische Stellenwert der endorektalen Sonographie (Indikationen s. Übersicht) ist gegenwärtig in der Selektion zur stadiengerechten Operation, zur lokalen Therapie und zur Planung der präoperativen Strahlentherapie beim Rektumkarzinom und zur Indikationsstellung für die Reoperation bei früh erkanntem lokalem Rezidiv zu sehen. Bei den chronisch-entzündlichen Darmerkrankungen ist durch die endorektale Sonographie eine genauere Lokalisation der Abszesse und der Fistelgänge möglich. Der Vorteil des Verfahrens liegt im Vergleich zur bisherigen röntgenologischen Darstellung der Fisteln in der fehlenden Strahlenbelastung und der Möglichkeit, den Verlauf der Erkrankung deshalb engmaschig kontrollieren zu können.

Indikationen zur Endosonographie des Rektums

- Staging des Rektumkarzinoms
- Diagnostik von Fisteln
- Diagnose pararektaler und periproktitischer Abszesse
- Diagnose von Sphinktererkrankungen

27 Untersuchungsindikation

Hauptindikationen für die Endosonographie sind Diagnostik und Staging von Tumoren des oberen und unteren Gastrointestinaltrakts (s. Übersicht). Die klinische Relevanz des lokalen Tumorstagings ist immer dann gegeben, wenn für verschiedene Tumorstadien unterschiedliche Therapiekonzepte erforderlich sind. Dies gilt für die primäre Operation (radikale oder lokale Resektion) und kombinierte Therapiekonzepte wie präoperativer Strahlen- oder Chemotherapie.

Endosonographieindikationen

- Tumorstaging im oberen und unteren Gastrointestinaltrakt (T- und N-Stadium)
- Diagnostik intramuraler Raumforderungen
- Diagnostik extramuraler Raumforderungen
- Differentialdiagnose von Stenosen
- Diagnostik kleiner Pankreastumoren
- Diagnostik endokriner Pankreastumoren
- Diagnostik der chronischen Pankreatitis
- Differentialdiagnose der Dysphagie
- Diagnose der Choledocholithiasis
- Diagnose von Fisteln und Abszessen
- Diagnostik der Inkontinenz (Sphinkterdefekte)
- Endosonographisch gesteuerte Punktion
- Diagnostik bei portaler Hypertension

Die Endosonographie ist die sensitivste Methode für die Diagnostik kleiner Pankreastumoren und die Diagnostik endokriner Pankreastumoren. Hierin ist sie der konventionellen Sonographie und auch der Computertomographie deutlich überlegen.

Beim lokoregionären Staging des Pankreaskarzinoms kann die Infiltration in die V. portae durch die Endosonographie gut beurteilt werden. Aufgrund der geringen Eindringtiefe der hochfrequenten Sonden kann jedoch die Beziehung zwischen V. mesenterica superior und Tumor jedoch oft nicht ausreichend beurteilt werden.

Weiterhin ist eine Differentialdiagnose intra- und extramuraler Veränderungen möglich. Intramurale Tumoren können zuverlässig von extramuraler Kompression unterschieden werden. Bei den intramuralen Tumoren ist zwar aufgrund der Echogenität und der Beziehung des Tumors zu den Wandschichten eine wahrscheinliche Differentialdiagnose mit Einschränkungen möglich; eine sichere Unterscheidung zwischen einer benignen und einer malignen Raumfoderung gelingt jedoch auch durch die Endosongraphie nicht. Es muß untersucht werden, ob dies durch die endosonographisch gesteuerte Punktion möglich sein wird.

Die Diagnose der chronischen Pankreatitis und der Choledocholithiasis kann durch die Endosonographie mit vergleichbarer Sensitivität wie durch die Referenzmethode der ERCP gestellt werden. Der Vorteil der ERCP bei der Diagnostik der Choledocholthiasis liegt jedoch in der gleichzeitig möglichen Therapie.

Der Stellenwert der Endosonographie des Kolons für die Differentialdiagnose chronisch-entzündlicher Darmerkrankungen ist gering, da dies durch die Hydrokolonsonographie wesentlich kostengünstiger und für den Patienten nicht belastend möglich ist. Die endorektale Sonographie hat jedoch einen hohen Stellenwert bei der Diagnostik der Komplikationen der chronisch entzündlichen Darmerkrankungen wie Fisteln oder Abszesse.

Durch die Endosonographie insbesondere in Kombination mit der Farbdopplersonographie ist erstmals eine gezielte sonographische Diagnostik der portalen Hypertension und der hämodynamischen Veränderungen möglich. Der klinische Stellenwert muß jedoch noch evaluiert werden.

Durch die endosonographisch gezielte Punktion ist eine weiterführende Diagnostik und cytologische Differentialdiagnose suspekter Läsionen möglich. Dies erlaubt nicht nur eine Differentialdignostik von Tumoren des Gastrointestinaltraktes, sondern auch eine weitergehende Abklärung extraintestinaler Tumoren (z. B. mediastinale Raumforderung, abdominale Lymphknotenvergrößerung).

Die Endosonographie ist als ergänzendes Verfahren zu den anderen bildgebenden und endoskopischen Verfahren anzusehen.

Literatur

Konventionelle Abdominalsonographie

Allgemeines

Bartram CI (1991) Imaging of the stomach and duodenum. Curr Opin Radiol 3: 407–413
Dubbins PA (1994) Gastrointestinal ultrasound. Clin Diagn Ultrasound 29: 55–73
Kimmey MB, Martin RW, Haggitt RC, Wang KY, Franklin DW, Silverstein FE (1989) Histologic correlates of gastrointestinal ultrasound images. Gastroenterology 96: 433–441
Limberg B (1992) Diagnosis and staging of colonic tumors by conventional abdominal sonography as compared with hydrocolonic sonography. N Engl J Med 327: 65–69
Patel U, Lees WR (1994) Current clinical potential of abdominal ultrasound. Baillieres Clin Gastroenterol 8: 595–602
Richter GM, Düx M, Roeren T, Heuschen U, Kaufmann GW (1996) Gastrointestinale Diagnostik mit Hydrosonographie und Hydro-CT. Teil 1: Magenkarzinom. Fortschr Röntgenstr 164: 281–289
Shimizu S, Tada M, Kawai K (1994) Upper gastrointestinal tract. Clin Diagn Ultrasound 29: 127–140
Trenkner SW, Halvorsen RA Jr, Thompson WM (1994) Neoplasms of the upper gastrointestinal tract. Radiol Clin North Am 32: 15–24

Tumoren

Boyacioglu S, Dolar E, Acar Y, Dalay R, Temucin G (1993) Ultrasonographic scoring system: an auxiliary to differential diagnosis of gastric pathologies. J Clin Ultrasound 21: 97–101
Bozkurt T, Butsch B, Schmiegelow P, Lux G (1993) Ultrasound imaging of mesenchymal small intestine tumors in diagnosis of unexplained gastrointestinal hemorrhage. Ultraschall Med 14: 264–268
Candia C, Ciacci V, Di Segni R, Santini E (1995) Hydrocolonic sonography in the study of colonic diseases. Comparison with double-contrast enema. Radiol Med (Torino) 89: 258–263
Chui DW, Gooding GA, McQuaid KR, Griswold V, Grendell JH (1994) Hydrocolonic ultrasonography in the detection of colonic polyps and tumors. N Engl J Med 331: 1685–1688
Dorak AC, Alp E, Deviren MU (1991) Hydronephrotic pseudokidney sign: is it specific for intestinal lymphoma? J Clin Ultrasound 19: 561–563
Dux M, Richter GM, Roeren T, Heuschen U, Kauffmann GW (1996) Gastrointestinal imaging with hydrosonography and hydro-CT. Röfo Fortschr Geb Röntgenstr Neuen Bildgeb Verfahr 164: 359–367
Dux M, Roeren T, Kuntz C, Richter GM, Kauffmann GW (1997) TNM staging of gastrointestinal tumors by hydrosonography: results of a histopathologically controlled study in 60 patients. Abdom Imaging 22: 24–34
Elewaut AE, Afschrift M (1995) Hydrocolonic sonography: a novel screening method for the detection of colon disease? Bildgebung 62: 230–234
Federmann G (1991) Sonographic assessment of the extent of colonic wall lesions exemplified by colonic tumors. Ultraschall Med 12: 169–171
Goerg C, Schwerk WB (1991) Malignant ascites: sonographic signs of peritoneal carcinomatosis. Eur J Cancer 27: 720–723
Goerg C, Schwerk WB (1991) Peritoneal carcinomatosis with ascites. AJR 156: 1185–1187
Goerg C, Schwerk WB, Neumann K (1992) Gastric lymphoma: ultrasound appearance due to isolated mucosal infiltration. J Clin Ultrasound 20: 59–61

Hernandez Socorro CR, Guerra C, Hernandez Romero J, Rey A, Lopez Facal P, Alvarez Santullano V (1995) Colorectal carcinomas: diagnosis and preoperative staging by hydrocolonic sonography. Surgery 117: 609–615
Kawamoto K, Ueyama T, Iwashita I et al. (1994) Colonic submucosal tumors: comparison of endoscopic US and target air-enema CT with barium enema study and colonoscopy. Radiology 192: 697–702
Lim JH, Jeong YM (1994) Sonography of the stomach: an in vitro study to determine the anatomic cause of inner hyperechoic and hypoechoic layers of the gastric wall. AJR 162: 335–338
Lim JH, Ko YT, Lee DH (1994) Transabdominal US staging of gastric cancer. Abdom Imaging 19: 527–531
Limberg B (1986) Diagnostik entzündlicher und tumoröser Dickdarmveränderungen durch Kolonsonographie. Dtsch Med Wochenschr 111: 1273–1276
Limberg B (1987) Diagnosis of inflammatory and neoplastic colonic disease by sonography. J Clin Gastroenterol 9: 607–611
Limberg B (1988) Diagnosis of inflammatory and neoplastic large bowel diseases by conventional abdominal and colonic sonography. Ultrasound Quarterly 6: 151–166
Limberg B (1990) Diagnosis of large bowel tumours by colonic sonography. Lancet 335: 144–146
Limberg B (1992) Diagnosis and staging of colonic tumors by conventional abdominal sonography as compared with hydrocolonic sonography. N Engl J Med 327: 65–69
Limberg B (1993) Diagnosis of colonic tumors and chronic inflammatory colonic diseases by hydrocolonic sonography. Radiologe 33: 407–411
Limberg B (1995) Hydrocolonic ultrasonography. N Engl J Med 332: 1581–1582
Ling UP, Chen JY, Hwang CJ, Lin CK, Chang MH (1995) Hydrosonography in the evaluation of colorectal polyps. Arch Dis Child 73: 70–73
Lorentzen T, Nolsoe CP, Khattar SC, Torp Pedersen ST, Holm HH (1993) Gastric and duodenal wall thickening on abdominal ultrasonography. Positive predictive value. J Ultrasound Med 12: 633–637
Maruyama M, Baba Y (1994) Gastric carcinoma. Radiol Clin North Am 32: 1233–1252
Nagita A, Amemoto K, Yoden A, Yamazaki T, Mino M, Miyoshi H (1994) Ultrasonographic diagnosis of juvenile colonic polyps. J Pediatr 124: 535–540
Rioux M, Michaud C (1995) Sonographic detection of peritoneal carcinomatosis: a prospective study of 37 cases. Abdom Imaging 20: 47–51
Shirahama M, Koga T, Ishibashi H, Uchida S, Ohta Y (1994) Sonographic features of colon carcinoma seen with high-frequency transabdominal ultrasound. J Clin Ultrasound 22: 359–365
Stuckmann G, Zollikofer C (1996) Gastrointestinal lymphomas: ultrasonic aspects. Schweiz Med Wochenschr 126: 813–818
Tamaki Y, Arai Y, Kakemura T et al. (1994) Evaluation of colon diseases by using new method of extracorporeal ultrasonic examination during usual colon endoscopy. Nippon Shokakibyo Gakkai Zasshi 91: 36–41
Taniura H, Satou H, Hashimoto T, Maruyama R (1996) Sonography of pedunculated exogastric leiomyoblastoma [letter]. AJR 166: 725–726
Thoeni RF (1991) Colorectal cancer: cross-sectional imaging for staging of primary tumor and detection of local recurrence. AJR 156: 909–915
Trenkner SW, Halvorsen RA Jr, Thompson WM (1994) Neoplasms of the upper gastrointestinal tract. Radiol Clin North Am 32: 15–24
Walter DF, Govil S, William RR, Bhargava N, Chandy G (1993) Colonic sonography: preliminary observations. Clin Radiol 47: 200–204
Wojnar J, Kalina Z, Stella Holowiecka B et al. (1992) Sonography in the diagnosis and therapy monitoring of lymphomas. Neoplasma 39: 261–266
Worlicek H (1991) Sonographic diagnosis of colon cancer. Ultraschall Med 12: 164–168

Benigne Magenerkrankungen

Alford BA, McIlhenny J (1992) The child with acute abdominal pain and vomiting. Radiol Clin North Am 30: 441–453
Burgstaller M, Barthel S, Kasper H (1992) Diabetic gastroparesis and gallbladder disease. Ultrasound diagnosis after multiple-component meals. Dtsch Med Wochenschr 117: 1868–1873
Davies RP, Linke RJ, Robinson RG, Smart JA, Hargreaves C (1992) Sonographic diagnosis of infantile hypertrophic pyloric stenosis. J Ultrasound Med 11: 603–605
Dorlars D, Schilling D, Riemann JF (1994) The feasibility of ultrasonography for the evaluation of stomach motility disorders. Dtsch Med Wochenschr 119: 575–580

Farin P, Janatuinen E (1997) Sonographic detection of intragastric blood clot. Eur Radiol 7: 262–263
Godbole P, Sprigg A, Dickson JA, Lin PC (1996) Ultrasound compared with clinical examination in infantile hypertrophic pyloric stenosis. Arch Dis Child 75: 335–337
Hernanz Schulman M, Dinauer P, Ambrosino MM, Polk DB, Neblett WW 3rd (1995) The antral nipple sign of pyloric mucosal prolapse: endoscopic correlation of a new sonographic observation in patients with pyloric stenosis. J Ultrasound Med 14: 283–287
Layer P, Kolbel CB (1991) The diagnosis in motility disorders of the stomach and small intestine. Dtsch Med Wochenschr 116: 261–263
Neilson D, Hollman AS (1994) The ultrasonic diagnosis of infantile hypertrophic pyloric stenosis: technique and accuracy. Clin Radiol 49: 246–247
O'Keeffe FN, Stansberry SD, Swischuk LE, Hayden CK Jr (1991) Antropyloric muscle thickness at US in infants: what is normal? Radiology 178: 827–830
Ranschaert E, Rigauts H (1993) Confined gastric perforation: ultrasound and computed tomographic diagnosis. Abdom Imaging 18: 318–319
Rollins MD, Shields MD, Quinn RJ, Wooldridge MA (1991) Value of ultrasound in differentiating causes of persistent vomiting in infants. Gut 32: 612–614
Spevak MR, Ahmadjian JM, Kleinman PK, Henriquez G, Hirsh MP, Cohen IT (1992) Sonography of hypertrophic pyloric stenosis: frequency and cause of nonuniform echogenicity of the thickened pyloric muscle. AJR 158: 129–132
van der Schouw YT, van der Velden MT, Hitge Boetes C, Verbeek AL, Ruijs SH (1994) Diagnosis of hypertrophic pyloric stenosis: value of sonography when used in conjunction with clinical findings and laboratory data. AJR 163: 905–909

Ileus, Hernie

Bland KI (1996) Abdominal sonography for the diagnosis of bowel obstruction. Ann Surg 223: 235–236
Chou TY, Chu CC, Diau GY, Wu CJ, Gueng MK (1996) Inguinal hernia in children: US versus exploratory surgery and intraoperative contralateral laparoscopy. Radiology 201: 385–388
Czechowski J (1996) Conventional radiography and ultrasonography in the diagnosis of small bowel obstruction and strangulation. Acta Radiol 37: 186–189
Davies RJ, Sandrasagra FA, Joseph AE (1991) Case report: ultrasound in the diagnosis of gallstone ileus. Clin Radiol 43: 282–284
Heistermann HP, Joosten U, Krawzak HW, Hohlbach G (1995) Effect of intestinal ultrasound on choice of surgical procedure in acute abdominal pain. Ultraschall Med 16: 288–292
Ko YT, Lim JH, Lee DH, Lee HW, Lim JW (1993) Small bowel obstruction: sonographic evaluation. Radiology 188: 649–653
Lasson A, Loren I, Nilsson A, Nirhov N, Nilsson P (1995) Ultrasonography in gallstone ileus: a diagnostic challenge. Eur J Surg 161: 259–263
Munden M, McEniff N, Mulvihill D (1995) Sonographic investigation of female infants with inguinal masses. Clin Radiol 50: 696–698
Ogata M, Imai S, Hosotani R, Aoyama H, Hayashi M, Ishikawa T (1994) Abdominal sonography for the diagnosis of large bowel obstruction. Surg Today 24: 791–794
Ogata M, Mateer JR, Condon RE (1996) Prospective evaluation of abdominal sonography for the diagnosis of bowel obstruction. Ann Surg 223: 237–241
Riehl J, Schneider B, Sieberth HG (1995) Femoral hernia: diagnosis with B-image, duplex and color-coded Doppler ultrasound. Ultraschall Med 16: 145–147
Truong S, Arlt G, Pfingsten F, Schumpelick V (1992) Importance of sonography in diagnosis of ileus. A retrospective study of 459 patients. Chirurg 63: 634–640
Truong S, Pfingsten FP, Dreuw B, Schumpelick V (1993) Value of sonography in diagnosis of uncertain lesions of the abdominal wall and inguinal region. Chirurg 64: 468–475
Walkinshaw SA, Renwick M, Hebisch G, Hey EN (1992) How good is ultrasound in the detection and evaluation of anterior abdominal wall defects? Br J Radiol 65: 298–301

Invagination

Bhisitkul DM, Listernick R, Shkolnik A et al. (1992) Clinical application of ultrasonography in the diagnosis of intussusception. J Pediatr 121: 182–186

Choi SO, Park WH, Woo SK (1994) Ultrasound-guided water enema: an alternative method of nonoperative treatment for childhood intussusception. J Pediatr Surg 29: 498–500

del Pozo G, Gonzalez Spinola J, Gomez Anson B et al. (1996) Intussusception: trapped peritoneal fluid detected with US-relationship to reducibility and ischemia. Radiology 201: 379–383

Feinstein KA, Myers M, Fernbach SK, Bhisitkul DM (1993) Peritoneal fluid in children with intussusception: its sonographic detection and relationship to successful reduction. Abdom Imaging 18: 277–279

Kojima Y, Tsuchiyama T, Niimoto S, Nakagawara G (1992) Adult intussusception caused by cecal cancer and diagnosed preoperatively by ultrasonography. J Clin Ultrasound 20: 360–363

Lagalla R, Caruso G, Novara V, Derchi LE, Cardinale AE (1994) Color Doppler ultrasonography in pediatric intussusception. J Ultrasound Med 13: 171–174

Lim JH, Ko YT, Lee DH, Lee HW, Lim JW (1994) Determining the site and causes of colonic obstruction with sonography. AJR 163: 1113–1117

Peh WC, Khong PL, Chan KL et al. (1996) Sonographically guided hydrostatic reduction of childhood intussusception using Hartmann's solution. AJR 167: 1237–1241

Riebel TW, Nasir R, Weber K (1993) US-guided hydrostatic reduction of intussusception in children. Radiology 188: 513–516

Rohrschneider W, Troger J, Betsch B (1994) The post-reduction donut sign. Pediatr Radiol 24: 156–160

Rohrschneider WK, Troger J (1995) Hydrostatic reduction of intussusception under US guidance. Pediatr Radiol 25: 530–534

Verschelden P, Filiatrault D, Garel L et al. (1992) Intussusception in children: reliability of US in diagnosis – a prospective study [see comments]. Radiology 184: 741–744

Wood SK, Kim JS, Suh SJ, Paik TW, Choi SO (1992) Childhood intussusception: US-guided hydrostatic reduction. Radiology 182: 77–80

Zielke A, Forste, R, Klotter HJ, Nies C, Rothmund M (1991) Ileocolic invagination in adults. The sonographic characteristics. Dtsch Med Wochenschr 116: 1424–1427

Entzündliche Darmerkrankungen

Beyer D, Schulte B, Kaiser C, Horsch S, Rieker O (1993) Sonography of acute appendicitis. A 5-year prospective study of 2074 patients. Radiologe 33: 399–406

Davies AH, Mastorakou I, Cobb R, Rogers C, Lindsell D, Mortensen NJ (1991) Ultrasonography in the acute abdomen. Br J Surg 78: 1178–1180

Düx M, Roeren T, Kuntz C, Richter GM, Kauffmann GW (1996) Die kolorektale Hydrosonographie zur Diagnostik von tumorösen und entzündlichen Dickdarmerkrankungen. Ultraschall Med 17: 266–273

Elewaut AE, Afschrift M (1995) Hydrocolonic sonography: a novel screening method for the detection of colon disease? Bildgebung 62: 230–234

Faure C, Belarbi N, Mougenot JF et al. (1997) Ultrasonographic assessment of inflammatory bowel disease in children: comparison with ileocolonoscopy [see comments]. J Pediatr 130: 147–151

Jeffrey RB, Jain KA, Nghiem HV (1994) Sonographic diagnosis of acute appendicitis: interpretive pitfalls. AJR 162: 55–59

Lim HK, Lee WJ, Lee SJ, Namgung S, Lim JH (1996) Focal appendicitis confined to the tip: diagnosis at US. Radiology 200: 799–801

Limberg B (1989) Diagnosis of acute ulcerative colitis and colonic Crohn's disease by colonic sonography. J Clin Ultrasound 17: 25–31

Limberg B (1990) Sonographic features of colonic Crohn's disease: comparison of in vivo and in vitro studies. J Clin Ultrasound 18: 161–166

Limberg B, Osswald B (1993) The diagnosis and differential diagnosis of Crohn's disease and ulcerative colitis by hydrocolonic sonography. Dtsch Med Wochenschr 118: 1181–1187

Limberg B, Osswald B (1994) Diagnosis and differential diagnosis of ulcerative colitis and Crohn's disease by hydrocolonic sonography. Am J Gastroenterol 89: 1051–1057

Maconi G, Bollani S, Bianchi Porro G (1996) Ultrasonographic detection of intestinal complications in Crohn's disease. Dig Dis Sci 41: 1643–1648

Maconi G, Parente F, Bollani S, Cesana B, Bianchi Porro G (1996) Abdominal ultrasound in the assessment of extent and activity of Crohn's disease: clinical significance and implication of bowel wall thickening. Am J Gastroenterol 91: 1604-1609

Maconi G, Imbesi V, Bianchi Porro G (1996) Doppler ultrasound measurement of intestinal blood flow in inflammatory bowel disease. Scand J Gastroenterol 31: 590-593

Matsumoto T, Iida M, Sakai T, Kimura Y, Fujishima M (1991) Yersinia terminal ileitis: sonographic findings in eight patients. AJR 156: 965-967

Nghiem HV, Jeffrey RB Jr (1992) Acute appendicitis confined to the appendiceal tip: evaluation with graded compression sonography. J Ultrasound Med 11: 205-207

Puylaert J (1994) Acute appendicitis. Clin Diagn Ultrasound 29: 75-91

Puylaert JB (1995) Imaging and intervention in patients with acute right lower quadrant disease. Baillieres Clin Gastroenterol 9: 37-51

Puylaert JBCM, Rutgers PH, Lalisang RI, de Vries BC, van der Werf SDJ, Dörr JPJ, Blok RAPR (1987) A prospective study of ultrasonography in the diagnosis of appendicitis. N Engl J Med 317: 666-669

Quillin SP, Siegel MJ (1994) Gastrointestinal inflammation in children: color Doppler ultrasonography. J Ultrasound Med 13: 751-756

Quillin SP, Siegel MJ, Coffin CM (1992) Acute appendicitis in children: value of sonography in detecting perforation. AJR 159: 1265-1268

Sarrazin J, Wilson SR (1996) Manifestations of Crohn disease at US. Radiographics 16: 499-520 (discussion: 520-521)

Schwerk WB, Wichtrup B, Rothmund M, Rüschoff J (1989) Ultrasonography in the diagnosis of acute appendicitis: a prospective study. Gastroenterology 97: 630-639

Seelen JL, Puylaert JB (1991) Bacterial ileocecitis: a "new" disease. Ultraschall Med 12: 269-271

Seelen JL, You PH, de Vries AC, Puylaert JB (1992) Eosinophilic enteritis presenting as acute abdomen: US features of two cases. Gastrointest Radiol 17: 19-20

Siegel MJ, Carel C, Surratt S (1991) Ultrasonography of acute abdominal pain in children. JAMA 266: 1987-1989

Simonovsky V (1995) Ultrasound in the differential diagnosis of appendicitis. Clin Radiol 50: 768-773

Solvig J, Ekberg O, Lindgren S, Floren CH, Nilsson P (1995) Ultrasound examination of the small bowel: comparison with enteroclysis in patients with Crohn's disease. Abdom Imaging 20: 323-326

Uebel P, Weiss H, Trimborn CP, Fiedler L, Bersch W (1996) Ultrasound diagnosis of acute appendicitis – possibilities and limits of the method – results of prospective and retrospective clinical studies. Ultraschall Med 17: 100-105

van Oostayen JA, Wasser MN, van Hogezand RA et al. (1997) Doppler sonography evaluation of superior mesenteric artery flow to assess Crohn's disease activity: correlation with clinical evaluation, Crohn's disease activity index, and alpha 1-antitrypsin clearance in feces. AJR 168: 429-433

Van Outryve MJ, Pelckmans PA, Michielsen PP, van Maercke YM (1991) Value of transrectal ultrasonography in Crohn's disease. Gastroenterology 101: 1171-117

Darmwandhämatom

Couture A, Veyrac C, Baud C, Galifer RB, Armelin I (1992) Evaluation of abdominal pain in Henoch-Schonlein syndrome by high frequency ultrasound. Pediatr Radiol 22: 12-17

Gamba G, Maffe GC, Mosconi E et al. (1995) Ultrasonographic images of spontaneous intramural hematomas of the intestinal wall in two patients with congenital bleeding tendency. Haematologica 80: 388-389

Truong S, Pfingsten FP, Dreuw B, Schumpelick V (1993) Value of sonography in diagnosis of uncertain lesions of the abdominal wall and inguinal region. Chirurg 64: 468-475

Ischämische Darmerkrankungen

Orland PJ, Cazi GA, Semmlow JL, Reddell MT, Brolin RE (1993) Determination of small bowel viability using quantitative myoelectric and color analysis. J Surg Res 55: 581-587

Ranschaert E, Verhille R, Marchal G, Rigauts H, Ponette E (1994) Sonographic diagnosis of ischemic colitis. J Belge Radiol 77: 166-168

Teefey SA, Roarke MC, Brink JA, Middleton WD, Balfe DM, Thyssen EP, Hildebolt CF (1996) Bowel wall thickening: differentiation of inflammation from ischemia with color Doppler and duplex US. Radiology 198: 547–551

Divertikulose

Broekman BA, Puylaert JB, van Dessel T (1993) Sigmoid diverticulitis in the female: transvaginal sonographic findings. J Clin Ultrasound 21: 393–395
Candia C, Ciacci V, di Segni R, Santini E (1995) Hydrocolonic sonography in the study of colonic diseases. Comparison with double-contrast enema. Radiol Med (Torino) 89: 258–263
Heistermann HP, Joosten U, Krawzak HW, Hohlbach G (1995) Effect of intestinal ultrasound on choice of surgical procedure in acute abdominal pain. Ultraschall Med 16: 288–292
McKee RF, Deignan RW, Krukowski ZH (1993) Radiological investigation in acute diverticulitis. Br J Surg 80: 560–565
Nuako KW, Gostout CJ (1994) Sonography in acute colonic diverticulitis. Am J Gastroenterol 89: 455–456
Poelman JG, Hupscher DN, Ritsema GH (1991) Sonographic manifestation of an inflamed Meckel's diverticulum: a case report. Eur J Radiol 12: 45–46
Puylaert JB (1995) Imaging and intervention in patients with acute right lower quadrant disease. Baillieres Clin Gastroenterol 9: 37–51
Schwerk WB, Schwarz S, Rothmund M (1992) Sonography in acute colonic diverticulitis. A prospective study. Dis Colon Rectum 35: 1077–1084
Yacoe ME, Jeffrey RB Jr (1994) Sonography of appendicitis and diverticulitis. Radiol Clin North Am 32: 899–912

Postoperative Veränderungen

Aveline B, Guimaraes R, Bely N, Salles JP, Cugnenc PH, Frija G (1993) Intraabdominal serous fluid collections after appendectomy: a normal sonographic finding. AJR 161: 71–73
Bonnaire F, Berwarth H, Paul C, Muller B, Kuner EH (1994) Use of ultrasound in acute and follow-up diagnosis of septic accident surgery. Unfallchirurg 97: 164–170
Farrell TA, Geraghty JG, Keeling F (1993) Abdominal ultrasonography following laparoscopic cholecystectomy: a prospective study. Clin Radiol 47: 111–113
Furtschegger A, Sandbichler P, Judmaier W, Gstir H, Steiner E, Egender G (1995) Sonography in the postoperative evaluation of laparoscopic inguinal hernia repair. J Ultrasound Med 14: 679–684
Hergan K, Scheyer M, Oser W, Zimmermann G (1995) The normal CT and ultrasonic findings after a laparoscopic inguinal hernia operation. Röfo Fortschr Geb Röntgenstr Neuen Bildgeb Verfahr 162: 29–32
Hölscher AH (1992) Sonography in the postoperative course (abdomen and thorax). Chirurg 63: 606–611
Paolucci V, Kirchner J, Muller C, Morawe G, Encke A (1991) "Routine" versus "on demand" ultrasonography in the surgical intensive care patient. A prospective randomized study. Chirurg 62: 126–31 (discussion: 131–132)
Waneck R, Pichler W, Mauksch A, Jiru P, Lederer K (1993) Sonographic findings following laparoscopic cholecystectomy. Röfo Fortschr Geb Röntgenstr Neuen Bildgeb Verfahr 159: 236–239
Wright NB, Williamson VC (1994) Ultrasound findings following laparoscopic cholecystectomy. Br J Radiol 67: 429–430

Endosonographie

Ösophagus

Binmoeller KF, Seifert H, Soehendra N (1994) Endoscopic ultrasonography-guided fine-needle aspiration biopsy of lymph nodes. Endoscopy 26: 780–783

Botet JF, Lightdale CJ, Zauber AG, Gerdes H, Urmacher C, Brennan MF (1991) Preoperative staging of esophageal cancer: comparison of endoscopic US and dynamic CT. Radiology 181: 419–425

Boustiere C, Dumas O, Jouffre C et al. (1993) Endoscopic ultrasonography classification of gastric varices in patients with cirrhosis. Comparison with endoscopic findings. J Hepatol 19: 268–272

Deviere J (1995) Primary achalasia: analysis of endoscopic ultrasonography features with different instruments. Gastrointest Endosc Clin N Am 5: 631–634

Dhiman RK, Choudhuri G, Saraswat VA, Agarwal DK, Naik SR (1996) Role of paraoesophageal collaterals and perforating veins on outcome of endoscopic sclerotherapy for oesophageal varices: an endosonographic study. Gut 38: 759–764

Dittler HJ, Siewert JR (1993) Role of endoscopic ultrasonography in esophageal carcinoma. Endoscopy 25: 156–161

Giovannini M, Seitz JF, Monges G, Perrier H, Rabbia I (1995) Fine-needle aspiration cytology guided by endoscopic ultrasonography: results in 141 patients. Endoscopy 27: 171–177

Grimm H, Binmoeller KF, Hamper K, Koch J, Henne Bruns D, Soehendra N (1993) Endosonography for preoperative locoregional staging of esophageal and gastric cancer. Endoscopy 25: 224–230

Hunerbein M, Dohmoto M, Rau B, Schlag PM (1996) Endosonography and endosonography-guided biopsy of upper-GI-tract tumors using a curved-array echoendoscope. Surg Endosc 10: 1205–1209

Kimmey MB (1995) Endoscopic ultrasonography for esophageal cancer staging: impact on patient outcome [editorial]. Gastrointest Endosc 42: 593–594

Lightdale CJ (1994) Staging of esophageal cancer. I: Endoscopic ultrasonography. Semin Oncol 21: 438–446

Miller LS, Schiano TD (1995) The use of high frequency endoscopic ultrasonography probes in the evaluation of achalasia. Gastrointest Endosc Clin N Am 5: 635–647

Murata Y, Suzuki S, Ohta M et al. (1996) Small ultrasonic probes for determination of the depth of superficial esophageal cancer. Gastrointest Endosc 44: 23–28

Natsugoe S, Yoshinaka H, Moringa T et al. (1996) Ultrasonographic detection of lymph-node metastases in superficial carcinoma of the esophagus. Endoscopy 28: 674–679

Pedersen BH, Vilmann P, Folke K et al. (1996) Endoscopic ultrasonography and real-time guided fine-needle aspiration biopsy of solid lesions of the mediastinum suspected of malignancy. Chest 110: 539–544

Pontes JM, Leitao MC, Portela FA, Rosa AM, Ministro P, Freitas DS (1995) Endoscopic ultrasonography in the treatment of oesophageal varices by endoscopic sclerotherapy and band ligation: do we need it? Eur J Gastroenterol Hepatol 7: 41–46

Rösch T (1995) Endosonographic staging of esophageal cancer: a review of literature results. Gastrointest Endosc Clin N Am 5: 537–547

Rösch T (1995) Fine-needle aspiration cytology guided by endoscopic ultrasonography. Results in 141 patients. Gastrointest Endosc 42: 380–382

Schiano TD, Fisher RS, Parkman HP, Cohen S, Dabezies M, Miller LS (1996) Use of high-resolution endoscopic ultrasonography to assess esophageal wall damage after pneumatic dilation and botulinum toxin injection to treat achalasia. Gastrointest Endosc 44: 151–157

Souquet JC, Napoleon B, Pujol B et al. (1994) Endoscopic ultrasonography in the preoperative staging of esophageal cancer. Endoscopy 26: 764–766

Thomas J, Hallett J, Fox B (1994) Re: Mediastinal histoplasmosis evaluation with endoscopic ultrasonography and endoscope-directed fine needle aspiration. Am J Gastroenterol 89: 2282–2283

Van Dam J (1994) Endoscopic ultrasonography in achalasia. Endoscopy 26: 792–793

Vilmann P (1996) Endoscopic ultrasonography-guided fine-needle aspiration biopsy of lymph nodes. Gastrointest Endosc 43: S24–26

Vilmann P, Hancke S, Henriksen FW, Jacobsen GK (1995) Endoscopic ultrasonography-guided fine-needle aspiration biopsy of lesions in the upper gastrointestinal tract. Gastrointest Endosc 41: 230–235

Wegener M, Adamek RJ, Wedmann B (1992) Endosonographically directed transesophageal fine needle aspiration in diagnosis of mediastinal para-esophageal space-occupying processes. Ultraschall Med 13: 289–291

Wegener M, Adamek RJ, Wedmann B, Pfaffenbach B (1994) Endosonographically guided fine-needle aspiration puncture of paraesophagogastric mass lesions: preliminary results. Endoscopy 26: 586–591

Wiersema MJ, Wiersema LM, Khusro Q, Cramer HM, Tao LC (1994) Combined endosonography and fine-needle aspiration cytology in the evaluation of gastrointestinal lesions. Gastrointest Endosc 40: 199–206

Wiersema MJ, Chak A, Kopecky KK, Wiersema LM (1995) Duplex Doppler endosonography in the diagnosis of splenic vein, portal vein, and portosystemic shunt thrombosis. Gastrointest Endosc 42: 19-26

Magen

Botet JF, Lightdale CJ, Zauber AG et al. (1991) Preoperative staging of gastric cancer: comparison of endoscopic US and dynamic CT [see comments]. Radiology 181: 426-432
Caletti GC, Brocchi E, Ferrari A et al. (1991) Guillotine needle biopsy as a supplement to endosonography in the diagnosis of gastric submucosal tumors. Endoscopy 23: 251-254
Caletti G, Ferrari A, Brocchi E, Barbara L (1993) Accuracy of endoscopic ultrasonography in the diagnosis and staging of gastric cancer and lymphoma. Surgery 113: 14-27
Caletti GC, Ferrari A, Bocus P, Togliani T, Scalorbi C, Barbara L (1996) Endoscopic ultrasonography in gastric lymphoma. Schweiz Med Wochenschr 126: 819-825
Dittler HJ, Siewert JR (1993) Role of endoscopic ultrasonography in gastric carcinoma. Endoscopy 25: 162-166
Fujishima H, Misawa T, Chijiwa Y et al. (1991) Scirrhous carcinoma of the stomach versus hypertrophic gastritis: findings at endoscopic US. Radiology 181: 197-200
Grimm H, Hamper K, Binmoeller KF, Soehendra N (1992) Enlarged lymph nodes: malignant or not? Endoscopy 24 [Suppl 1]: 320-323
Grimm H, Binmoeller KF, Hamper K, Koch J, Henne Bruns D, Soehendra N (1993) Endosonography for preoperative locoregional staging of esophageal and gastric cancer. Endoscopy 25: 224-230
Kono K, Sekikawa T, Iino H, Ogawara T, Matsumoto Y (1994) A case of arteriovenous malformation in the submucosal layer of the stomach. J Gastroenterol 29: 340-343
Mendis RE, Gerdes H, Lightdale CJ, Botet JF (1994) Large gastric folds: a diagnostic approach using endoscopic ultrasonography. Gastrointest Endosc 40: 437-441
Motoo Y, Okai T, Ohta H et al. (1994) Endoscopic ultrasonography in the diagnosis of extraluminal compressions mimicking gastric submucosal tumors. Endoscopy 26: 239-242
Palazzo L, Roseau G, Ruskone Fourmestraux A et al. (1993) Endoscopic ultrasonography in the local staging of primary gastric lymphoma. Endoscopy 25: 502-508
Rösch T (1995) Endosonographic staging of gastric cancer: a review of literature results. Gastrointest Endosc Clin N Am 5: 549-557
Rösch T, Lorenz R, Zenker K et al. (1992) Local staging and assessment of resectability in carcinoma of the esophagus, stomach, and duodenum by endoscopic ultrasonography. Gastrointest Endosc 38: 460-467
Schuder G, Hildebrandt U, Kreissler Haag D, Seitz G, Feifel G (1993) Role of endosonography in the surgical management of non-Hodgkin's lymphoma of the stomach. Endoscopy 25: 509-512
Suekane H, Iida M, Yao T, Matsumoto T, Masuda Y, Fujishima M (1993) Endoscopic ultrasonography in primary gastric lymphoma: correlation with endoscopic and histologic findings. Gastrointest Endosc 39: 139-145
Van Dam J (1994) The role of endoscopic ultrasonography in monitoring treatment: response to chemotherapy in lymphoma. Endoscopy 26: 772-773
Zimmer T, Ziegler K, Bader M et al. (1994) Localisation of neuroendocrine tumours of the upper gastrointestinal tract. Gut 35: 471-475

Pankreas

Barthet M, Portal I, Boujaoude J, Bernard JP, Sahel J (1996) Endoscopic ultrasonographic diagnosis of pancreatic cancer complicating chronic pancreatitis. Endoscopy 28: 487-491
Buscail L, Escourrou J, Moreau J et al. (1995) Endoscopic ultrasonography in chronic pancreatitis: a comparative prospective study with conventional ultrasonography, computed tomography, and ERCP. Pancreas 10: 251-257
Dancygier H (1995) Endoscopic ultrasonography in chronic pancreatitis. Gastrointest Endosc Clin N Am 5: 795-804
Hawes RH, Zaidi S (1995) Endoscopic ultrasonography of the pancreas. Gastrointest Endosc Clin N Am 5: 61-80
Lightdale CJ, Botet JF, Woodruff JM, Brennan MF (1991) Localization of endocrine tumors of the pancreas with endoscopic ultrasonography. Cancer 68: 1815-1820

Nakaizumi A, Uehara H, Iishi H et al. (1995) Endoscopic ultrasonography in diagnosis and staging of pancreatic cancer. Dig Dis Sci 40: 696-700
Namieno T, Koito K, Nagakawa T, Morita K, Uchino J (1997) Diagnostic features on images in primary small cell carcinoma of the pancreas. Am J Gastroenterol 92: 319-322
Nattermann C, Goldschmidt AJ, Dancygier H (1993) Endosonography in chronic pancreatitis - a comparison between endoscopic retrograde pancreatography and endoscopic ultrasonography. Endoscopy 25: 565-570
Pitre J, Soubrane O, Palazzo L, Chapuis Y (1996) Endoscopic ultrasonography for the preoperative localization of insulinomas. Pancreas 13: 55-60
Rösch T, Lightdale CJ, Botet JF et al. (1992) Localization of pancreatic endocrine tumors by endoscopic ultrasonography. N Engl J Med 326: 1721-1726
Snady H, Bruckner H, Siegel J, Cooperman A, Neff R, Kiefer L (1994) Endoscopic ultrasonographic criteria of vascular invasion by potentially resectable pancreatic tumors. Gastrointest Endosc 40: 326-333
Ueno N, Tomiyama T, Tano S, Wada S, Aizawa T, Kimura K (1996) Utility of endoscopic ultrasonography with color Doppler function for the diagnosis of islet cell tumor. Am J Gastroenterol 91: 772-776
Vilmann P, Jacobsen GK, Henriksen FW, Hancke S (1992) Endoscopic ultrasonography with guided fine needle aspiration biopsy in pancreatic disease. Gastrointest Endosc 38: 172-173
Zuccaro G Jr, Sivak MV Jr (1992) Endoscopic ultrasonography in the diagnosis of chronic pancreatitis. Endoscopy 24 [Suppl 1]: 347-349

Gallenwege

Dancygier H, Nattermann C (1994) The role of endoscopic ultrasonography in biliary tract disease: obstructive jaundice. Endoscopy 26: 800-802
Fockens P (1994) The role of endoscopic ultrasonography in the biliary tract: ampullary tumors. Endoscopy 26: 803-805
Mehta SN, Barkun A (1996) The role of endoscopic ultrasonography in biliary tract disease, obstructive jaundice. Gastrointest Endosc 43: 534-535
Palazzo L, Girollet PP, Salmeron M et al. (1995) Value of endoscopic ultrasonography in the diagnosis of common bile duct stones: comparison with surgical exploration and ERCP. Gastrointest Endosc 42: 225-231
Rösch T, Lorenz R, Braig C, Classen M (1992) Endoscopic ultrasonography in diagnosis and staging of pancreatic and biliary tumors. Endoscopy 24 [Suppl 1]: 304-308

Endorektale Sonographie

Cataldo PA, Senagore A, Luchtefeld MA (1993) Intrarectal ultrasound in the evaluation of perirectal abscesses. Dis Colon Rectum 36: 554-558
Eckardt VF, Dodt O, Kanzler G, Bernhard G (1996) Anorectal function and morphology in patients with sporadic proctalgia fugax. Dis Colon Rectum 39: 755-762
Felt Bersma RJ, Cuesta MA (1993) Anorectal endosonography in benign anorectal disorders. Scand J Gastroenterol [Suppl 200]: 70-73
Hildebrandt U, Feifel G (1995) Importance of endoscopic ultrasonography staging for treatment of rectal cancer. Gastrointest Endosc Clin N Am 5: 843-849
Hizawa K, Suekane H, Aoyagi K, Matsumoto T, Nakamura S, Fujishima M (1996) Use of endosonographic evaluation of colorectal tumor depth in determining the appropriateness of endoscopic mucosal resection. Am J Gastroenterol 91: 768-771
Hunerbein M, Below C, Schlag PM (1996) Three-dimensional endorectal ultrasonography for staging of obstructing rectal cancer. Dis Colon Rectum 39: 636-642
Hussain SM, Stoker J, Schutte HE, Lameris JS (1996) Imaging of the anorectal region. Eur J Radiol 22: 116-122
Roseau G (1995) The role of ultrasonic endoscopy in the examination of post-obstetrical anal incontinence. Contracept Fertil Sex 23: 752-757
Schratter Sehn AU, Lochs H, Vogelsang H, Schurawitzki H, Herold C, Schratter M (1993) Endoscopic ultrasonography versus computed tomography in the differential diagnosis of perianorectal complications in Crohn's disease [see comments]. Endoscopy 25: 582-586

Senagore AJ (1994) Intrarectal and intra-anal ultrasonography in the evaluation of colorectal pathology. Surg Clin North Am 74: 1465–1473

Solomon MJ (1996) Fistulae and abscesses in symptomatic perianal Crohn's disease. Int J Colorectal Dis 11: 222–226

Solomon MJ, McLeod RS, Cohen EK, Simons ME, Wilson S (1994) Reliability and validity studies of endoluminal ultrasonography for anorectal disorders. Dis Colon Rectum 37: 546–551

Tio TL, Kallimanis GE (1994) Endoscopic ultrasonography of perianorectal fistulas and abscesses. Endoscopy 26: 813–815

Van Outryve M (1995) Endoscopic ultrasonography in inflammatory bowel disease, paracolorectal inflammatory pathology, and extramural abnormalities. Gastrointest Endosc Clin N Am 5: 861–867

Van Outryve MJ, Pelckmans PA, Michielsen PP, van Maercke YM (1991) Value of transrectal ultrasonography in Crohn's disease. Gastroenterology 101: 1171–1177

Sachverzeichnis

A
Aa. mesenterica superior und inferior 134
Abdominalsonographie 4, 5, 7, 8
Abszess 129, 150, 159, 232
- pararektaler 229, 231
Achalasie 193
Adhäsion 88
Aerobilie 89
Aids 111
Amöbiasis 142
Ampulla Vateri 214
Analkanal 225
Appendix 17, 99
- retrozökale 100, 105
Appendizitis 100, 102, 106
- Differentialdiagnose 106
- Kotstein 103
- Perforation 105
- perityphlitischer Abszeß 105
Aszites 62, 63, 73, 89, 112
- benigne 63
- maligne 63

B
Bauhin-Klappe 26, 89, 96
Beckenniere 161
Befundkriterium 35
Behcet-Syndrom 142
Briden 88

C
Campylobacter jejuni 107
CDAI-Index 134
Choledocholithiasis 224
Colitis indeterminata 141
Colitis ulcerosa 111–113, 145, 164
- Darmwandveränderungen 138
- Differentialdiagnose 138
- Hydrokolonsonographie 134, 138
- Komplikationen 127
- Pseudopolyposis 138, 140
Computertomographie 188, 217

D
Darmerkrankung, chronisch entzündliche
112, 141, 145, 164, 165, 232
- Differentialdiagnose 141, 161
Darminvagination 88, 93
Darmkokarde 12, 36, 40, 77, 93, 113
Darmlavage 22
Darmtuberkulose 112, 142
Darmtumor 3, 40
Darmwand 3–5, 7, 8, 10–12, 20, 31, 36, 175, 179
Darmwandhämatom 143
Darmwandinfiltration 3, 7, 50
Dickdarm 16, 81
Dickdarmileus 81
Divertikel 149
Divertikulose 149, 150, 153
- Abszeß 153
- Divertikulitis 153
- Fistel 153
- Peridivertikulitis 153
Douglas-Raum 62
Ductus choledochus 214
Ductus pancreaticus 214, 220
Dünndarm 16, 81, 90
Dünndarmkarzinom 46
Duodenum 15, 16, 81
Dyspepsie 78
Dysphagie 193

E
Echogenität 35, 179
Endorektale Sonographie 174, 225, 229, 231–233
Endoskopie 3, 140, 169, 172
Endosonographie 4, 46, 68, 169, 171, 178
- biplane Darstellung 172, 225
Entleerungszeit, Magen 78
Entzündungsstraße 36

F
Farbduplexsonographie 12, 19, 20, 38, 73, 111,
134, 144, 150, 161, 171, 176, 196, 208, 214
Fibrom 63, 185
Fingertopsonde 18, 19, 25

Fistel 36, 150, 229, 231, 232
Flüssigkeitsinstillation 21–23
Fundusvarizen 208

G
Gallenblase 5, 89, 223
Gallenblasenkarzinom 223
Gallensteinileus 88, 89
Gallensteinperforation 88, 89
Gallenwege 213
Gallenwegsystem 223
- T-Stadium 223
- Tumor 223
Gastritis 73
Gastroenteritis 84, 87, 88, 107
Gastroparese 78
Gefäß 19, 134, 144, 147, 184, 219
- Tumorinfiltration 184, 219
Grenzflächenecho 179

H
Haustren 17, 26, 81, 84, 117
Hernien 88
- epigastrische 91
- Femoral 91
- Leisten 91
- Spiegel- 91
Hufeisenniere 161
Hydrokolonsonographie 4, 23, 24, 31, 50, 51, 56, 62, 68, 72, 94, 119, 125, 140, 164, 165
- Methodik 22
Hydrosonographie 4, 21, 46, 68
Hyperperistaltik 40, 78, 84, 89, 117
Hypertension
- portale 73, 196

I
Ileum 81
Ileum, terminales 26
Ileus 38, 81, 84, 89, 90
- mechanischer 84, 87, 88
- paralytischer 87
Infiltration 36
- entzündliche 36
- tumoröse 36
Inkarzeration 88
Inkontinenz 231
Interfaceecho 179, 180
Invagination 88, 93, 164
- enterische 93
- hydrostatische Reposition 94, 96, 165
- ileokolische 93
- ileozökale 93
- kolonische 93
Ischämie, mesenteriale 145

J
Jejunum 81, 82

K
Kardiakarzinom 42
Karzinom 51, 56, 73, 125, 164
Kerckring-Falten 81, 84
Klatskin-Tumor 223
Klaviertastenzeichen 81
Kokarde 8, 9, 12, 68, 78, 93, 94, 106, 113
- diagnostische Grenze 163
- Differentialdiagnose 161
- normale 36
- pathologische 36, 39, 40, 46, 57, 77, 93, 113
Kolitis
- ischämische 142, 145
- kollagene 142
- pseudomembranöse 111, 142
Kollagenose 142
Kolon 16, 17, 23, 81, 178
Kolonkarzinom 46, 50, 165
- T-Stadium 50
Kompressibilität 12, 35, 38
Kompression 19, 31
- graduierte 19, 99

L
Lamina muscularis mucosae 8, 180
Leber 4
Leberzirrhose 196
Leiomyom 63, 68, 185, 186, 193
Leiomyosarkom 185, 186
Lipom 63, 185
Lokalrezidiv 229
Luft, freie 73
Lumenweite 35
Lymphknoten 183, 184, 202, 226
Lymphom 56, 57, 73, 162, 204

M
M-Stadium 169
Magen 7, 9, 11, 12, 16, 21, 22, 39, 57, 178, 183, 199, 213
Magenausgangsstenose 42
Magenentleerungsstörung 78
Magenkarzinom 42, 199
- muzinöses 46
- Staging 202
- zirrhöses 42, 199
Magenlymphom 204
- Staging 208
Magenmotilität 78
Magenpolyp 208
Magentumor, maligner 42
Magenulkus 73, 184

Sachverzeichnis

Mediastinum 188
- mediastinale Raumforderung 198
Mekoniumileus 88
Mesenterialinfarkt 145
Mesenteriallymphknoten 107
Mesenterium 134
Morbus Crohn 88, 111-134, 140, 145, 164, 229
- Abszeß 129
- Computertomographie 140
- Darmwandveränderung 113
- Differentialdiagnose 138, 141
- Endosonographie 140. 229
- Entzündungsstraße 129
- Feinnadelpunktion 129
- Hydrokolonsonographie 119, 126
- Komplikationen 127, 129
- Stenose 125, 140
- transmurale Entzündung 115
- Vaskularisation 134
- Wandschicht 119
Morbus Hodgkin 56
Morbus Ménétrier 73, 208
Morrison-Tasche 62
Mukosa 7, 8, 10, 11
Mukozele 103
Muscularis propria 7, 8, 10, 11, 13, 14, 17, 36, 40, 179

N
N-Stadium 169, 176, 182, 202, 218, 226
Neurinom 63, 68, 185, 186
Nieren 5
Non-Hodgkin-Lymphom 56, 184

O
Omentum majus 103, 149
Ösophagus 13, 14, 15, 178, 183, 187, 188, 193, 198
- maligner Tumor 39
Ösophaguskarzinom 187, 193
- Staging 188, 192
- N-Stadium 188
- T-Stadium 188
Ösophagusvarizen 193, 195
Overstaging 51, 182, 183, 208

P
Pankreas 5, 213
Pankreaskarzinom 213, 215
- Gefäßinfiltration 219
- Resektabilität 217
- Staging 217, 218
- TNM-Klassifikation 218
Pankreaslipomatose 215
Pankreastumor, endokriner 213, 219
Pankreatitis, chronische 213, 219, 220

Papillenkarzinom 213
Perforansvene 195, 196
Perforation 73, 89, 102, 149
Peristaltik 35, 38, 78, 84, 87, 93
Peritonealkarzinose 62
Peritoneum 63
Peritonits 63
Polyp 62, 72, 185
- Kolonpolyp 68, 164
- Magenpolyp 208
Polypose, lymphomatöse 62
Powerdoppler 20
Prämedikation 178
Prostigmintest 88
Pseudokidney-Zeichen 39, 161
Pseudomyxoma peritonei 63
Pseudocyste 220
Punktion 129, 160
- endosonographisch gezielte 173, 174, 176, 184, 192, 198
Pylorushypertrophie 77, 78
Pylorusstenose 77, 78

R
Radialscanner 173, 188
Rektum 18, 172, 178, 183
Rektumkarzinom
- N-Stadium 226
- T-Stadium 226
Rezidiv 192
Röntgenuntersuchung 3
Rotationsscanner 171

S
Salmonella enteritidis 107
Schnittebene 17, 22, 24
Sectorscanner 171-173, 188
Serom 159
Serosa 8, 10, 11, 179
Shigellose 142
Sonde, miniaturisierte 174, 176
Sphinkterdefekt 231
Staging 50, 51, 165, 176, 181, 182, 218
Stenose 38, 40, 78, 117
Stuhlpartikel 31
Stuhlreste 31
Submukosa 7, 8, 10, 11, 179
Syndrom der zuführenden Schlinge 89

T
T-Stadium 51, 165, 169, 176, 181, 183, 202
Target 39, 113
Target-Zeichen 12
Thrombose der V.lienealis 219
TNM-System 182, 218

Tumor 36
- benigner 63, 185
- maligner 39–42, 181
- submuköser 63, 69, 185, 193
Tumorinfiltration 40, 42, 181–184
Tumorstaging 50, 169, 176, 179, 181–184, 198, 204, 211, 218, 226, 233

U
Ulcus ventriculi 73, 202
- benigne 73
- maligne 73
Ultraschallsonde, miniaturisierte 172
Umbilikalhernie 92
Understaging 51, 182, 183

V
V. azygos 196
Varizen 73, 193, 208, 219
- extramurale 196
- intramurale 196
- parösophageal 195
Vascularisation 19, 35, 111, 127, 134, 142, 147, 172
Vaskulitis 142, 147
Volvulus 88

W
Wanddicke 35
Wandschicht 7, 16, 35–38, 113, 175, 181

Y
Yersinia enterocolitica 107

Z
Zöliakie 89, 90
Zystadenokarzinom 217
Zystadenom 217
Zyste 185, 208

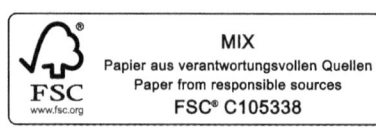

If you have any concerns about our products,
you can contact us on
ProductSafety@springernature.com

In case Publisher is established outside the EU,
the EU authorized representative is:
**Springer Nature Customer Service Center GmbH
Europaplatz 3, 69115 Heidelberg, Germany**

Printed by Libri Plureos GmbH
in Hamburg, Germany